Dr. med. Wolfgang Kallabis
Angelika Kastner

Das Anti-Aging-Lexikon

Dr. med. Wolfgang Kallabis
Angelika Kastner

Das Anti-Aging-Lexikon

Alles Wissenswerte von A bis Z

Herbig

Die Informationen, Tipps und Hinweise in diesem Buch sind von den Autoren nach bestem Wissen und Gewissen zusammengestellt, von Autoren und Verlag sorgfältig geprüft worden, dennoch kann keine Garantie übernommen werden. Jegliche Haftung der Autoren bzw. des Verlages und seiner Beauftragten für Gesundheitsschäden sowie Personen-, Sach- und Vermögensschäden ist ausgeschlossen.

Besuchen Sie uns im Internet unter
www.herbig-verlag.de

Umschlaggestaltung: Wolfgang Heinzel
Lektorat: Gabriele Berding
Herstellung und Satz: VerlagsService Dr. Helmut Neuberger
& Karl Schaumann GmbH, Heimstetten
Gesetzt aus der 11,4/14 Punkt Minion
Drucken und Binden: Offizin Andersen Nexö, Leipzig
Printed in Germany
ISBN 978-3-7766-2542-4

INHALT

VORWORT

Kilometerstand und Baujahr eines Autos verraten viel über Alter und Zustand des Fahrzeugs. Beim Alter des Menschen ist dies anders, wie man bei Klassentreffen feststellen kann. Warum sieht der eine älter, der andere jünger aus? Wie lässt sich dies erklären? Welche Rolle spielen Erkrankungen, Lebensstil, soziale Kontakte, Ernährung, Lebensbedingungen und Erbsubstanz im Leben des Einzelnen?

Forscher konnten beobachten, dass seit 1840 die Lebenserwartung kontinuierlich ansteigt, vor allem in Ländern mit idealen gesellschaftlichen und medizinischen Bedingungen. Dies wird dazu führen, dass sich der Anteil der über 80-Jährigen in den kommenden Jahren deutlich erhöhen und bis 2050 von derzeit vier auf ca. zwölf Prozent verdreifachen wird, sagen Wissenschaftler voraus. Hierdurch können Alterskrankheiten zunehmen, wodurch präventive Maßnahmen für den Einzelnen immer wichtiger werden.

Diese Vorbeugung, auch Anti-Aging genannt, soll die Gesundheit, das Wohlbefinden und die Leistungsfähigkeit bis ins hohe Alter erhalten. Möglich wird dies, wenn Sie alle Fortschritte bei der Prävention nutzen.

In diesem Anti-Aging-Lexikon haben wir hierzu die wichtigsten Begriffe meist kurz und hoffentlich immer verständlich erklärt. Bei vielen Stichworten ist die Diskussion in der Forschung noch nicht abgeschlossen. Wer sich in die teilweise komplexen Themen weiter vertiefen möchte, findet unter den jeweiligen Begriffen wissenschaftliche Studien, Literatur und Internetadressen. Ein ausführliches, nach Themen geordnetes Literaturverzeichnis sowie weitere Internetadressen im Anhang laden zum Studium ein. Adressen von Anti-Aging-Instituten, Gesellschaften, Kliniken und Akademien aus Deutschland, Österreich und der Schweiz haben wir im Anhang für Sie zusammengestellt. Zu verschiedenen Themen konnten wir

Experten gewinnen, die mit ihren Kommentaren unsere Erläuterungen bereichert haben.
Wir wünschen Ihnen viel Freude dabei, die verschiedenen Aspekte des Anti-Aging zu entdecken und auszuprobieren.

Hanau und Karlsruhe, im März 2007

Dr. med. Wolfgang Kallabis
Angelika Kastner M.A.

GELEITWORT

Ein hohes Lebensalter in Gesundheit zu erreichen wird von vielen gewünscht. Altern ist dagegen etwas anderes. Altern ist der kontinuierliche Verfall unserer körperlichen und mentalen Kapazitäten im Laufe des Erwachsenenlebens. Die Folgen sind ein Schrumpfen und Welken der Organsysteme, nachlassende Funktionen und schließlich die Entwicklung degenerativer Alterskrankheiten.
Während die beginnende Hautalterung schon bei 30-Jährigen zu bemerken ist, benötigt das Knochensystem 20 Jahre mehr, bis die Knochendichte deutlich nachgelassen hat und dann die Häufigkeit von Knochenbrüchen sprunghaft ansteigt. Nicht nur die Hautalterung, die Gewichtsverschiebung von der Muskel- zur Fettmasse hin, die Arthrose und Osteoporose, die Arteriosklerose mit Herzinfarkt oder Schlaganfall, Störungen des Immunsystems und Neigung zu malignen Entartungen wurden als unschöne Folgen der Altersprozesse erkannt, auch Stimmungs- und Schlafstörungen sowie Gedächtnisminderungen bis zur Altersdemenz hin und vieles mehr gehören dazu. Solche »natürlichen« Altersveränderungen sind heute zunehmend als Krankheit und wegen ihrer Häufigkeit als Volkskrankheit eingestuft. »Natürliches Altern« als Verfall des Körpers ist also nicht erstrebenswert noch ist es gesund, ja es ist heute die häufigste Ursache von Krankheit und vorzeitigem Tod überhaupt.

Altersprozesse als wichtige Auslöser von Krankheiten zu beeinflussen stellt also eine enorme Herausforderung an die heutige Medizin dar. Medikamentöse Behandlungen können oft nur mäßig und kurzfristig einige Symptome lindern, operative Maßnahmen sind belastend, risikoreich und nur begrenzt möglich, für allzu viele bedeutet es dann – neben dem vorzeitigen Tod – einen Lebensabend als Pflegefall.
Ursachenbezogene Abhilfen sind aber schon heute möglich und werden von der Medizin zunehmend eingesetzt. Dieses Ziel haben sich

besonders Ärzte aller Fachrichtungen, die auf Anti-Aging-Medizin spezialisiert sind, auf die Fahne geschrieben: Bekämpfe die Alterungsprozesse und seine Folgen, fördere die Gesunderhaltung!

Ein wichtiger erster Aspekt ist die Früherkennung von Krankheiten. Warum sollte man darauf warten, bis ein Herzinfarkt oder ein Knochenbruch eingetreten ist, wenn es doch viel leichter ist, eine beginnende Erkrankung zu behandeln. Zur Früherkennung von Alterskrankheiten muss und kann viel mehr getan werden, als lediglich den Cholesterinspiegel im Blut oder den Blutdruck regelmäßig zu kontrollieren. Schon heute steht ein großes Arsenal von sinnvollen diagnostischen Möglichkeiten zur Verfügung. Hieraus leiten sich dann gezielt Behandlungsmaßnahmen gegen die sich bereits entwickelnden degenerativen Alterskrankheiten ab, von Hinweisen auf die Lebensführung, Nahrungsergänzungen bis hin zum Ausgleich hormoneller Defizite.

Ein weiterer Aspekt ist die Prävention, also der Einsatz vorbeugender Maßnahmen. Viele fragen mit Recht, wieso man eigentlich erst eine Erkrankung entstehen lassen muss, wenn es doch schon vorher Risikofaktoren zu erfassen gibt.
Hier unterscheiden wir einerseits »angeborene Risiken«, die also meist genetisch bedingt sind und oft familiär gehäuft auftreten können. Wer also beispielsweise eine angeborene Störung im Vitamin-D-Stoffwechsel (mit hohem Risiko zur Osteoporose) oder bei den Blutfetten bzw. Gerinnungsfaktoren (mit hohen Risiken zu Herzinfarkt, Thrombose, Schlaganfall) hat, sollte schon präventiv handeln, bevor überhaupt erste Krankheitsanzeichen auftreten. Genchip-Analysen (»Snips«) entwickeln sich zu einem der zukunftsträchtigsten Diagnosemittel in der Präventionsmedizin.
Zum anderen unterscheiden wir hier die Gruppe der »schlechten Angewohnheiten«. Dazu kann man all die Nachlässigkeiten der Lebensführung zusammenfassen, die mit höheren Gesundheitsrisiken verbunden sind. So sollte der Organismus weder über- noch unterfordert werden, sei es durch falsche körperliche oder emotionale Belastungen (Unter- oder Überstress in jeder Form), durch fal-

sche und inkomplette Ernährung, zu viel Giftstoffe (zum Beispiel Nikotin, Alkohol, Chemie) oder Umwelteinflüsse inklusive Radioaktivität und UV-Licht. Gerade die Bedeutung und das Zusammenspiel von Vitaminen, Antioxidanzien, Spurenelementen und Präkursoren (Vorstufen) wichtiger körperlicher Substanzen wird oft noch zu wenig bedacht, teilweise auch als Folge eines Informationsmangels.
Dies gilt auch für Hormone, die im Körper eine wichtige Rolle spielen. Die Natur hat zum Aufbau, zur Regeneration und zum Erhalt unseres Körpers und seiner Funktionen auch Hormone vorgesehen. Ohne sie können wir nicht gesund leben. Wer gegen Hormone ist, hat wenig Verständnis von der Biologie. Er mag ebenso übersehen, dass er ja selbst vielleicht 40 Jahre lang nicht trotz, sondern wegen seiner natürlichen hohen Hormonspiegel bestens und gesund gelebt hat. Sind hier also Defizite zu erkennen, wie meist im Alter, ist ein gewisser Ausgleich innerhalb niedrig-natürlicher Blutspiegel gesunder Erwachsener angezeigt. Hier arbeitet die Forschung, den jeweils richtigen und damit weitgehend nebenwirkungsfreien Hormonersatz zu finden.
Richtige Hormongaben liefern den ersten Baustein zur regenerativen Medizin. Damit sollen die eigenen »Ersatzteile« vom Körper selbst geliefert werden, so wie im Prinzip auch die Wundheilung funktioniert und so wie auch ein Seestern seinen verlorenen Arm wieder nachwachsen lassen kann.
Aufklärung und das Zusammentragen wichtiger Erkenntnisse, wie in dem vorliegenden Lexikon geschehen, können dazu einen bedeutsamen Beitrag liefern.

Wissenschaftler aller Fachrichtungen arbeiten weltweit intensiv an der Erforschung der Alterungsprozesse und an Maßnahmen, diese für unsere Gesundheit günstig zu beeinflussen. Auch wenn heute die komplexen Phänomene des Alterns noch nicht vollständig verstanden werden, enthebt uns das nicht unserer ärztlichen Verantwortung: Nämlich dem heute lebenden und Rat suchenden Patienten das an Informationen und Möglichkeiten anzubieten, was heute bereits als bewährtes Wissen vorhanden ist. Wer hierdurch seine Gesundheit länger erhält, erfährt weniger Leid und mehr Lebensfreude und kann morgen auch in den Genuss weiterer Erkenntnisse gelangen.

Die Bevölkerung kann und sollte sich vielfältig über Maßnahmen der Präventions- und Anti-Aging-Medizin informieren. Auch Sie, liebe Leserin und lieber Leser, haben das mit dem Kauf dieses Buchs getan. Es bietet Ihnen in praktischer, alphabetischer Reihenfolge einen Überblick über die Vielfalt der Möglichkeiten einer modernen Anti-Aging-Medizin. Hierbei wird der derzeitige Wissensstand in leicht lesbarer Sprache vermittelt. Überzeugend ist das innovative Konzept der Autoren, erstmals in Form eines Lexikons die wichtigsten Begriffe aus dem Bereich des Anti-Aging kurz und prägnant zu erläutern, hierbei auch kontrovers diskutierte Forschungsergebnisse aufzuzeigen sowie auf weiterführende Literatur und Internetseiten zu verweisen. Leserinnen und Leser finden nicht nur Erklärungen und Hinweise zu modernen Medizinbegriffen, wie »Neurogenese« oder »Snips-Methode«, sondern auch Verweise auf interessante Randgebiete wie »Anti-Aging-Praline« oder »Enzym-Hefe«.
Der gelungene Überblick lädt ein, die vielfältige Begriffswelt der Anti-Aging-Medizin kennenzulernen und sich darin zu vertiefen.

München, im Januar 2007

Privatdozent Dr. med. Alexander Römmler,
Präsident der Deutschen Gesellschaft für Prävention und
Anti-Aging-Medizin e.V., GSAAM, München

ADIPOSITAS →*Fettsucht*

ADRENALIN →*Stresshormone*

ADRENOPAUSE →*Anti-Aging-Hormone (DHEA)*

ALGEN

Die meist in asiatischen Gerichten vorkommenden (Makro-)Algen sind die Braunalgen Kombu und Wakame. Kombu wird meist in Wasser ausgekocht und die entstehende Brühe ist Grundlage vieler asiatischer Suppen. Die festen grünen Blätter der Wakame werden als Einlage in Suppen sowie für Salate verwendet. Nori hingegen dient als Umhüllung von Sushi. Mikroalgen sind die Arten Aphanizomenon flos-aquae (auch »AFA-Alge« genannt), Chlorella und Spirulina.

WIRKUNG: Die Hauptinhaltsstoffe sind Proteine, Polysaccharide (Vielfachzucker), mehrfach ungesättigte →*Fettsäuren*, Farbstoffe und →*Vitamine*. Laut verschiedenen Studien versorgen sie die Schilddrüse mit Jod und helfen bei der Reparatur beschädigter Zellen. Ob Algen in Tablettenform einen zusätzlichen gesundheitlichen Nutzen haben, ist nicht gesichert. Im brandenburgischen Neuzelle hat die dortige Klosterbrauerei ein →*Anti-Aging-Bier* entwickelt, gebraut aus Quellwasser unter Zusatz von Algen und →*Flavonoiden*.

INFOS

📖 Masakazu, M. et al.: Dietary Fish Oil and Undaria pinnatifida (Wakame). Synergistically Decrease Rat Serum and Liver Triacylglycerol. Journal of Nutrition 132, 742–747 (2002).

💻 www.bfr.bund.de/cm/208/afa_algen_und_afa_algenprodukte.pdf
www.gesundheit.de/ernaehrung/gesund-essen/algen-gesundheit-aus-dem-wasser/index.html
www.klosterbrauerei.com

ALKOHOL

Mehrere Studien belegen, dass Alkohol in Maßen getrunken die Gesundheit fördert. In geringen Mengen beeinflusst er das Immunsystem positiv (→*Alterungsprozesse/Alternstheorien*). Der Körper produziert mehr entzündungshemmende und weniger entzündungsauslösende Stoffe. Das wirkt sich besonders positiv auf die Herzkranzgefäße aus und kann somit das Risiko für einen Herzinfarkt um 60 Prozent senken. Ein Glas Wein pro Tag (Frauen $^{1}/_{8}$, Männer $^{1}/_{4}$), vor allem Rotwein, kann nach Angaben von Experten zudem das Risiko einer →*Diabetes-Erkrankung* verringern und beeinflusst offenbar nicht nur die Rate an Herz-Kreislauf-Krankheiten günstig, sondern verhindert oder wirkt sich positiv auf den Verlauf von Morbus Alzheimer (→*Demenz*) und altersbedingter Makuladegeneration aus.

WIRKUNG: Insbesondere dem in Rotwein vorkommenden →*Resveratrol* wird eine →*Arteriosklerose*-vorbeugende Wirkung zugeschrieben. Allgemein bekannt ist aber auch, dass übermäßiger Alkoholgenuss die Verhältnisse umkehrt und viele Folgewirkungen mit sich bringt, die einen unter anderem schneller altern lassen. Der Abbau von Alkohol fordert einen erhöhten Energieeinsatz vom Körper. Wie bei allen Stoffwechselvorgängen im Körper entstehen schädliche Zwischenprodukte, die →*freien Radikale*. Alkohol entzieht dem Körper Wasser und führt zur Faltenbildung, →*Hautalterung*. Bei übermäßigem Genuss erweitert er die Gefäße in der Haut. Dass bei jedem Rausch mehrere Tausend Gehirnzellen absterben, ist weitgehend bekannt. Außerdem wirkt sich Alkohol auch als Zellgift auf den gesamten Organismus aus und ist an der Entstehung und Aufrechterhaltung vieler Krankheiten beteiligt, besonders im oberen Verdauungssystem können sich Tumore bilden.

INFOS

Emberson, J. R., Bennett, D. A.: Effect of alcohol on risk of coronary heart disease and stroke: causality, bias, or a bit of both? Vascular Health and Risk Management 2, 239–249 (2006).

www.netdoktor.de/ratschlaege/fakten/alkohol.htm

ALPHA-LIPONSÄURE

Gehört zu den →*Antioxidanzien* und ist somit ein starker »Radikalfänger« mit besonderen Fähigkeiten. Sie wird wegen ihrer strukturellen Verwandtschaft den schwefelhaltigen Fettsäuren zugeordnet, wirkt jedoch ähnlich wie ein Vitamin (→*Ernährung*). Entdeckt wurde sie 1951. Als Antioxidans nimmt sie eine Sonderstellung ein, da sie sowohl im wässrigen als auch im fettlöslichen Bereich der Zelle zu finden ist und somit eine Mittlerrolle zwischen dem fettlöslichen Vitamin E und dem wasserlöslichen Vitamin C erfüllt und deren Wirkung als Radikalfänger ergänzt. Daher lautet auch ihr Name »universelles Antioxidans«. Bis zu einem gewissen Grad kann sich laut Dr. Michaela Döll der Radikalfänger selbst regenerieren und er spielt eine wichtige Rolle im Antioxidanziennetzwerk. Das Antioxidans kommt in fast allen Nahrungsmitteln vor, meistens nur in geringen Mengen. Hohe Konzentrationen sind in Fleisch und Innereien (Herz, Leber, Niere) zu finden.

WIRKUNG: Alpha-Liponsäure wurde erst in den letzten Jahren genauer erforscht und spielt in der →*Präventivmedizin* eine große Rolle, um den Folgeerscheinungen von →*oxidativem Stress*, wie grauer Star, Alterung des Immunsystems (→*Alterungsprozesse/Alternstheorien*), →*Arteriosklerose*, →*Osteoporose* entgegenzuwirken. Zahlreiche wissenschaftliche Studien belegen die positiven Wirkungen des Universalantioxidans, das jung hält und Gefäße sowie Nerven vor den alt machenden →*freien Radikalen* schützt. Weitere positive Eigenschaften sind:

- Unterstützung des Stoffwechsels,
- Entgiftung des Körpers (zum Beispiel bei Metallvergiftungen, Alkohol),
- Senken des Blutzuckerspiegels bei →*Diabetes mellitus* und Verminderung der gefürchteten Gefäß- und Nervenschäden,
- Entgegenwirken der Alterung des Gehirns,
- Verbesserung der Energieversorgung der Nervenzellen.

Als Tagesdosis wird bei der Prävention 200 bis 600 mg empfohlen, bei Behandlung von Krankheiten (zum Beispiel Diabetes mellitus) zwischen 200 und 1000 mg.

A

INFOS

Cui, X. et al.: Chronic systemic D-galactose exposure induces memory loss, neurodegeneration, and oxidative damage in mice: protective effects of R-alpha-lipoic acid. Journal of Neuroscience Research 84, 647–654 (Aug 2006).
Döll, Michaela: Antiaging mit Antioxidantien, 2006, S. 120ff.
Panneerselvam, K. S., Kumaran, S.: l-Carnitine and alpha-lipoic acid improves mitochondrial function during aging process. Clinic Nutrition (May 2006) Epub ahead of print.
Pies, Josef: Alpha-Liponsäure – das Multitalent, [2]2003, S. 3ff.

www.naturheilkundelexikon.de
www.antiagingnews.org/media/documents/308.pdf

ALPHA-ZUSTAND →*Entspannung*

ALTERN

Biologisch: Vorgang von irreversiblen Veränderungen der lebenden Substanz als Funktion der Zeit.
Psychologisch: Prozess, der sowohl Gewinne als auch Verluste einschließt.
Soziologisch: Übergänge im Lebenslauf, die ihrerseits mit einer Veränderung in den sozialen Rollen und Funktionen verbunden sind.

Merkmale des Alterns

Abnahme der körperlichen und geistigen Leistungsfähigkeit
Depressive Verstimmungen
Abnahme der Muskelmasse und -kraft
Zunahme der Fettmasse
Abnahme der Knochendichte
Nachlassen der Sinnesorganfunktionen
Hautveränderungen
Abnahme der Körpergröße
Haarausfall, graue Haare

Tabelle 1: Merkmale des Alterns.

Um ein Gefühl fürs Altern zu bekommen, gibt es einen Age-Simulator, eine Art Taucheranzug, mit dem man sich in den Zustand eines alten Menschen versetzen kann.

INFOS

📖 Jacobi, Günther: Anti-Aging: Sinnbild, Sehnsucht, Wirklichkeit. In: Jacobi, Günther H./Biesalski, Hans Konrad/Gola, Ute/Huber, Johannes/Sommer, Frank (Hrsg.): Kursbuch Anti-Aging, 2005, S. 2–13.

💻 www.quarks.de/leben/index.htm
www.sdxc.de/index-Dateien/page0008.htm

ALTERNSTHEORIEN

Eine einheitliche Theorie des Alterns gibt es nicht. Eine Kombination aus chemischem Verschleiß der Zellen und genetischer Programmierung wird vermutet. Nachfolgend die wesentlichen Theorien von inzwischen über 300:

LEBENSENERGIETHEORIE

Jedes Lebewesen hat nach dieser Theorie ein fest definiertes Energiekonto, mit dem es in das Leben startet, auch der Mensch. Man kann es in Kalorien berechnen, die der Physiologie Max Rubner (1854–1932) Anfang des 20. Jahrhunderts als Brennwert von Nahrungsstoffen zum ersten Mal bestimmte. Im Laufe des Lebens wird das Energiekonto aufgebraucht, je nach →*Lebensstil* früher oder später. Je sparsamer wir mit unserer Lebensenergie umgehen, je geringer die Stoffwechselrate im Körper ist, desto länger und gesünder können wir nach dieser Theorie leben. Energieräuber können →*Stress*, Ärger, Schlafmangel (→*Schlaf*), falsche und übermäßige →*Ernährung*, leistungsorientierter Sport (→*Bewegung*) sowie chronische Entzündungen sein.

FREIE-RADIKALE-THEORIE

Forscher vermuten, dass für das Altern einer Zelle unter anderem genau das verantwortlich ist, was sie auch am Leben erhält: der Stoffwechsel. In jeder Zelle wird ständig Nahrung mit Sauerstoff zu Ener-

A

gie verbrannt. Dabei entstehen aggressive Substanzen, sogenannte →*freie Radikale*, die die Zelle genau da schädigen, wo sie am empfindlichsten ist, im Erbgut. Die körpereigenen Schutzmechanismen gegen die freien Radikale wirken nicht überall, insbesondere in den Mitochondrien, den Energiekraftwerken der Zelle. Im Alter nimmt die Schädigung der Erbsubstanz zu. Irgendwann funktioniert diese Energieproduktion nicht mehr, sodass die Zelle altert.
Formuliert hatte die Theorie der Alterung durch freie Radikale zum ersten Mal 1956 Dr. Denham Harman von der Universität Nebraska.
Das →*Coenzym* Q_{10}, auch Ubichinon genannt, ist ein zentrales Bindeglied in den Mitochondrien und der bisher wirksamste bekannte Radikalfänger (→*Antioxidanzien*) in der Zellmembran. Da die körpereigene Produktion von Q_{10} im Alter abnimmt, wird eine Zufuhr in der →*Anti-Aging-Medizin* empfohlen.
Aber nicht nur durch körpereigene Energiegewinnung entstehen freie Radikale, sondern auch durch äußere Faktoren, wie UV-Strahlung, →*Rauchen*, Umweltgifte, →*Stress*. Auch hier können die körpereigenen →*antioxidativen* Enzymsysteme durch Zufuhr von Radikalfängern wie Vitamin C, A oder E (→*Ernährung*) unterstützt werden.

DIE TELOMERTHEORIE

Telomere sind quasi Schutzkappen am Anfang und Ende der Erbinformationsstränge, den Chromosomen. Jedes Mal, wenn sich die Zelle teilt, verkürzen sie sich. Nach einer bestimmten Anzahl von Teilungen sind sie »aufgebraucht«, die Zelle altert und stirbt schließlich. Anscheinend erhöht sich die Verkürzungsrate der Telomere in Abhängigkeit der Konzentration von →*freien Radikalen*.

DIE GLYKOLISIERUNGSTHEORIE

Glukose (→*Zucker*) ist unser Hauptenergielieferant. Die Glukose führt zu Anhäufung bleibender Querverbindungen bestimmter Proteine, die für den im Alter auftretenden Elastizitäts- und Funktionsverlust typisch sind. Dies führt zur Arterienverkalkung, Herzschwäche, Nierenschädigung, Trübung der Augenlinse, die typischen Merkmale einer Zuckerkrankheit (→*Diabetes mellitus*). Glukose

kann unseren →*Alterungsprozess* vorantreiben, was sich auch in der geringeren Lebenserwartung der Diabetiker zeigt. Niedrigere Zuckerspiegel sind bei Nicht-Zuckerkranken der Grund für den später und langsamer einsetzenden Alterungsprozess.
Eine kalorienarme →*Ernährung* führt zumindest bei einigen Tierarten zu einer Lebensverlängerung.

DIE HORMONTHEORIE

→*Hormone* steuern lebenswichtige Funktionen im Körper. Im Alter nimmt die Konzentration bestimmter Hormone im Körper ab. Insbesondere die →*Anti-Aging-Hormone* Melatonin, DHEA, das Wachstumshormon und die Geschlechtshormone Östrogen und Testosteron sind betroffen. Bei Frauen fallen die Geschlechtshormone in den →*Wechseljahren* ab, aber auch bei alternden Männern nehmen sie ab. Ein Mangel an Hormonen kann zu Altersbeschwerden führen. Hormonersatz kann diese Beschwerden lindern bzw. beseitigen.
Nicht, weil wir altern, sinken die Hormonspiegel, sondern weil die Hormonspiegel sinken, altern wir. Hierauf baut die Hormontheorie.

DIE ROLLE DER GENE (GENTHEORIE)

Wessen Großeltern und Eltern alt geworden sind, derjenige hat auch selbst gute Chancen auf einen langen Lebensabend. Bei Forschungen an sogenannten Steinalten, den über Hundertjährigen, konnten inzwischen mehrere sogenannte Langlebigkeitsgene identifiziert werden. Was sie genau bewirken, ist allerdings noch unklar. Mit Sicherheit gibt es kein Gen, das unwiederbringlich festlegt: »Nach 72 Jahren ist dein Leben zu Ende.« Doch Gene bestimmen zum Beispiel, wie gut die Schutzsysteme gegen die schädigenden →*freien Radikale* arbeiten. Schäden am Erbgut können zu vorzeitigem Altern führen. Menschen, die an der sogenannten *Progerie* (vorzeitige Vergreisung) leiden, vergreisen sogar schon im Kindesalter.

A

DAS IMMUNSYSTEM (IMMUNTHEORIE)

Der Körper muss sich ständig gegen eine große Anzahl von Bakterien, Viren und andere Krankheitserreger wehren. Ebenso müssen entartete und kranke Zellen aus dem Körper entsorgt werden. Hierfür ist ein intaktes Immunsystem notwendig. Durch körperliche Überlastung, →*Stress*, falsche →*Ernährung* wird das Immunsystem geschwächt. Die Reparaturvorgänge der Zellen funktionieren nicht mehr richtig und der Körper wird anfälliger für Erkrankungen und altert somit schneller.

FAZIT

Wie Dr. Klaus Sames, experimenteller Gerontologe (Alternsforscher) und Professor für Anatomie am Universitätskrankenhaus Hamburg-Eppendorf, betont, konnte bisher keine der rund 300 Alternstheorien alle Phänomene des Alterns befriedigend beschreiben. »Das Problem aller Hypothesen«, so Sames, »liegt in ihrer Begrenztheit. Mit Einzelbefunden versuchen sie, komplexe Abläufe zu erklären.«

INFOS

📖 Axt, Peter/Axt-Gadermann, Michaela: Die Kunst, länger zu leben, [2]2004, S. 26ff.
Prinzinger, Roland: Das Geheimnis des Alterns, 1996, S. 5ff.
Rabe, Thomas/Strowitzki, Thomas (Hrsg.): Lifestyle & Anti-Aging-Medizin, 2002, S. 3ff.
Reitz, Manfred: Prinzip Uhr-Gen, 2004, S. 191ff.

💻 www.bio-pro.de/de/region/freiburg/magazin/00551/index.html
www.seniorenpro.de/Warum-wir-aelter-werden-Und-vielleicht-150-Jahre-Altern-A050805ANOND004234.html
www.unicom.unizh.ch/unimagazin/archiv/1-99/ernaehrung.html

LÄNGER JUNG BLEIBEN

Altern ist ein Problem, unsere Lebenskräfte zu erhalten. Unser gesamtes Leben lang häufen wir mikroskopische Schäden als eine unvermeidliche Nebenwirkung unseres Lebens an.
Diese Schäden sind so groß, dass unsere Organe und Muskeln mit der Zeit nicht mehr vollständig funktionieren. Dem Altern kann man am besten

entgegenwirken, wenn man diese Schäden ausreichend repariert, damit sie nicht weiter gefährlich zunehmen können. So wie man es mit Autos oder Häusern macht! Sicherlich, der einzige Unterschied ist, dass der menschliche Körper komplizierter ist als jede von Menschen entwickelte Maschine und wir noch keinen Bauplan von diesem haben. Das macht die Erhaltung des Körpers zu einem viel größeren Problem als die Autoreparatur, aber das Prinzip ist dennoch das gleiche. Unglücklicherweise ist es so schwer, dass wir es bislang noch nicht schaffen – aber es könnte in nur wenigen Jahrzehnten möglich sein, insbesondere wenn wir verstärkt versuchen, die Technologie weiterzuentwickeln.

Empfehlungen

Leider können wir zurzeit noch wenig zur notwendigen Erhaltung unseres Lebens tun. Es gibt noch sehr wenige Möglichkeiten, das Altern zu verzögern bzw. den Alterungsprozess umzukehren. Jedoch gibt es Verhaltensweisen, sein Altern zu beschleunigen.

Selbstverständlich sollte man solche Dinge vermeiden wie zum Beispiel Rauchen, eine Ernährung mit »Junkfood« (ungesunde Lebensmittel), mangelnde Bewegung, um das Körpergewicht und die körperliche Verfassung zu erhalten.

Die letzten Punkte sind allgemeingültig: Jeder altert unterschiedlich und muss verschiedene Dinge berücksichtigen: So sollte man nicht auf spezielle Diäten und Bewegungsprogramme vertrauen, die für die Allgemeinheit geschrieben wurden, sondern um sein Altern zu optimieren, sollte man bewusst mit seinem Körper umgehen und Dinge vermeiden, die für einen schlecht sind. Vielleicht klingt das leicht, aber wie oft hat man einen Kater nach einem Besäufnis?

Aus dem Oben genannten lässt sich folgern, dass keine Mittel, die heute verfügbar sind, unser Leben mehr als ein paar Jahre verlängern werden, außer man hat eine spezielle Anfälligkeit für bedrohliche Erkrankungen. Aber es gibt einen anderen Weg zu einem langen gesunden Leben: Werden Sie aktiv, um die Entwicklung der oben beschriebenen Therapien zu beschleunigen, sodass es wahrscheinlicher wird, dass sie rechtzeitig für Sie zur Verfügung stehen.

Wenn Sie wohlhabend sind, unterstützen Sie die Forschung. Wenn Sie ein Journalist sind, veröffentlichen und unterstützen Sie das Thema »Lebens-

A

verlängerung« als wertvolles Ziel. Wer immer Sie auch sind, es gibt etwas, was Sie tun können. Überlegen Sie, was es ist, und tun Sie es!

***Aubrey de Grey, Ph.D.**, Department of Genetics, University of Cambridge, UK Chairman and Chief Science Officer, Methusela Foundation, Cambridge, UK (Übersetzung aus dem Englischen: Dr. Wolfgang Kallabis/Angelika Kastner)*

INFOS

www.sens.org

ALTERSBESTIMMUNG →*biologisches Alter*

ALTERSKRANKHEITEN →*Arteriosklerose*, →*Demenz*, →*Diabetes mellitus*, →*Osteoporose*

ALTERUNGSPROZESSE

Diese beginnen laut Anti-Aging-Medizin zwischen dem 35. und 40. Lebensjahr und setzen sich ab dem 50. Lebensjahr mit zunehmender Geschwindigkeit fort. Sie können durch ständigen →*Stress*, ungesunden →*Lebensstil*, →*Rauchen*, wenig →*Bewegung* und ungesunde →*Ernährung* weiter beschleunigt werden. Wissenschaftler haben anhand von Tierversuchen herausgefunden, dass mit zunehmendem Alter die DNA-Substanz durch →*freie Radikale* angegriffen und zerstört wird. Mit moderater Bewegung, die die Reparaturfähigkeit der Zellen steigern kann, einer möglichst stressfreien, gemäßigten Lebensweise (→*Lifestyle*) und gesunder Ernährung mit reduzierter Kalorienaufnahme lassen sich diese Prozesse verzögern und die Zellschädigungen verringern.

GEHIRN/GEDÄCHTNIS

Im Alter geht die geistige Leistungsfähigkeit zurück. Merkfähigkeit und Konzentration werden schlechter. Im Berliner Max-Planck-Institut für Bildungsforschung konnten Wissenschaftler zeigen, dass ein Lebenswandel mit hoher sozialer Teilhabe und geistiger Aktivität stimulierende Wirkung auf Gehirn und Verhalten hat. Durch körperliche Aktivität und Ausdauersport (→*Bewegung*) wird dieser Effekt noch verstärkt.

Wenn die Neuronen-Produktion erlahmt, drohen →*Demenz* und Depression. In Studien konnte die Neubildung von Nervenzellen, wissenschaftlich →*Neurogenese* genannt, bis ins hohe Alter nachgewiesen werden. Gerd Kempermann vom Max-Delbrück-Zentrum für Molekulare Medizin in Berlin schreibt in seinem neuen Buch »Adult Neurogenesis«, dass die Entwicklung des Gehirns ein Leben lang anhält.

HAARE

Im Alter werden die Haare grau. Die Anzahl der Haarwurzeln nimmt ab. Haare bestehen aus toten Zellen, ähnlich wie Fingernägel. Sind die Farbpigmente einmal drin, bleiben sie es. Graue (also farblose) Haare können nur von der Wurzel her nachwachsen, der Prozess ist also ein allmählicher. →*Stress* wirkt sich auf das Immunsystem aus und hat einen Einfluss auf den Haarwuchs. Genetische, hormonelle und viele ungeklärte Faktoren spielen eine Rolle.

HAUT

Die Haut ist eines der größten Organe des Körpers mit einer enormen Stoffwechselaktivität. Das Altern der Haut ist ein komplexer Vorgang und führt zu einem Verlust an Elastizität, sie wird dünner, fleckig und trocken. Die Funktion der Drüsen lässt nach. Neben dem Lebensalter beschleunigen Sonnenlicht und das →*Rauchen* den Alterungsprozess.

Am Institut für Suchtforschung der Universität Zürich wurde die Auswirkung von Zigarettenkonsum auf die Lebenserwartung von 1668 Männern und Frauen untersucht. Wer regelmäßig (bis zu 20-mal am Tag) oder besonders oft (mehr als 20-mal am Tag) zur Zigarette greift, hat eine fünf- bis achtmal geringere Lebenserwartung als nicht rauchende Altersgenossen. (S. a. →*Hautalterung*)

A

HERZ-KREISLAUF

Herz-Kreislauf-Erkrankungen sind die häufigste Todesursache und nehmen im Alter zu. Hoher Blutdruck, Übergewicht, mangelnde Bewegung und falsche →*Ernährung* können zu Herzinfarkt und Schlaganfall führen. Das Herz lässt in seiner Pumpkraft nach, sodass die körperliche Leistungsfähigkeit geringer wird.

SINNESORGANE

Die Sehkraft nimmt im Alter ab. Die Augenlinsen verlieren an Elastizität. Dadurch wird das Sehen in der Nähe erschwert (Alterssichtigkeit). Durch Ablagerungen in der Linse entsteht der graue Star (Linsentrübung).

Insbesondere die hohen Töne werden im fünften und sechsten Lebensjahrzehnt immer schlechter wahrgenommen. Diese Altersschwerhörigkeit beruht auf einer Abnutzung und Schwund der Nerven- und Sinneszellen im Innenohr.

IMMUNSYSTEM

Vom 40. Lebensjahr an ist das Immunsystem nicht mehr so leistungsfähig. Die Körperabwehr wird schwächer. Ältere Menschen neigen häufiger zu Entzündungen.

HORMONE

Die Aktivität wichtiger →*Anti-Aging-Hormone* nimmt mit zunehmendem Alter ab, insbesondere die Sexualhormone (Östrogen, Testosteron, Progesteron), das Vorstufenhormon DHEA, das Wachstumshormon und das Melatonin. Wie und ob die Alterungsprozesse durch die Hormonmangelzustände verursacht werden, ist noch nicht endgültig geklärt.

Eindeutig können bei der Frau die Beschwerden der →*Wechseljahre* um das 50. Lebensjahr herum mit der abnehmenden Hormonproduktion der Eierstöcke in Zusammenhang gebracht werden. Eine individuelle Hormonersatztherapie steht zur Verfügung. Auch beim Mann nimmt der Testosteronspiegel kontinuierlich im Alter ab. Hier wird ebenfalls über eine Hormonersatztherapie diskutiert.

A

SEXUALITÄT

Mit zunehmendem Alter lässt sich generell eine Abnahme des sexuellen Bedürfnisses feststellen.

SKELETT

→*Osteoporose* oder Knochenschwund ist neben →*Diabetes mellitus* eine Volkskrankheit. Diese Knochenerkrankung führt zu einer Bruchgefährdung. Das Risiko kann durch eine Hormongabe, richtige Ernährung und ausreichende Bewegung vermindert werden.

FETTGEWEBE

Der Anteil des Fettgewebes am Körpergewicht nimmt im Alter zu. Wenn ein bestimmtes Maß überschritten wird, sind gesundheitliche Nachteile wie hoher Blutdruck, Gelenkbeschwerden und →*Diabetes mellitus* vorprogrammiert.

MUSKELN

Muskelmasse und -kraft nehmen im Alter ab. Durch gezieltes Training kann aber eine hohe Leistungsfähigkeit erhalten werden.

INFOS

📖 Biesalski, Hans Konrad/Köhrle, Josef/Schümann, Klaus (Hrsg.): Vitamine, Spurenelemente und Mineralstoffe, 2002, S. 55.
Blech, J.: Hirn, kuriere dich selbst! Der Spiegel 20, 164–178 (15. Mai 2006).
Kempermann, Gerd: Adult Neurogenesis, 2006.
Spandl, Oskar Peter: Anti-Aging ganz natürlich, S. 14ff.

💻 www.antiagingnews.org/index.php?page=188

ALZHEIMER →*Demenz*

AMINOSÄUREN →*Ernährung/Eiweiß*

A

AGING-TEST →Biologisches Alter

ANTI-AGING

Der Begriff (engl. »gegen das Altern«) ist in den USA entstanden und ist ein Schlagwort für alle möglichen Behandlungsarten und Produkte, die jung erhalten sowie →*Alterungsprozesse* einschränken oder umkehren sollen. Geprägt hat ihn 1992 der Chirurg Dr. Ronald M. Klatz, einer der Vorkämpfer der Anti-Aging-Medizin, der auch im gleichen Jahr die American Academy of Anti-Aging Medicine gründete und deren Präsident wurde.
Ziel dieser Ärzte ist es, den Alterungsprozess und damit altersbedingte chronische Erkrankungen aufzuhalten oder zu stoppen. Durch Medikamente, Vitamine (→*Ernährung*), →*Antioxidanzien*, Hormone (→*Anti-Aging-Hormone*) und einen gesunden →*Lebensstil* soll dies erreicht werden. Die Lebensjahre sollen mit mehr Lebensqualität, Vitalität und Gesundheit gefüllt werden. Denn nach einer These aus der Altersforschung kann ein Mensch aufgrund seiner genetischen Veranlagung eigentlich ein Lebensalter von 120 Jahren und mehr erreichen.

INFOS

Spandl, Oskar Peter: Anti-Aging ganz natürlich, S. 22ff.

www.worldhealth.net

ANTI-AGING-BIER

Entwickelt hat das erste Anti-Aging-Bier laut eigenen Angaben die Klosterbrauerei Neuzelle GmbH zusammen mit den Firmen Fermtec, Berlin, und der IGV GmbH Institut für Getreideverarbeitung, Bergholz-Rehbrücke bei Potsdam, in einem gemeinsamen Forschungsvorhaben. Im Januar 2004 präsentierte es die Klosterbrauerei auf der grünen Woche in Berlin. Entstanden ist das Anti-Aging-Bier aus dem Original Badebier Neuzeller Kloster-Bräu, dem ein Konzentrat aus Sole, Spirulina (→*Algen*) und →*Flavonoiden* zugesetzt wurden.

A

WIRKUNG: Durch den Zusatz von Sole und Algen konnte die Klosterbrauerei einen höheren Anteil an Vitaminen, Mineralstoffen (→*Ernährung*) und Proteinen erreichen. Die IGV GmbH Institut für Getreideverarbeitung konnte im Reagenzglas (in vitro) nachweisen, dass das Anti-Aging-Bier das Wachstum →*probiotischer* Keime begünstigt, die häufig zur Prävention eingesetzt werden. Das Original Badebier Neuzeller Kloster-Bräu enthält neben Alkohol natürliche Kohlensäure (regt Hautdurchblutung an), Hopfen und →*Bierhefe*. Die Sole aus Wasser und Salz soll den Stoffwechsel und die Verdauung anregen und auf den Blutdruck sowie den Säuren-Basen-Haushalt (→*Säure-Basen-Gleichgewicht*) ausgleichend wirken. Außerdem können Schwermetalle (Quecksilber, Blei, Amalgam) und Kalkablagerungen aus dem Körper geschwemmt werden. Algen sind reich an →*Beta-Carotin*, Chlorophyll, Selen, Eisen, Vitamin B_{12} und ungesättigten →*Fettsäuren* und enthalten Mineralstoffe und Spurenelemente. Flavonoide sind, wie auch die Algen, bekannt als →*Antioxidanzien*, die den Körper vor dem Angriff durch →*freie Radikale* schützen. Sie sollen vor →*Arteriosklerose* und Bluthochdruck schützen und präventiv gegen Krebs wirken. Untersuchungen der antioxidativen Eigenschaften von Bier von 17 verschiedenen Vollbieren der Matec GmbH Management und Technologie Wildau ergaben, dass das Anti-Aging-Bier eine vergleichsweise hohe »antioxidative Aktivität« (ca. um das Zehnfache erhöht) besitzt. Auf dem Etikett warnt die Klosterbrauerei, »im Interesse Ihrer Gesundheit« sorgfältig mit dem Getränk umzugehen, da das Anti-Aging-Bier Alkohol enthält.

INFOS

www.klosterbrauerei.com

ANTI-AGING-HORMONE

DHEA: DEHYDROEPIANDROSTERON

Zusammen mit seinem Sulfat DHEA-S, das üblicherweise im Serum gemessen wird, stellt dieses Energiehormon den größten Hormonpool des Körpers dar (Gegenspieler zum →*Stresshormon* Cortisol). DHEA

A

ist ein eigenständig wirksames Hormon und zusätzlich eine Hormonvorstufe für Sexualhormone (Prohormon); es wird vorwiegend in der Nebenniere und im Gehirn gebildet. Die Umwandlung in verschiedene männliche und weibliche Hormone erfolgt je nach Enzymausstattung in den Zielgeweben. Den Siegeszug als »Pille der Jugend« mit Anti-Aging-Eigenschaften trat DHEA in der Mitte der 90er-Jahre an nach der Veröffentlichung einer Studie der Universität von San Diego. Die höchsten Blutkonzentrationen dieses Hormons findet man bei Frauen und Männern von etwa Mitte 20. Sie fallen dann kontinuierlich im Laufe des Lebens ab, was man als Adrenopause (reduzierte Bildung von DHEA in der Nebenniere vom 25. Lebensjahr an) bezeichnet. Dieser Vorgang wird von altersassoziierten Phänomenen begleitet wie Müdigkeit, Leistungsknick, Stimmungslabilität, mangelnde Stresstoleranz, Hauttrockenheit, Muskelabbau und Fettansatz, Gewichtszunahme, →*Osteoporose*, Entstehung von →*Arteriosklerose* und mehr.

WIRKUNG: Junge Frauen mit Nebenniereninsuffizienz – das heißt vorwiegend schwere Cortisol- und DHEA-Mangel – profitieren eindeutig auch von einer DHEA-Substitution. Positive klinische Berichte über die DHEA-Gabe bei Männern und Frauen lassen den Einsatz von DHEA zur Vorbeugung und Beeinflussung von Alterungserkrankungen als sinnvoll erscheinen. Die ärztlich kontrollierte Einnahme bei den Beschwerden kann zur Verbesserung der Befindlichkeit, Zunahme der Muskelkraft, Linderung von Depression und Angst, Senkung von Herz-Kreislauf-Erkrankungen, Reduzierung von Körperfett, Verbesserung der geistigen Leistungsfähigkeit und zum Aufbau von Knochenmasse führen. In einer großen Studie über DHEA konnte eine Normalisierung einiger Alterserscheinungen beobachtet werden. In der neuesten Studie von 2006 über DHEA im renommierten New England Journal of Medicine steigerte die festgelegte Dosierung von DHEA zwar den Hormonspiegel um das Drei- bis Vierfache über das Niveau junger gesunder Erwachsener, aber die vitalisierende Wirkung blieb bei solchen Überdosierungen aus, was zeigt, dass ein Zuviel an Hormonen auch beim DHEA nicht nützlich ist. Prof. Dr. Christoph M. Bamberger sieht eine günstige Wirkung auf Knochendichte, Hautqualität und →*Sexualität*.

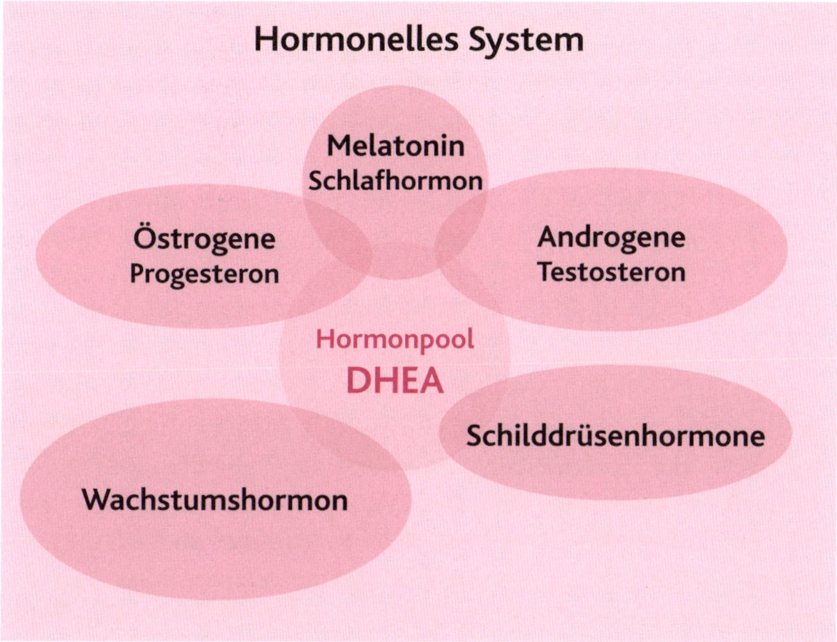

Abb. 1: Hormonelles System: Wechselwirkungen der Hormone. (Abb. W. Kallabis)

Privatdozent Dr. Alexander Römmler, Hormonzentrum München, konnte in klinischen Studien zeigen, dass im Alter eine individuelle Dosierung von 5 bis 50 mg bei Frauen und 15 bis 100 mg bei Männern erforderlich ist, um die DHEA-Blutspiegel in den natürlichen Bereich junger Erwachsener zu führen. Eine solche individuelle Hormonersatztherapie mit DHEA kann Alterungserkrankungen positiv beeinflussen. Zum Beispiel wird dies bei →*Diabetes mellitus* mit Insulin seit vielen Jahrzehnten angewendet. Überhöhte Dosierungen und die Gabe bei gesunden Menschen haben eher keinen Nutzen und man riskiert unerwünschte Nebenwirkungen.

MELATONIN

Melatonin (griech. melan: schwarz) ist das Hormon für den inneren Tag-Nacht-Rhythmus und wird in der Zirbeldrüse im Gehirn gebildet. Gegenspieler im Körper sind Serotonin und Adrenalin. Licht hemmt tagsüber durch die Netzhaut die Melatoninbildung, abends

A

und nachts schüttet die Zirbeldrüse Melatonin aus. So entsteht ein Hell-Dunkel-Rhythmus. Im Alter nimmt die Melatoninkonzentration ab. Dies kann zu Einschlafstörungen sowie einem nächtlichen Ansteigen des Blutdrucks führen.

WIRKUNG: Melatonin synchronisiert die Tag-Nacht-Rhythmen anderer Hormone und vieler Körperfunktionen. Im Schlaf müssen unsere Organsysteme weniger arbeiten, somit hat es einen beruhigenden Effekt. Der Energiestoffwechsel unseres Körpers wird durch Melatonin ruhiger gestellt, was auch die alterungsschützende Wirkung erklärt und die Immunabwehr fördert. Ob ein Verjüngungseffekt durch die Einnahme dieses Hormons besteht, ist nicht gesichert, aber die starke →*antioxidative* Wirkung als Radikalfänger (→*Antioxidanzien*) ist bekannt. Bei Labormäusen konnte die Lebenszeit bis zu 25 Prozent verlängert werden. Melantonin verstärkt auch die antitumorale Wirkung von Interleukin (körpereigener Botenstoff der Zellen des Immunsystems, →*Alterungsprozesse/Alternstheorien*). Bei älteren Menschen kann es die Schlafqualität verbessern.

ÖSTROGENE

Werden als weibliche Geschlechtshormone überwiegend im reifenden Follikel des Eierstocks sowie in der Plazenta während einer Schwangerschaft gebildet. Sie fördern die Durchblutung und stimulieren die Knochenreifung. Die häufig auftretenden Beschwerden der →*Wechseljahre*, wie Hitzewallungen, Schlafstörungen, schlaffe Haut, Haarausfall, Depressionen und Knochenschwund, stellen einen unübersehbaren Einschnitt im Leben einer Frau dar: das Ende der Fruchtbarkeit und Teil des →*Alterungsprozesses*, denn Östrogene betreffen den gesamten Organismus. In dieser Übergangsphase stellen die Eierstöcke die Hormonproduktion ein. Durch die steigende Lebenserwartung verbringt die Frau heute schon ein Drittel ihres Lebens ohne Östrogene. Auch Männer brauchen Östrogene, die in den Hoden, Nebennieren und im Fettgewebe (vor allem im Bauchfett) gebildet werden. Übergewicht führt deshalb häufig zur Verweiblichung beim Mann.

A

WIRKUNG: Frauen, die unter Wechseljahrsbeschwerden leiden, wird eine Hormonersatztherapie angeboten. Mit dem Östrogenersatz als Tablette, Injektion oder Pflaster lassen sich Schweißausbrüche, Hitzewallungen und andere Wechseljahrsbeschwerden rasch bessern oder beseitigen. Die Haut bleibt jung. Alterserscheinungen am Genitale, wie Trockenheit, die zu Infektionen und Juckreiz führen kann, werden vermindert. Der Knochenabbau wird verlangsamt. Stimmungsschwankungen können verbessert werden. Die WHI-Studie, die die Wirkung von Östrogenen in Tablettenform und synthetischen Gestagenen untersucht hatte, verunsicherte viele Patientinnen und Ärzte. Inzwischen liegen Nachauswertungen vor, die einen überwiegenden Nutzen des Östrogens bei gesunden Frauen unter 60 Jahren zeigen, die erhöhten Risiken für Brustkrebs durch das Gestagen aber bestätigen. Die Therapie sollte so früh wie möglich beginnen, soweit eine Hormontherapie infrage kommt. Eine Risikoabklärung bezüglich anderer Grunderkrankungen, wie Bluthochdruck, Fettstoffwechsel oder das Risiko für Brustkrebs oder Herz-Kreislauf-Erkrankungen, muss berücksichtigt werden. Alle Nebenwirkungen sind auch dosisabhängig, weshalb man mit den kleinsten Dosen beginnen sollte. In regelmäßigen Abständen sollte mit den Patientinnen der Nutzen der Therapie sowie die aktuelle Risikokonstellation besprochen werden. Dazu gehören auch die Überlegungen zur Darreichungsform von Hormonen: Die Östrogengabe über die Haut (Gel, Pflaster) ist fast nebenwirkungsfrei bezüglich Thrombosen und Embolien, der Einsatz des natürlichen Progesterons in Kapselform scheint das Brustkrebsrisiko nicht zu erhöhen.

TESTOSTERON

Ist ein Hormon mit »männlichen« Wirkungen, das beim Mann vorwiegend in den Hoden und bei der Frau etwa hälftig in den Eierstöcken und den Nebennieren produziert wird. Es macht aktiver, baut Muskulatur und Knochen auf, wirkt lust- und leistungssteigernd und beeinflusst den Stoffwechsel des Körpers. Im Laufe des Lebens nimmt der Testosteronspiegel bei beiden Geschlechtern kontinuierlich ab. Dieser Vorgang wird beim Mann als Midlife-Crisis oder auch als

A

Aging male bzw. medizinisch PADAM-Syndrom (partielles Androgendefizit des alternden Mannes) bezeichnet. Da bei Männern die Abnahme des Testosterons über die Jahre meist langsam erfolgt, werden dessen Mangelsymptome nur verzögert wahrgenommen, wie zum Beispiel: nachlassende Leistungsfähigkeit, Verlust der Muskelmasse, Stimmungsschwankungen, Potenzstörungen, Nachlassen des Gedächtnisses. Bei Frauen macht sich der Abfall des Testosterons zuerst durch die verringerte Libido bemerkbar.

WIRKUNG: Das Hodenpflaster ist überholt, aber ein Gel für die Haut, eine Tabletteneinnahme oder die Injektion von Testosteron sind mögliche Wege, dem Körper das Hormon wieder zur Verfügung zu stellen.
Bei Überdosierungen kann es beim Mann Nebenwirkungen, wie Haarausfall, Verkleinerung der Hoden oder ein Brustansatz (Gynäkomastie), geben. Über die Entwicklung eines Prostatatumors streiten sich die Experten nicht mehr. Liegt anfangs kein Tumor vor, dann besteht auch kein erhöhtes weiteres Risiko mehr, wenn richtig dosiert und überwacht wird. Ob die niedrigere Lebenserwartung bei Männern mit dem Testosteron bzw. Östrogen in Verbindung zu bringen ist, ist nicht abschließend geklärt. Bei Frauen scheint das Hormon das Sexualleben zu beflügeln.

WACHSTUMSHORMON (SOMATOTROPIN; STH)

Ist ein körpereigener Botenstoff, der in der Kindheit das Heranreifen und das Wachstum fördert, während er beim Erwachsenen die Regeneration praktisch aller Gewebe sowie die Energiegewinnung der Muskeln, Knochen und des Gehirns steuert. Die überwiegenden Effekte von STH werden indirekt über das in der Leber produzierte IGF (insulin-like growth factor 1) gesteuert. Nach der Kindheit bzw. ab dem 25. Lebensjahr nimmt die körpereigene Produktion ab und spielt eine wichtige Rolle bei der Alterung.

WIRKUNG: Kinder und Erwachsene mit Wachstumshormonmangel profitieren von der Hormongabe. Viele mit dem →*Alterungsprozess* einhergehende Veränderungen gleichen denen des Wachstumshormonmangels. Ob die Gabe von Wachstumshormonen beim alternden Menschen sinnvoll ist, ist sehr umstritten.

Das Wachstumshormon gilt als Verjüngungshormon und führt zu einer Zunahme der Muskelmasse und Knochendichte ohne Verbesserung der Muskelkraft. Das psychische Wohlbefinden und die Funktion des Herz-Kreislauf-Systems werden verbessert. Nebenwirkungen können bei ständiger Einnahme unter Überdosierung erheblich sein, sind bei einer Substitution in untere Normalbereiche jüngerer Erwachsener aber bisher kaum beobachtet worden.

Trotz aller Vorteile einer Hormoneinnahme sollte man wie bei allen Medikamenten seinen Arzt zu Rate ziehen.

INFOS

Bamberger, C.: Indikation zur Hormonsubstitution mit Dehydroepiandrosteron (DHEA) und Wachstumshormon. Der Gynäkologe 10, 1002–1006 (2002).

Baulieu, E. E. et al.: Dehydroepiandrosterone (DHEA), DHEA sulfate, and aging: contribution of the DHEAge Study to a sociobiomedical issue. Proceedings of the National Academic Sciences USA 97, 4279–4280 (Apr 2000).

Chein, Edmund: Zurück in die Jugend, [2]2001.

Despeghel-Schöne, Michael/Alamouti, Darius/Pütz, Jean: Anti-Aging, 2001, S. 39.

Huber, Johannes: Individuelle Hormonersatztherapie, 2002.

Leow, M. K., Loh, K. C.: Controversial endocrine interventions for the aged. Singapore Medicine Journal 47, 569–579 (Jul 2006).

Mueck, A.: Hormontherapie – ein Update. Bei frühem Behandlungsbeginn überwiegt meist der Nutzen. Interview. Gynäkologie + Geburtshilfe 2, 40–41 (2006).

Nair, K. S. et al.: DHEA in elderly women and DHEA or testosterone in elderly men. New England Journal of Medicine 355, 1647–1659 (Oct 2006).

Page, S. T., Matsumoto, A. M., Bremner, W. J.: Comment on: DHEA and testosterone in the elderly. New England Journal of Medicine 356, 635 (Feb 2007); author reply 637.

Poeggeler, B.: Melatonin, aging, and age-related diseases: perspectives for prevention, intervention, and therapy. Endocrine 27, 201–212 (Jul 2005).

Rabe, Thomas/Strowitzki, Thomas (Hrsg.): Lifestyle & Anti-Aging-Medizin, 2002.

Römmler A.: Adrenopause und Dehydroepiandrosteron: Pharmakotherapie versus Substitution. Gynaekologische-geburtshilfliche Rundschau 43, 79–90 (2003).

Römmler A.: Substitution mit DHEA bei älteren Männern und Frauen: Lichtblicke aus klinischen Studien. anti aging for professionals, 20–30 (März 2006; www.anti-aging-professionals.com).

Römmler, Alexander: Die Wahrheit über Hormone, 2006.

Saad, F., Hoesl, C. E., Oettel, M., Fauteck, J.-D./Römmler, A.: Dehydroepiandroste-

Anti-Aging-Hormone	Wirkung	Nebenwirkung	Dosierung	Was erhöht die körpereigene Hormonproduktion?
DHEA *Synonyme* Mutterhormon Wellnesshormon Vorstufenhormon größter Hormonpool im Körper	■ antidepressiv ■ gedächtnisfördernd ■ Stressbewältigung ■ stärkt →*Immunsystem* ■ ist Gegenspieler zum Kortison ■ Zunahme sexueller Aktivität ■ steigert Wohlbefinden ■ Muskelaufbau ■ Fettabbau ■ positive Wirkung auf Herz-Kreislauf-System ■ Aufbau der Knochenmasse	■ Akne ■ Haarausfall ■ Vermännlichung ■ Umwandlung DHEA zu Testosteron und Östrogen	■ **Mann:** 20–75 mg pro Tag ■ **Frau:** 5–25 mg pro Tag ■ mit niedriger Dosis beginnen, verbunden mit Blutspiegelkontrolle	■ Stressabbau ■ squalenhaltige Nahrung: Yamswurzel, Olivenöl, Rapsöl, Getreidekeimöl, grünes Gemüse, Auberginen, Avocado, Fisch

Tab. 2: Anti-Aging-Hormone.

Anti-Aging-Hormone	Wirkung	Nebenwirkung	Dosierung	Was erhöht die körpereigene Hormonproduktion?
Melatonin *Synonym* Schlafhormon	■ senkt Herzinfarktrisiko ■ kann Wachstum von Tumoren verhindern ■ verzögert eventuell Bildung grauer Star ■ starke →*antioxidative Wirkung* ■ verlangsamt →*Alterungsprozesse* ■ aktiviert das Immunsystem ■ setzt Wachstumshormon in der Nacht frei ■ beseitigt den Jetlag ■ steuert Schlaf-Wach-Rhythmus	■ Kopfschmerzen ■ Durchfälle ■ Schläfrigkeit am Tag	■ 1,5 bis 6 mg eine Stunde vor dem Schlafengehen	■ Vermeiden Sie Licht in der Nacht ■ Kein intensiver Sport am Abend ■ **Nahrungsmittel:** Bananen, Ingwer, Tomaten, Mais ■ Tryptophanreiche Lebensmittel: Nüsse, Erbsen, Haferflocken, Käse, Zwiebeln, Kartoffeln, Eier ■ Melatoninvorstufen in: Huhn, Milch, Ananas, Joghurt, Sojabohnen, Johanniskraut

A

Anti-Aging-Hormone	Wirkung	Nebenwirkung	Dosierung	Was erhöht die körpereigene Hormonproduktion?
Wachstumshormon *Synonyme* HGH (human growth hormone) SHT (Somatotropin)	■ Zunahme der Muskelmasse und Knochendichte ■ Abnahme von Fettgewebe ■ Verbesserung der psychischen Befindlichkeit	■ Wassereinlagerung (Ödeme)	■ Tagesdosis: 0,2–0,6 mg/Tag Injektionen subkutan (unter die Haut)	■ →*Dinner Cancelling*: Nahrungskarenz nach 16 bzw. 17 Uhr ■ Gewichtsreduzierung ■ Produkte mit Arginin, Lysin, Ornithin ■ Buttersäurereiche Nahrungsmittel: Erdnüsse, Sojabohnen, Garnelen

Anti-Aging-Hormone	Wirkung	Nebenwirkung	Dosierung	Was erhöht die körpereigene Hormonproduktion?
Östrogene	■ bessern Wechseljahrsbeschwerden ■ jüngeres Aussehen ■ Schutz vor Knochenschwund	■ Brustspannen ■ Wassereinlagerung ■ Kopfschmerzen ■ Reizbarkeit ■ Ausfluss ■ Magen-Darm-Störungen ■ Gewichtszunahme ■ erhöhtes Brustkrebsrisiko	■ sehr individuell ■ Dosierung und Anwendung nach Indikation ■ Tabletten ■ Pflaster, Gel ■ Injektionen	■ →*Phytoöstrogene* ■ Soja ■ Rotklee ■ Hopfen

Anti-Aging-Hormone	Wirkung	Nebenwirkung	Dosierung	Was erhöht die körpereigene Hormonproduktion?
Testosteron	■ macht aktiver ■ fördert Muskel- und Knochenaufbau ■ lust- und leistungssteigernd ■ fördert Durchsetzungsvermögen	■ Haarausfall ■ Wachstumsförderung von Prostatatumoren ■ ansteigende Blutfettspiegel	■ 25–50 mg/Tag als Gel	■ Ginseng ■ Haferflocken ■ Gewichtsreduzierung ■ Meiden von Nikotin, →*Alkohol*, →*Stress* ■ regelmäßiger Ausgleichssport, kein Hochleistungssport ■ zinkreiche Ernährung

rone Treatment in the Aging Male – What Should the Urologist Know? European Urology 48, 724–733 (Nov 2005).
Spandl, Oskar Peter: Anti-Aging ganz natürlich, 2003, S. 146ff.
Stöhr, Manfred: Die Wahrheit über Anti-Aging, 2005, S. 175ff.
Vance, M. L.: Retrospective: Can growth hormone prevent aging? New England Journal of Medicine 348, 779–780 (2003).
Watson R. R. et al.: Dehydroepiandrosterone and diseases of aging. Drugs Aging 9, 274–291 (Oct 1996).

www.akdae.de/47/Archiv/2001/DHEA.html
www.focus.de/gesundheit (Anti-Aging-Medikamente)
www.focus.de/gesundheit (Hormone)
www.hormonzentrum.de
www.lef.org

ANTI-AGING-INSTITUTE →*Adressen/Anhang*

ANTI-AGING-KONGRESSE →*Internetadressen/Anhang*

ANTI-AGING-KOSMETIK

Spezielle Anti-Aging-Produkte unterscheiden sich von modernen Hautpflegepräparaten durch ihre speziellen Wirkstoffe. So sollen zum Beispiel die Zellregeneration und der Stoffwechsel angeregt, die Durchblutung der Haut sowie die Nährstoffversorgung der Hautzellen reguliert bzw. verbessert, die Haut geglättet, gestrafft und Falten reduziert werden. Anti-Aging-Produkte sollen die Haut auch vor Umweltfaktoren schützen, die →*Alterungsprozesse* fördern, erklärt Kosmetikerin Britta Schuster aus Karlsruhe.

WIRKUNG: In den Anti-Aging-Produkten sollten gegenüber »normaler Kosmetik« Wirkstoffe in höherer Konzentration enthalten sein, wie zum Beispiel hoch dosiertes Vitamin C, Hyaluronsäure (Hauptbestandteil der Gelenkflüssigkeit), Pentapeptide (organische chemische Verbindung, die aus mehreren Aminosäuren [→*Ernährung/Eiweiß*] besteht), Vitamin A gegen Falten, Vitamin E, Oligopeptide (können aus bis zu zehn Aminosäuren bestehen) zur Kollagenunterstützung

und den Aufbau der umgebenden Stützmenbran, biomimetische Peptide, Hexapeptid Argireline (Nachahmung von Botulinumtoxin), eventuell auch mit der Kombination von Fruchtsäurebehandlungen (antimikrobielle Wirkung; bei empfindlicher Haut können Reizungen auftreten), so die Kosmetikerin. Sie empfiehlt beim Kauf von Produkten (zum Beispiel Belico, Derma Concept, A Natural Difference, Dermalogica, Dermaviduals [Koko], Reviderm, Lipid Control) darauf zu achten, dass diese keine Mineralöle, Silikonöle, Paraffine, Parabene (chemische Konservierungsstoffe) und möglichst keine Duftstoffe enthalten (häufige Allergieauslöser), dafür aber hochwertige Öle, ausgewählte natürliche Wirkstoffe und hochwirksame Pflanzenextrakte.
Als Zusatz von innen könne man →*Nahrungsergänzungsmittel* nehmen, damit der Körper genügend Vitamine C, E, B-Komplex, Mineralstoffe (Magnesium, Kalzium) und Spurenelemente (Zink, Selen) hat, Beta-Carotin, Kieselerde und sogenannte Bioflavonoide (Pflanzenzusatzstoffe mit →*antioxidativer* Wirkung, die einen positiven Einfluss auf die Resorption und die Stoffwechselfunktion aller Vitamine haben, somit die Bioverfügbarkeit steigern und →*freie Radikale* im Körper bekämpfen), rät Britta Schuster. S.a. die Stichworte →*Cosmeceuticals* und →*Hautalterung*

INFOS

📖 Schurer, N. Y., Wiest, L.: Chemical Peel. Anweisungen für die Praxis. Der Hautarzt 57, 61–78 (2006).

💻 www.cosmetic-aphrodite.de
www.medizinauskunft.de

ANTI-AGING-LEBENSSTIL →*Lifestyle*

ANTI-AGING-MEDIZIN (ENGL.: GEGEN DAS ALTERN)

Darunter versteht man die günstige Beeinflussung beginnender und fortschreitender →*Alterungsprozesse* mit ihren Folgeerkrankungen, wie zum Beispiel Herz-Kreislauf-Erkrankungen (Herzinfarkt, Schlaganfall, Schaufensterkrankheit), degenerative Gelenk- und Wirbelsäulen-, Rheuma- und Krebs-Erkrankungen. Anti-Aging-Medizin ist also vor allem →*Präventivmedizin* (Krankheitsvorbeugung) mit dem Ziel, den Körper fit und gesund zu erhalten und sein Aussehen zu verjüngen, also das →*biologische Alter* herabzusetzen. Erreicht wird dies durch gesunde und ausgewogene →*Ernährung* mit viel Obst und Gemüse, Verzicht auf Genussgifte (→*Alkohol* und →*Rauchen*) oder deren maßvoller Konsum sowie →*Bewegung* an frischer Luft. Neumodisch ist nur die Wortschöpfung, nicht aber die medizinische Disziplin, denn Ärzte für Naturheilverfahren und Naturheilkunde haben den Menschen schon immer ganzheitlich im Blick und das Vorbeugen (Prävention) von Krankheiten war schon immer deren Anliegen. Nur nannten sie dies Vitalisierung, Revitalisierung oder Regeneration.

INFOS

📖 Miller, Philip Lee: Life Extension Revolution, 2005, S. 10ff.

💻 www.antiagingnews.org/index.php?page=187
www.gsaam.de

ANTI-AGING-PRALINE →*Schokolade*

ANTI-AGING-TEST →*Biologisches Alter*

ANTIOXIDANZIEN

Stoffe, die die Oxidation empfindlicher Moleküle durch →*freie Radikale* verhindern. Antioxidanzien neutralisieren im Körper als oxidationshemmende Mittel die freien Radikale und werden daher »Radikalfänger« genannt. Zu den Antioxidanzien zählen: →*Vitamine*: A, C, E, Beta-Carotin (gehört zu den →*Carotinoiden*, Farbstoffe, die in der Natur häufig vorkommen), die Mineralstoffe: Selen, Kupfer und Zink; natürliche →*Flavonoide* (in roten Trauben, Äpfeln, Zwiebeln, →*grünem Tee*), das →*Coenzym* Q_{10}, →*Alpha-Liponsäure*, →*Squalen*, Lycopin (→*funktionelle Obst-/Gemüsesäfte*) und eine Reihe weiterer Stoffe, die der Körper zum Teil auch selbst herstellt. Man sollte die

A

Substanzen möglichst durch eine ballaststoffreiche →*Ernährung* (Vollkornprodukte, Obst, Gemüse) aufnehmen.

WIRKUNG: Diese Biostoffe kombiniert angewandt, sind Anti-Aging-Stoffe. Sie bewirken: glatte Haut, weniger Falten, straffes Bindegewebe. Auch können sie vorbeugend gegen Krankheiten wie Krebs, →*Osteoporose*, Arthritis, →*Diabetes mellitus*, Rheuma, Herz- und Kreislaufstörungen sowie grauer Star wirken. Sie sind auch als →*Nahrungsergänzungsmittel* oder →*ergänzende bilanzierte Diäten* erhältlich. Dass die Einnahme von Antioxidanzien als Nahrungsergänzungsmittel nicht immer zu einer anhaltenden Gesundheit und zu einem langen Leben führt, war das Ergebnis einer im Februar 2007 veröffentlichten Übersichtsstudie. Die Dosierung sollte auf die jeweilige Lebenssituation abgestimmt und eine zu hohe vermieden werden. Referenzwerte nennt die Deutsche Gesellschaft für Ernährung e.V., DGE, Bonn (S. a. →*Ernährung/Vitamine*).

INFOS

📖 Biesalski, Hans Konrad/Köhrle, Josef/Schümann, Klaus (Hrsg.): Vitamine, Spurenelemente und Mineralstoffe, 2002, S. 50ff.
Bjelakovic, G. et al.: Mortality in Randomized Trials of Antioxidant Supplements for Primary and Secondary Prevention. Systematic Review and Meta-analysis. The Journal of American Medical Association 297, 842–857 (Feb 2007).
Döll, Michaela: Antiaging mit Antioxidantien, 2006, S. 55ff.
Müller-Wohlfahrt, Hans-Wilhelm: Mein Programm für neue Vitalität, 2005, S. 126ff.
Pollmer, Udo/Warmuth, Susanne: Lexikon der populären Ernährungsirrtümer, 2000, S. 22f.

💻 www.antioxidantien-beratung.com
http://gin.uibk.ac.at/thema/sportundernaehrung/radikale2.html

ANTIOXIDATIV

Oxidationshemmend; freie Radikale abfangend, die z. B. durch den Luftsauerstoff gebildet werden (S. a. →*Antioxidanzien*).

APFELESSIG →*Fettsucht*

ARGANÖL

Gilt als Anti-Aging-Mittel und Immunstärkungsmittel aus der Natur und scheint ein Garant für Zellverjüngung zu sein. Gewonnen wird es aus den Früchten des Arganbaums (lat.: Argania spinosa), auch Arganie oder Eisenbaum genannt, der weltweit ausschließlich nur noch im Südwesten Marokkos auf ca. 8000 Quadratkilometern wächst und bis zu 200 Jahre alt werden kann. Seine besondere Zusammensetzung aus über 80 Prozent ungesättigter →*Fettsäuren* zeichnet das Arganöl als sehr gutes Speiseöl und als bedeutendes →*Nahrungsergänzungsmittel* aus. Die medizinische Wirkung haben inzwischen Forscher anhand moderner Analysemethoden wissenschaftlich bewiesen. In der Naturkosmetik wird Arganöl für die Gesichts-, Körper- und Haarpflege verwendet. Zehn bis zwölf Stunden Handarbeit benötigen Berberfrauen, um aus 30 kg Früchten einen Liter Arganöl zu gewinnen. Entweder aus gerösteten Samen als Gourmet-Öl für die Speisezubereitung oder kaltgepresst.

WIRKUNG: Die Inhaltsstoffe des Arganöls

- senken den Cholesterinspiegel sowie den Blutdruck und wirken positiv auf die Leber,
- beugen durch die hohe Konzentration an →*Phytosterolen* der Austrocknung und Hautalterung vor, der Teint wird strahlend,
- entgiften die Haut und das Unterfettgewebe und verbessern die Durchblutung,
- beugen dem körperlichen Verschleiß vor durch konzentrierte Vitamin-E-Verbindungen (Tokopherole), ca. 40 Prozent wirksamer als Omega-3-Fettsäuren, die im Fisch vorhanden sind,
- werden in der Medizin bei Schuppenflechte, Neurodermitis, Entzündungen, Akne, Ekzemen, Windpocken, Rheuma, Gelenkschmerzen und Hämorrhoiden eingesetzt,
- beugen laut Dr. med. Peter Schleicher, München, Krebserkrankungen vor.

Untersuchungen zeigen, dass der hohe Anteil an natürlichen →*Antioxidanzien* (bis neunmal mehr als andere hochwertige Öle) den Körper vor schädlichen →*freien Radikalen* schützt und das Immunsys-

A

tem (→*Alterungsprozesse/Alternstheorien*) stärkt. Arganöl ist somit eine wertvolle Nahrungsergänzung. Experten empfehlen 3 x 1 Teelöffel vor den Mahlzeiten.
Erfahrungen über einen Zeitraum von über zwei Jahren konnte Prof. Dr. med. Ralf-Thomas Michel in seiner Praxisklinik in Michelstadt mit dem Schwerpunkt der präventiven Anti-Aging-Medizin zur lokalen Wirkung des handgepressten Arganöls (Argand'Or) im Hautbereich sammeln. Als Ergebnis seiner Untersuchungen berichtete er im Februar 2007, dass »bei rund 75 Prozent der Anwendungen (beispielsweise bei Schuppenflechte, Herpes labialis, Hautentzündungen, Hautproblemen während und nach der Schwangerschaft sowie nach wiederherstellenden operativen Eingriffen) sich ein erkennbar positiver ästhetischer Hauteffekt ergab«. Der Hautturgor (Hautspannung) werde offenbar erhöht, was zu einer Glättung der Haut führe. Bei längerer Anwendung des Arganöls laufe wohl ein regenerierender Hautprozess ab, der dermatologisch-ästhetisch erkennbar sei, erklärt der Mediziner.

INFOS

Kohl, S.: Kostbar wie Parfüm. Marokkanisches Argan-Öl ist eine große Delikatesse. Und wird auch in der Heilkunde geschätzt. Brigitte Woman 11, 92–93 (2006).
Schleicher, Peter: Arganöl – die heilende Wirkung des marokkanischen Goldes, 2004.

Handgepresstes Arganöl:
www.argandor.de
www.wdr.de/tv/service/essentrinken/inhalt/20060707/b_2.phtml

Maschinell gepresstes Arganöl:
www.argan-kontor.de/index2.html
www.targanit.com/Targanit_Infos.htm

Studien:
www.michel.michelstadt.com

ARONIA →*Schokolade (Anti-Aging-Praline)*

A

ARTERIOSKLEROSE

Die Arteriosklerose (auch Atherosklerose, griech. athero: Schleim, Kleister; sclerosis: Härte; umgangssprachlich auch Arterienverkalkung) ist eigentlich ein natürlicher →*Alterungsprozess*, von dem alle Menschen in zunehmendem Alter betroffen sein können. Die Ursachen der krankhaften Arteriosklerose sind vielfältig und nur zum Teil bekannt. Sie entsteht zuerst in den Regionen der Aorta, die ganz nah beim Herzen liegen. Zellen, bindegewebsartige Elemente, →*Fette* und weiße Blutkörperchen, die sich im Laufe des Lebens bilden können, lagern sich als sogenannte Plaques in der Gefäßwand ab und bilden herdförmige, asymmetrische Verdickungen der innersten Schicht der Arterien (Schlagadern). Hierdurch steigt die Gefahr, dass sich die Arterien verschließen und ein Schlaganfall oder Herzinfarkt entsteht.

WIRKUNG: Mehr als die Hälfte der deutschen Bevölkerung stirbt, verursacht durch die koronare Herzkrankheit, an arteriosklerotischen Herz-Kreislauf-Erkrankungen. Auch andere Erkrankungen werden durch die Arteriosklerose in ihrer Prognose verschlechtert. Vor einigen Jahren dachte man durch die Behandlung des hohen Cholesterinspiegels und des hohen Blutdrucks die koronare Herzkrankheit in den Griff zu bekommen. Dieses Ziel ist nicht erreicht worden, denn die Hälfte aller Arteriosklerose-Patienten haben keine Risikofaktoren, wie hohes →*Cholesterin*, hoher Blutdruck, →*Rauchen*, →*Diabetes mellitus*, negativer →*Stress*, erhöhte →*Homocysteinwerte* und →*Fettsucht*. Neuere Studien zeigen, dass ein Entzündungsprozess eine Schlüsselrolle bei der Entstehung der Arteriosklerose spielt. Durch die hohe Lebenserwartung können chronische Entzündungen zur Zellschädigung führen. Ob der Körper zu einer immunologischen Entzündungsreaktion neigt, ist durch das Erbgut (Gene) bestimmt. In der medizinischen Fachzeitschrift Circulation Research nimmt der Wissenschaftler Minamino als Ursache für die Arteriosklerose einen zellulären vaskulären Alterungsprozess an, wie er auch in anderen Zellen vorkommt.

Meist werden nur Risikofaktoren wie Rauchen, hoher Blutzucker, hoher Blutdruck sowie Fettstoffwechselstörungen behandelt. Diesen

A

Risikofaktoren liegt aber oft ein ungünstiger →*Lebensstil* zugrunde. Zu wenig →*Bewegung*, schlechte →*Ernährung*, Rauchen und wahrscheinlich auch die genetische Disposition für entzündliche Prozesse sind die wichtigsten Punkte, die zur Arteriosklerose führen können. Auch bei vielen weiteren Alterserkrankungen, wie Alzheimer (→*Demenz*), scheinen Entzündungen eine Bedeutung zu haben. Neben den oben genannten Maßnahmen konnte im Tierversuch durch eine verminderte Kalorienzufuhr bzw. Nahrungsaufnahme der entzündliche Prozess vermindert werden.

INFOS

📖 Hansson, G.: Inflammation, Atherosclerosis, and Coronary Artery Disease. New England Journal of Medicine 352, 1685–1695 (2005).
Licastro, F. et al.: Innate immunity and inflammation in aging: a key for understanding age-related diseases. Immunity & Aging 18, 2–8 (May 2005).
Martin, B., Mattson, M. P., Maudsley, S.: Caloric restriction and intermittent fasting: two potential diets for successful brain aging. Aging Research Reviews 5, 332–353 (Aug 2006).
Minamino, T., Komuro, I.: Vascular cell senescence: contribution to atherosclerosis. Circulation Research 100, 15–26 (Jan 2007).
Morgan, T. E., Wong, A. M., Finch, C. E.: Anti-inflammatory mechanisms of dietary restriction in slowing aging processes. Interdisciplinary Topics in Gerontology 35, 83–97 (2007).
Pedersen, B. K.: The anti-inflammatory effect of exercise: its role in diabetes and cardiovascular disease control. Essays Biochemistry 42, 105–117 (2006).
Windler, E. et al.: Primaerpraevention von Herz-Kreislauf-Erkrankungen. Der Internist 45, 173–181 (2004).

💻 www.lifa.uni-muenster.de (Leibniz-Institut für Arterioskleroseforschung)
www.netdoktor.de/krankheiten/fakta/arteriosklerose.htm
http://idw-online.de/pages/de/news74911

ÄSTHETISCHE LASER-BEHANDLUNG →*Thermage/Fractional Laser*

ÄTHERISCHE ÖLE

Ätherische Öle (ätherisch: flüchtig, leicht verdampfend) sind pflanzliche Öle, die je nach Herkunftspflanze bestimmte Duftstoffe enthal-

A

ten. Sie beinhalten die Wirkungsweise der Pflanze in konzentrierter Form und werden mithilfe der Wasserdampfdestillation gewonnen. Dazu sind in der Regel enorme Rohstoffmengen erforderlich (so werden zur Herstellung von 100 g ätherischem Neroliöl immerhin 100 kg Orangenblüten benötigt). Von herkömmlichen Ölen (zum Beispiel Sonnenblumenöl) unterscheiden sie sich dadurch, dass sie vollständig verdampfen und auf Papier keinen Fettfleck hinterlassen.

WIRKUNG:

Das Bemerkenswerte an ätherischen Ölen: Sie enthalten die Wirkstoffe einer aromatischen Pflanze in hoch potenzierter Form und können über das limbische System (Teil des Gehirns, der am Entstehen und Verarbeiten von Emotionen beteiligt ist) die Psyche direkt vitalisierend und harmonisierend beeinflussen. Viele Öle wirken beruhigend und entspannend und können die Konzentrationsfähigkeit erhöhen. Den Begriff »Aromatherapie« prägte 1937 der französische Chemiker und Parfümfabrikant René-Maurice Gattefossé (1881–1950).
Ätherische Öle werden als Duftöl, Massageöl, zur Inhalation, als Aromabad oder zur Einnahme angewendet und wirken u. a. entspannend. S. a. →*Entspannung*

INFOS

www.antiagingnews.org (Vitalstoffe/Pflanzliche Stoffe/Ätherische Öle)
http://de.wikipedia.org/wiki/Aromatherapie (Aromatherapie)

ATMUNG/ATMEN

Der Atem hält die Zellen jung, frisch, gesund und leistungsfähig. Richtiges Atmen hat Auswirkungen auf Ihre Stimmung, Ihr Fühlen, Denken, Ihr Gedächtnis, Ihre Gesundheit und ist effektives Anti-Aging. Die Funktionen des Körpers hängen von der richtigen Atmung ab. Die Lunge zählt neben Leber, Niere und Darm zu den Entgiftungsorganen (Kohlendioxid als Abfallstoff) und ist somit an der →*Entgiftung* und Entsäuerung (→*Übersäuerung*) des Körpers beteiligt.

A

WIRKUNG: Atmen ist normalerweise ein unbewusster Vorgang, etwa 16- bis 18-mal in der Minute. Sie können die Atmung jedoch bewusst beeinflussen und vertiefen, sodass diese ruhiger wird. Richtige Zwerchfellatmung beeinflusst laut Günter A. Ulmer nicht nur Herz und Kreislauf, sondern auch das vegetative Nervensystem. Es verringert die Müdigkeit, reinigt die Lungen, aktiviert die Verdauung und steigert allgemein das Wohlbefinden. Wichtig ist dabei die tiefe Ausatmung, sodass Gifte den Körper verlassen können. Machen Sie nach dem Ausatmen eine kurze Pause, bevor Sie wieder Sauerstoff einatmen. Durch dieses bewusste tiefe Ein- und Ausatmen entspannen Sie Ihren Körper (→*Entspannung*), versorgen ihn optimal mit Sauerstoff und regen den Fettstoffwechsel an. Der →*pH-Wert* des Bluts bleibt konstant. Bei zu flacher Atmung kann der pH-Wert absinken, was zur →*Übersäuerung* führen kann. Zu wenig Sauerstoff in den Zellen kann den Körper schneller altern lassen. Durch Atemübungen lernen Sie, bewusst auszuatmen, etwa wenn das Telefonklingeln Ihnen →*Stress* bereiten möchte. Sie können unter Anleitung in Kursen oder auch zu Hause anhand von Fachliteratur üben. Dass Atemübungen einen Anti-Aging-Effekt haben und sich positiv auf den Körper auswirken können, untersuchten chinesische Forscher bei fernöstlichen Entspannungstechniken bereits in den 80er- und 90er-Jahren.

INFOS

Kuang, A. K., Wang, C. X.: Research on the »anti-aging« effect of breathing exercises (qigong). Chinese Journal of modern developments in traditional medicine 7, 455–8, 451 (1987).
Ulmer, Günter A.: Sich jung erhalten und gesund alt werden, 2003, S. 107ff.

www.mdr.de/hier-ab-vier/415384.html

AUSDAUERSPORT →*Bewegung*

AUTOGENES TRAINING →*Entspannungstechniken*

AZIDOSE →*Übersäuerung*

BALLASTSTOFFE →*Ernährung*

BASEN

Basen (griech. basé: die Ausgangs-, Grundlage, das Fundament) sind nach der Definition des dänischen Chemikers Johannes Nicolaus Brønsted (1879–1947) chemische Verbindungen, die Protonen von →*Säuren* aufnehmen können. Eine Base ist somit das Gegenstück zu einer Säure, kann diese neutralisieren und bildet mit ihr ein neutrales Salz. Überwiegen in einer Körperflüssigkeit OH^--Ionen, so ist diese basisch (→*pH-Wert* 7–14).

B

WIRKUNG: Um den Körper vor →*Übersäuerung* (Azidose) zu schützen, die →*Alterungsprozesse* beschleunigen und viele Krankheiten auslösen kann, sollten Sie darauf achten, viele Lebensmittel zu essen, die basisch verstoffwechselt werden, um das →*Säure-Basen-Gleichgewicht* im Körper wiederherzustellen. Da Säuren unter normalen Bedingungen vom Körper selbst gebildet werden können, empfehlen führende Therapeuten, die Nahrung nach der 80-20-Regel (80 Prozent basische und 20 Prozent saure Lebensmittel pro Tag) umzustellen. Denn Basen können wir nur über die Nahrung dem Körper zuführen. Der Körper ist nicht in der Lage, Basen herzustellen. Ein Überangebot an Basen kommt im Körper nicht vor. Eine zweiwöchige Entsäuerungskur (→*Übersäuerung*) kombiniert mit Basenpräparaten ein- bis zweimal im Jahr, so Dr. Robert Bachmann, stellt das Säure-Basen-Gleichgewicht im Körper wieder her. Für eine gleichbleibend ausgewogene Säure-Basen-Bilanz und damit Alterungsprozessen vorbeugend ist eine basenreiche, säurenarme Ernährung wichtig. Auch ein Basenbad mit einem Esslöffel basischem Salz oder Basenpulver (unter anderem Mischung aus Kalium, Kalzium, Natrium, Magnesium und weiteren →*Vitalstoffen*) sowie eine Bürstenmassage tragen zur Entsäuerung (→*Übersäuerung*) des Körpers bei. →*Säure-Basen-Gleichgewicht; Studien*

B

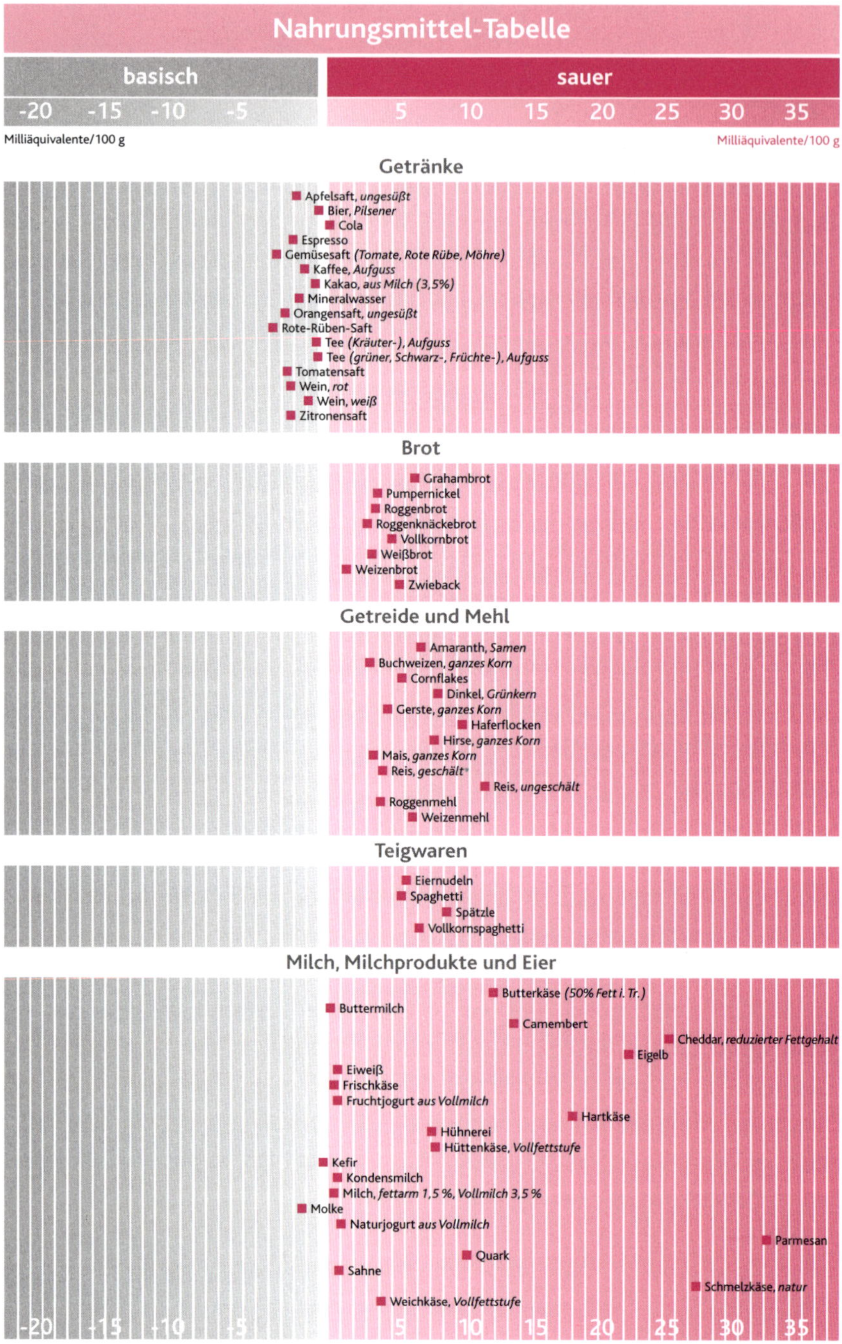
Nahrungsmittel-Tabelle
basisch
sauer
-20 -15 -10 -5
5 10 15 20 25 30 35
Milliäquivalente/100 g
Milliäquivalente/100 g
Getränke
Apfelsaft, *ungesüßt*
Bier, *Pilsener*
Cola
Espresso
Gemüsesaft *(Tomate, Rote Rübe, Möhre)*
Kaffee, *Aufguss*
Kakao, *aus Milch (3,5%)*
Mineralwasser
Orangensaft, *ungesüßt*
Rote-Rüben-Saft
Tee *(Kräuter-), Aufguss*
Tee *(grüner, Schwarz-, Früchte-), Aufguss*
Tomatensaft
Wein, *rot*
Wein, *weiß*
Zitronensaft
Brot
Grahambrot
Pumpernickel
Roggenbrot
Roggenknäckebrot
Vollkornbrot
Weißbrot
Weizenbrot
Zwieback
Getreide und Mehl
Amaranth, *Samen*
Buchweizen, *ganzes Korn*
Cornflakes
Dinkel, *Grünkern*
Gerste, *ganzes Korn*
Haferflocken
Hirse, *ganzes Korn*
Mais, *ganzes Korn*
Reis, *geschält*
Reis, *ungeschält*
Roggenmehl
Weizenmehl
Teigwaren
Eiernudeln
Spaghetti
Spätzle
Vollkornspaghetti
Milch, Milchprodukte und Eier
Butterkäse *(50% Fett i. Tr.)*
Buttermilch
Camembert
Cheddar, *reduzierter Fettgehalt*
Eigelb
Eiweiß
Frischkäse
Fruchtjogurt *aus Vollmilch*
Hartkäse
Hühnerei
Hüttenkäse, *Vollfettstufe*
Kefir
Kondensmilch
Milch, *fettarm 1,5 %, Vollmilch 3,5 %*
Molke
Naturjogurt *aus Vollmilch*
Parmesan
Quark
Sahne
Schmelzkäse, *natur*
Weichkäse, *Vollfettstufe*
-20 -15 -10 -5 5 10 15 20 25 30 35

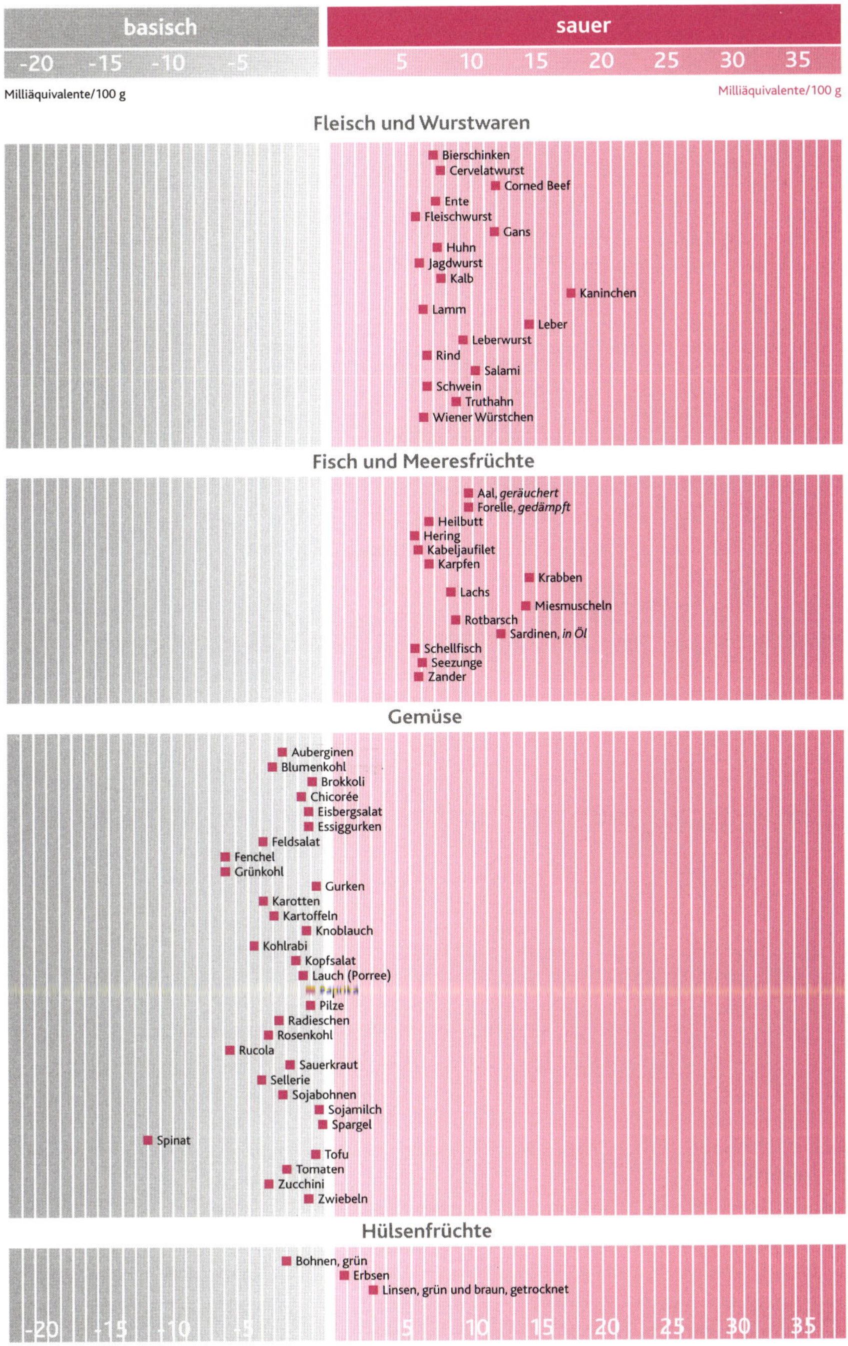

basisch
sauer
-20
-15
-10
-5
5
10
15
20
25
30
35
Milliäquivalente/100 g
Milliäquivalente/100 g
Fleisch und Wurstwaren
Bierschinken
Cervelatwurst
Corned Beef
Ente
Fleischwurst
Gans
Huhn
Jagdwurst
Kalb
Kaninchen
Lamm
Leber
Leberwurst
Rind
Salami
Schwein
Truthahn
Wiener Würstchen
Fisch und Meeresfrüchte
Aal, *geräuchert*
Forelle, *gedämpft*
Heilbutt
Hering
Kabeljaufilet
Karpfen
Krabben
Lachs
Miesmuscheln
Rotbarsch
Sardinen, *in Öl*
Schellfisch
Seezunge
Zander
Gemüse
Auberginen
Blumenkohl
Brokkoli
Chicorée
Eisbergsalat
Essiggurken
Feldsalat
Fenchel
Grünkohl
Gurken
Karotten
Kartoffeln
Knoblauch
Kohlrabi
Kopfsalat
Lauch (Porree)
Paprika
Pilze
Radieschen
Rosenkohl
Rucola
Sauerkraut
Sellerie
Sojabohnen
Sojamilch
Spargel
Spinat
Tofu
Tomaten
Zucchini
Zwiebeln
Hülsenfrüchte
Bohnen, grün
Erbsen
Linsen, grün und braun, getrocknet
-20
-15
-10
-5
5
10
15
20
25
30
35

B

B

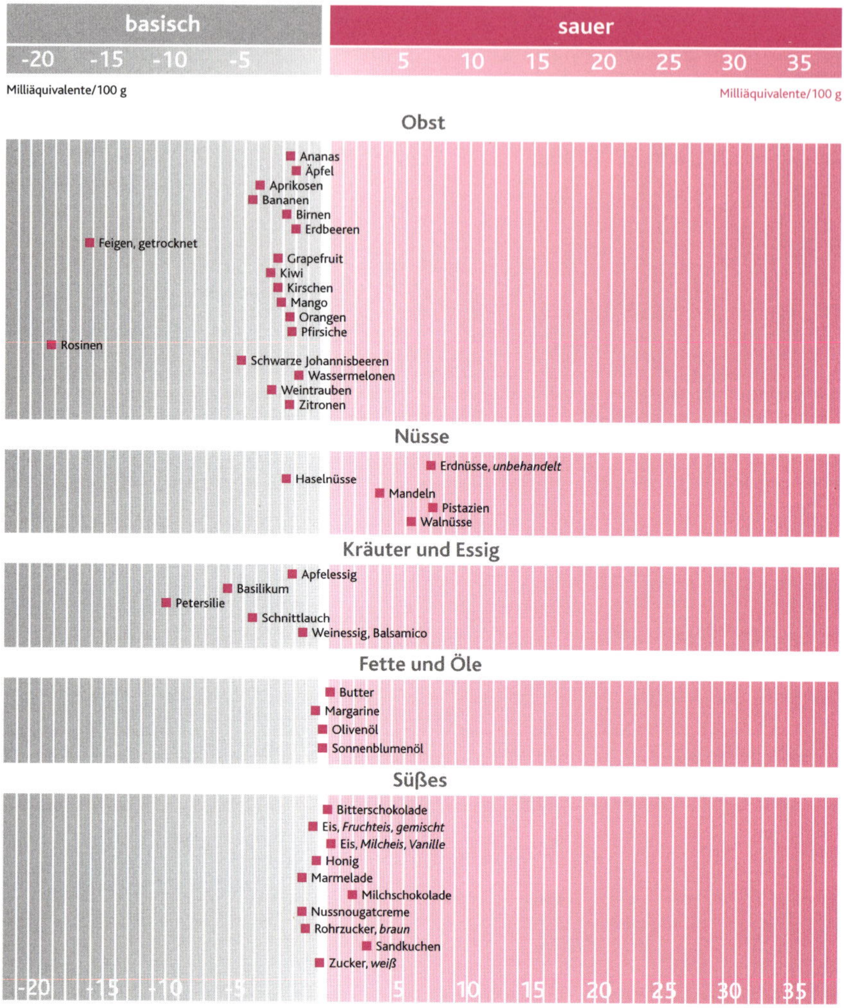

Tab. 3: Säure-Basen-Nahrungsmitteltabelle. (Quelle: www.basica.de)

INFOS

📖 Bachmann, Robert M./Kofler-Bettschart, Birgit: Säure-Basen-Therapie, 2005, S. 25, 44ff.
Lange-Ernst, Maria-Elisabeth: Aktiv gegen Übersäuerung, S. 48ff.
May-Ropers, Christiane: Nie wieder sauer, [8]2005.
Remer, T., Manz, F.: Potential renal acid load of foods and its influence on urine pH. Journal of the American Dietetic Association 95, 791–797 (Jul 1995).
Zierden, Irmgard: Einfach schön mit F. X. Mayr, 2004, S. 24ff.

BASENFASTEN

Ist das Fasten mit Obst und Gemüse. Für eine bestimmte Zeit (ein bis drei Wochen) lässt man alle Lebensmittel weg, die sauer verstoffwechselt werden. Die Methode des Basenfastens entwickelten Dr. med. Andreas Wacker und Sabine Wacker, Mannheim.

B

INFOS

📖 Wacker, Sabine und Andreas: Gesundheitserlebnis Basenfasten, 2002.

💻 www.basenfasten.de
www.naturheilpraxis-wacker.de

BASENPULVER

Sind Mischungen von verschiedenen Mineralstoffen, die dem Körper helfen, einen Überschuss an Säuren abzupuffern. Sie werden kurmäßig für ein bis drei Wochen angewendet und sollten laut der Heilpraktikerin Sabine Wacker, Mannheim, keinesfalls dauerhaft eingenommen werden. Bekannte Präparate sind: Bullrich Salz und Bullrich's Vitalbasentabletten sowie Kaiser-Natron.

INFOS

💻 www.deltapronatura.de (Bullrich Salz)
www.holste.de (Kaiser-Natron)

BETA-CAROTIN →*Tabelle sekundäre Pflanzenstoffe*

BETA-ZUSTAND →*Entspannung*

BETEN →*Gebet*

BEWEGUNG

Körperliche Aktivität verzögert den biologischen →*Alterungsprozess*. Damit ist Sport nach Ansicht des Sportmediziners Prof. Herbert Löllgen das beste Anti-Aging-Programm: »Kein anderes Verfahren, keine

Medikamente oder Heilweisen haben eine annähernd vergleichbare Verzögerung der Alterung aufzeigen können.«
Die Lust auf Bewegung ist uns zum Glück angeboren. Bei kleinen Kindern kann man dieses ursprüngliche Phänomen gut beobachten. Sie bewegen sich unermüdlich beim Spielen, Laufen oder anderen Aktivitäten.
Auch bei unseren Vorfahren stand die Bewegung immer im Mittelpunkt. Wir waren Jäger und nur durch Bewegung konnten sich unsere Vorfahren ernähren und überleben. Unsere Gene haben sich im Laufe der Zeit kaum verändert, jedoch unsere Lebensweise umso mehr. Unser Überleben ist nicht mehr von unserer Bewegung abhängig, denn unsere Zivilisation ermöglicht uns ein bewegungsarmes Leben mit all seinen Konsequenzen, wie Herz-Kreislauf-Erkrankungen, Krebs und Übergewicht sowie Stoffwechselstörungen wie →*Diabetes mellitus* und Adipositas (→*Fettsucht*).

WIRKUNG: Das Journal of the American Medical Association (Jama) weist den Weg zum längeren Leben im Alter jenseits des 70. Lebensjahrs: Bewegung garantiert am ehesten das Überleben, gefolgt von Tabakabstinenz, einer →*mediterranen Diät* und moderatem Alkoholkonsum. Vom gesunden Gewicht ist gar nicht erst die Rede – dabei waren 60 Prozent der Probanden übergewichtig. Bewegung als Allheilmittel empfehlen fast alle medizinischen Disziplinen. Wer körperlich aktiv bleibt, beugt Herzkrankheiten sowie dem Verschleiß der Gelenke vor, baut →*Stress* ab, stärkt die Muskulatur, fördert gesunden →*Schlaf*, verhindert →*Diabetes mellitus*, verbessert die Gedächtnisleistung bei →*Demenz* und erhöht somit seine Lebenserwartung und verzögert das Ausbrechen der Altersleiden. Laut einer US-Studie über zehn Jahre. Umgekehrt schwächt Bewegungsmangel das Immunsystem (→*Alterungsprozesse/Alternstheorien*), führt zu Haltungsschäden, chronischer Müdigkeit, Schlafstörungen, Bluthochdruck und beschleunigt den →*Alterungsprozess* in Gehirn und Nervensystem – darauf weist u. a. Dr. Hans-Wilhelm Müller-Wohlfahrt hin.

INFOS

🕮 Blech, J.: Fit wie in der Steinzeit. Spiegel 5, 134–145 (30. Jan 2006).

Knoops, K. T. et al.: Mediterranean diet, lifestyle factors, and 10-year mortality in elderly European men and women: the HALE project. The Journal of American Medical Association 292, 1433–1439 (Sep 2004).
Müller-Wohlfahrt, Hans-Wilhelm: Mein Programm für neue Vitalität, S. 150ff.
Sommer, Frank/Klotz, Theodor: Einfluss von körperlicher Bewegung auf das Altern und umgekehrt. In: Jacobi, Günther H./Biesalski, Hans Konrad/Gola, Ute/Huber, Johannes/Sommer, Frank (Hrsg.): Kursbuch Anti-Aging, 2005, S. 89–97.

www.gesundheitpro.de
www.medizin.de/gesundheit/deutsch/745.htm

TRIATHLON IN DER LEBENSMITTE – TRAINING FÜRS ANTI-AGING

Im Zuge der Fitnessbewegung hat sich herumgesprochen, dass regelmäßiges Training Gesundheit, Wohlbefinden und Lebenserwartung steigert.
Die drei Disziplinen Schwimmen, Radfahren und Laufen werden von Medizinern allgemein als der Gesundheit am förderlichsten eingeschätzt und erfreuen sich in der Bevölkerung zunehmender Beliebtheit.
Vom 30. Lebensjahr an verlieren Menschen an Ausdauer-Leistungsfähigkeit. Mit 60 Jahren hat man dann 20 bis 30 Prozent der maximalen aeroben Kapazität verloren. Dagegen kann man antrainieren. Selbst untrainierte Menschen zwischen 55 und 70 Jahren können bei einem drei- bis vierwöchigen Ausdauerprogramm ihre Kapazität um 10 bis 15 Prozent steigern. Das soll nicht heißen, dass nun alle ins Trainingslager müssen. Es zeigt nur: Alter schützt vor Leistung nicht. Oder wie der bekannte Sportmediziner Prof. Dr. Wildor Hollmann es ausdrückt: »Durch geeignetes körperliches Training gelingt es, 20 Jahre lang 40 Jahre alt zu bleiben.«

***Lothar Leder**, Darmstadt. Erster Triathlon-Sportler, der die Ironman-Distanz (Langdistanz: 3,8 km Schwimmen, 180 km Radfahren, 42,195 km Laufen) unter acht Stunden bewältigte. Er wurde fünfmal Sieger beim Ironman Europe in Roth, belegte zweimal den 3. Platz Ironman Hawaii und wurde dreimal Deutscher Meister in der olympischen Distanz (1,5 km Schwimmen, 40 km Radfahren, 10 km Laufen).*

INFOS

Leder, Lothar und Nicole: Triathlon, [2]2006.
Leder, Lothar und Nicole: Der Weg zum Ironman, 2006.

www.lothar-leder.de

B

BIERHEFE

Eine der ältesten Anti-Aging- und Heilsubstanzen. Sie wird beim Bierbrauen zur besseren Haltbarkeit des Biers verwendet und während des Brauprozesses aufwendig isoliert. Bierhefe hat, so Diplom-Ernährungswissenschaftlerin Bettina Geier von der Gesellschaft für Ernährungsmedizin und Diätetik e.V., Aachen, seit Jahrtausenden bekannte Wirkkräfte und gilt als Heilmittel, Vitalstofflieferant, Schönheitselixier und Jungbrunnen zugleich (verlangsamt →*Alterungsprozesse*). Das Naturprodukt wird als Kapseln, Tabletten, Flocken, Pulver sowie in zahlreichen Kosmetika angeboten.

WIRKUNG: Unter allen Naturprodukten hat Bierhefe den höchsten Gehalt an B-Vitaminen (→*Ernährung/Vitamine*), die für den Stoffwechsel, für Haut und Nägel, für die Leberfunktion und die Eisenversorgung des Organismus wichtig sind. Aminosäuren (→*Ernährung/Eiweiß* und Spurenelemente, vornehmlich Chrom, Zink oder Selen mit Schutz vor →*Diabetes mellitus*, Herzkrankheiten und Krebs →*Ernährung*) sind weitere Bestandteile.
Bierhefe soll helfen bei:

- Akne,
- Nervenerkrankungen,
- körperlicher und geistiger Anstrengung,
- der Steigerung der Leistungsfähigkeit und des Wohlbefindens,
- der Unterstützung des Stoffwechsels,
- der Entsäuerung (→*Übersäuerung*) und →*Entgiftung* des Körpers.

Norbert Messing bemerkt, dass Bierhefe als Komplex hochwertiger Inhaltsstoffe (genau wie etwa der Knoblauch) zu schade sei, um sie zu trocknen, nur um aus ihr die reichlich vorhandenen Vitamine herauszuziehen. Das »lebendig wirkende Ganze« sei dem »menschlich-unzulänglich und unbiologisch Zusammengefügten« vorzuziehen. Er empfiehlt die flüssige Bierhefe zu verwenden, in der die Substanzen aktiv sind. S. a. →*Hefe* und →*Enzym-Hefe*

INFOS

📖 Messing, Norbert: Lebensmittel als Arznei, [10]2003, S. 15, 19, 27ff.

www.antiagingnews.org/index.php?page=120&vs_id=208
http://openpr.de/pdf/openpr-de-88831.pdf (Bericht der Gesellschaft für Ernährungsmedizin und Diätetik e.V., Aachen)

BIOWERTIGKEIT DER BIERHEFE

Kontrovers in der Forschung diskutiert wird das Thema der biologischen Wertigkeit der getrockneten und als Tabletten und Pulver verarbeiteten Bierhefe. Manche Ärzte und Wissenschaftler vertreten die Meinung, dass nur in ihrer flüssigen Form Hefezellen im menschlichen Körper wirken können. In der getrockneten Form sei keine biologische Wertigkeit mehr vorhanden.
Die Diplom-Ernährungswissenschaftlerin Bettina Geier von der Gesellschaft für Ernährungsmedizin und Diätetik e.V. aus Aachen tendiert eher zu der entgegengesetzten Argumentationslinie, »dass durch das Absterben der Zellwände, infolge der Hitze beim Trocknungsprozess, die Inhaltsstoffe der Hefepilzzellen in höherem Maße frei vorliegen und daher auch eine höhere Bioverfügbarkeit aufweisen«. Sie gibt jedoch zu bedenken, dass ihr »nach derzeitigem Wissenschaftsstand und der unterschiedlichen Expertenmeinungen zu dem Thema eine eindeutige Antwort schwerfällt«. →*Enzym-Hefezellen*.

***Bettina Geier**, Diplom-Ernährungswissenschaftlerin*

BIOLOGISCHES ALTER

Das chronologische Alter wird durch den Geburtstag bestimmt. Das wirkliche Alter, das den körperlich-seelisch-geistigen Zustand des Menschen bestimmt, wird als »biologisches Alter« bezeichnet. So gesehen ist es das wahre Alter, das man selbst durch den →*Lebensstil*, im Gegensatz zum chronologischen Alter, beeinflussen kann. Der biologische →*Alterungsprozess* kann bei gleich alten Menschen unterschiedlich ablaufen und zu einem unterschiedlichen Erscheinungsbild im Auftreten und/oder Aussehen wie auch der Funktionalität bzw. gesundheitlichen Verfassung führen.
Zur Bestimmung des biologischen Alters stehen verschiedene Alterstests zur Verfügung, wie zum Beispiel der H-Scan nach Hochschild (gilt als der »Goldstandard« der Altersmesssysteme mit zwölf verschiedenen Messparametern), der Age-Scan der ANT OX Verwal-

tungs GmbH & Co. KG München (unterscheidet sich kaum vom Hochschild-Scan), das Bio-Aging-System nach Prof. Dr. Alfred Wolf, Ulm (Komplettsystem zur Altersdiagnostik mit einem ausführlichen Programm zur Gesundheitsanamnese; laut Dr. Bernd Kleine-Gunk »das derzeit empfehlenswerteste Instrument, um der Prognosegröße ›biologisches Alter‹ so nahe wie möglich zu kommen«) oder die interdisziplinäre Funktionsdiagnostik der age+fitness PÖTHIG GmbH & Co. KG, Leipzig (aufwendiger und umfangreicher »Komplettcheck«, der auch die psychosozialen Faktoren einbezieht). Die Tests, die in den jeweiligen Fachpraxen Anti-Aging-Mediziner durchführen, finden Sie auf den entsprechenden Webseiten erklärt.

Die verschiedenen Online-Tests liefern Annäherungswerte und Tendenzen, sind jedoch mit den aufwendigen Praxistests nicht zu vergleichen.

INFOS

Kleine-Gunk, Bernd: Anti-Aging – Institute und Sprechstunden. In: Jacobi, Günther H./Biesalski, Hans Konrad/Gola, Ute/Huber, Johannes/Sommer, Frank (Hrsg.): Kursbuch Anti-Aging, 2005, S. 375–382.

Tests biologisches Alter:
www.ageundfitness.de
www.antox.de
www.anti-aging-professionals.com/pdf/artikel010208.pdf
www.h-scan.com

Online-Tests und Infos
www.anti-aging-med.de/DE/biotest.htm
www.antiagingnews.org/index.php?page=99
www.daserste.de/wiealtbistduwirklich
www.lebensprognose.com
www.onmeda.de/gesund_leben/schoenheit_aesthetik/biologisches_alter.html
www.stiftung-biologisches-alter.de
http://focus.msn.de/gesundheit/herz/test/alter

BIOLOGISCHE WERTIGKEIT →*Ernährung/Eiweiß*

BIOTIN →*Ernährung/Vitamine*

BIOTUNING

Seit 1985 unter diesem neuen Begriff (griech. bios: Leben; engl. tuning: Feinabstimmung) als eigenes Therapiekonzept von Dr. Petra Bracht, Ärztin für Allgemeinmedizin, →*Orthomolekularmedizin*, Ernährungsmedizin und Naturheilverfahren mit Praxis in Bad Homburg, entwickelt. Im Vordergrund dieses Anti-Aging-Konzepts steht: die Gesundheit zu fördern, die Selbstheilungskräfte zu aktivieren und den ganzen Menschen zu heilen. Dabei setzt das Konzept auf Synergien von →*Ernährung*, →*Bewegung* und Psyche. BioTUNING verbindet altes Naturheilkundewissen mit moderner Medizin, basierend auf den neuesten naturwissenschaftlichen Erkenntnissen, womit Sie Ihre persönliche Bestleistung in Alltag, Beruf und Sport stetig bis ins hohe Alter steigern können. Krankheit entsteht nach dem BioTUNING-Konzept durch ein unzureichendes Zusammenspiel von Stoffwechsel, Bewegung und Denken. Der Körper versucht, irgendeinen Ballast (Verkalkung im Gehirn, in Gelenken, Muskeln oder Blutgefäßen) wieder loszuwerden. Gelingt ihm dies nicht mehr, können irgendwann Krankheiten ausbrechen.

WIRKUNG: Durch →*Entgiftung* des Körpers, Entsäuerung (→*Übersäuerung*) der Gewebe, →*Fasten*, Wiederherstellung bestmöglicher Stoffwechselfunktionen, Optimierung der Zellerneuerung, Ernährungs- und Orthomolekularmedizin, Darmsanierung mit Colon-Hydro-Therapie (weiterentwickelte Form der Darmspülung), Wiederherstellung und Erhalt des Wohlfühlgewichts, Steigerung der geistigen und körperlichen Leistungsfähigkeit sollen die Stoffwechselabläufe im Körper wieder optimal aufeinander abgestimmt werden.

ANTI-AGING DURCH BIOTUNING

BioTUNING ist eine Anleitung, seinen »inneren Arzt« zu aktivieren, und zwar jeder ganz individuell. Es vereint überliefertes und naturheilkundliches Wissen mit modernsten schulmedizinischen Erkenntnissen. Ziel dieses Anti-Aging-Konzepts ist es, die Lebensqualität in allen Facetten zu tunen und zu optimieren. Tunen bedeutet hier die Feinabstimmung mit natürlichen Mitteln und mit Freude. Es geht darum, Spaß am Essen, an der Bewegung und am Leben zu haben. Jeder kann das Programm anwenden, egal in welchem Zustand und in welchem Alter. Es ist nie zu spät. BioTUNING ist die Feinabstimmung unseres Körpers, der Schlüssel zu mehr Leistungsfähigkeit und Lebensqualität. Der Körper funktioniert nur ganzheitlich. Äußere Bewegung bewirkt Bewegung im Inneren. Daher sollte man neben einer ausgewogenen Ernährung auch auf genügend Bewegung sowie auf die Psyche achten, denn diese beeinflusst direkt unsere Körperfunktionen.

***Dr. med. Petra Bracht**, Bad Homburg*

B

INFOS

📖 Bracht, Petra/Liebscher-Bracht, Roland/Roth, Brigitte: BioTUNING, 2006.

💻 www.bio-tuning.com
www.drbracht.de
www.innoventia.de

BITTERSALZ →*Fasten*

BODY-MASS-INDEX (BMI)

Wird auch Körpermasseindex (KMI) oder Körpermassenzahl (KMZ) genannt und wird heute verwendet, um zu berechnen, ob bei einem Menschen Normal- oder Übergewicht vorliegt; der belgische Astronom und Statistiker Lambert Adolphe Jacques Quételet (1796–1874) hat den BMI entwickelt. Berechnet wird der BMI nach der Formel:

$$\text{BMI} = \frac{\text{Gewicht in kg}}{\text{Größe in Meter}^2}$$

Der BMI zur Bestimmung des Körpergewichts ist umstritten und gibt nur einen Richtwert an, berücksichtigt er doch nicht die Statur eines Menschen und dessen Zusammensetzung des Körpergewichts aus Fett- und Muskelgewebe, das individuell verschieden ist. Zu berücksichtigen sind Unterschiede zwischen Männern und Frauen sowie das Alter der Personen. Das ideale Körpergewicht wird bei Frauen mit einem BMI von 22, bei Männern mit 24 angegeben.
Die Weltgesundheitsorganisation (WHO) gibt folgende Kategorien zum BMI bei einem 20-jährigen Erwachsenen an:

Kategorie	BMI (kg/m²)
Untergewicht	unter 18,5
Normalgewicht	18,5–24,9
Übergewicht	25,0–29,9
Adipositas (Fettleibigkeit)	30,0–39,9
massive Adipositas (Fettleibigkeit)	über 40

Tab. 4: Kategorien des BMI bei einem 20-jährigen Erwachsenen. (Quelle: WHO)

B

Das Normalgewicht hängt wiederum vom Alter ab:

Alter (Jahre)	BMI-Idealwert (kg/m²)
19–24	19–24
25–34	20–25
35–44	21–26
45–54	22–27
55–64	23–28
über 64	24–29

Tab. 5: BMI abhängig vom Alter. (Quelle: WHO)

Die Gewichtsbestimmung sollte durch das Messen des Körperfettanteils ergänzt werden, der bei Männer und Frauen aufgrund der unterschiedlichen Hormone verschieden ist und sich im Alter nach oben verschieben kann.

Grenzwert:
Männer: 27 Prozent Körperfett Frauen: 35 Prozent Körperfett
(S. a. →*Waist to Hip Ratio [WHR]*)

INFOS

📖 Axt, Peter/Axt-Gadermann, Michaela: Die Kunst, länger zu leben, [2]2004, S. 169f.
Spandl, Oskar Peter: Anti-Aging ganz natürlich, 2003, S. 66ff.

💻 www.cardiologe.de/index_extern.html?/patient/risiko/uebergewicht.html
www.euro.who.int/nutrition/20030507_1
www.uni-hohenheim.de/wwwin140/info/interaktives/bmi.htm
http://de.wikipedia.org/wiki/Body_mass_index

BUCHINGER, OTTO →*Fasten*

CAROTINOIDE →*Tabelle sekundäre Pflanzenstoffe*

CHOLESTERIN

C

Cholesterin (griech. chole: Galle und stereos: fest) ist ein Naturstoff, der sich in allen Zellen des menschlichen Körpers befindet, ein lebensnotwendiges Lipid (Fett). Cholesterin ist die Grundsubstanz für Steroidhormone wie die männlichen und weiblichen Sexualhormone Östrogen und Testosteron, das →*Stresshormon* Cortisol, Aldosteron sowie für Zellmembranen aller Organe, für das Vitamin D (→*Ernährung*) und die Gallensäure. Da die Leber fortlaufend Cholesterin produziert, kann der Körper seinen Gesamtbedarf selbst decken (ca. 1–1,5 g pro Tag). Weil Cholesterin allein nicht transportfähig ist (nicht wasserlöslich), wird es im Blut an die beiden Transportkörper aus Fett und Eiweiß (Lipoproteine) HDL (High Density Lipoprotein) und LDL (Low Density Lipoprotein) gebunden. Das HDL nimmt das durch Nahrung aufgenommene und von den Zellen abgestoßene Cholesterin auf und transportiert es zur Leber zur Bildung von Gallensäuren. Das LDL nimmt das von der Leber produzierte Cholesterin (über 80 Prozent) auf und transportiert es zu den verschiedenen Organen und menschlichen Zellen, damit diese wachsen und ihre Funktionen ausführen können. Im Blut wird meist der Gesamtgehalt, bestehend aus LDL- und HDL-Cholesterin gemessen. Welcher Cholesteringehalt normal oder zu hoch ist, welche Wirkung das Cholesterin auf Erkrankungen, insbesondere die →*Arteriosklerose*, hat, ob die Ernährung einen Einfluss ausübt, wird kontrovers diskutiert. Auch die Diskussion über das für die Gesundheit »bessere« HDL im Gegensatz zum LDL ist noch nicht abgeschlossen. In einer Übersichtsstudie in der Zeitschrift The Lancet konnte eine positive Wirkung auf die Sterblichkeit durch Senkung des LDL-Cholesterins bei Herzkranzgefäßverengungen und Schlaganfällen gezeigt werden.

Bei älteren Menschen scheint aber ein niedriger Gesamtcholesterinspiegel im Blut zu einer erhöhten Sterblichkeit zu führen. So konnte eine Studie aus dem Jahr 2007 in Archives of Gerontology and Geriatrics zeigen, dass bei Menschen, die älter als 84 Jahren sind, ein Gesamtcholesterinspiegel von kleiner als 160 mg/dl zu einer erhöhten Sterblichkeit führt.

WIRKUNG: Der Cholesterinwert ist abhängig von der genetischen Veranlagung, vom Alter, vom Geschlecht, von geistigen und körperlichen Belastungen und Erkrankungen. Normalerweise reguliert der Körper selbst den Cholesteringehalt in Abhängigkeit von der Nahrungsaufnahme.

Für die Verschlusskrankheit der Gefäße (Arteriosklerose) als Ursache für Herz-Kreislauf-Erkrankungen scheinen Faktoren wie genetische Veranlagung, →*Rauchen*, →*Fettsucht*, Gicht, →*Diabetes mellitus*, Bluthochdruck, Störung des Fettstoffwechsels, Entzündungen und chronischer →*Stress* als Ursache infrage zu kommen. Prof. Walter Hartenbach sieht den Durchschnittswert des Cholesterins für Erwachsene bei 250 mg/dl mit erheblichen Schwankungen, abhängig von der Größe der geistigen und körperlichen Belastungen.

C

INFOS

Baigent, C., Keech, A., Kearney P. M. et al.: Cholesterol Treatment Trialists' (CTT) Collaborators: Efficacy and safety of cholesterol-lowering treatment: prospective meta-analysis of data from 90 056 participants in 14 randomised trials of statins. The Lancet 366, 1267–1278 (Oct 2005).

Bruker, Max O./Gutjahr, Ilse: Cholesterin – der lebensnotwendige Stoff, [6]2002, S. 35ff, 69ff.

Hartenbach, Walter: Die Cholesterin-Lüge, [25]2007, S. 27ff.

Spada, R. S. et al.: Low total cholesterol predicts mortality in the nondemented oldest old. Archives of Gerontology and Geriatrics 44, Suppl. 381–384 (2007).

www.medizinfo.de/kardio/lipide/cholesterin.htm
www.optipage.de/cholesterin.html

CHOLIN

Wird zur Gruppe der B-Vitamine (→*Ernährung/Vitamine*; früher als Vitamin B_4 bezeichnet) gezählt, ist Bestandteil von Lezithin, ein primärer, einwertiger Alkohol und die Vorstufe des Neurotransmitters (Botenstoff) Acetylcholin (Essigsäure-Ester des Cholins), der Gedächtnis und Lernvorgänge im Gehirn steuert. Ein Mangel an Cholin kann zu Demenzerkrankungen (→*Demenz*) führen. Cholin kommt vor allem in Sojaprodukten wie Tofu und →*Bierhefe* vor sowie in geringerer Menge in Keimen, Nüssen, Sauerkraut, Hülsenfrüchten, Weizenkeimen, Eiern und Käse.

C

WIRKUNG: Cholin spielt im Körper eine wichtige Rolle:

- wirkt bei der Verarbeitung von →*Fetten* und →*Cholesterin* mit,
- ist an der Bildung von Nervenzellen beteiligt,
- ist wichtig bei der Übertragung von Nervenreizen,
- unterstützt die Arbeit der Leber,
- hilft, Gifte und Rückstände von Medikamenten aus dem Organismus zu entfernen,
- vermindert die Fettablagerung in den Arterien,
- trägt zu einem guten Gedächtnis bei,
- wirkt blutdrucksenkend
- steigert die Wirkung von Vitamin E.

Mediziner wenden Cholin zur Vorbeugung gegen Gedächtnisschwund im Alter und zur Behandlung der Alzheimerkrankheit an (empfohlen werden 1000 bis 5000 mg täglich).

INFOS

📖 Burgerstein, Uli P./Schurgast, Hugo/Zimmermann, Michael: Burgersteins Handbuch Nährstoffe, [11]2007, S. 215f, S. 261ff (Q_{10}).
Messing, Norbert: Lebensmittel als Arznei, [10]2003, S. 27/28.
Müller-Wohlfahrt, Hans-Wilhelm: Mein Programm für neue Vitalität, 2005.

💻 www.naturheilkundelexikon.de

COENZYM Q_{10} (UBICHINON)

Coenzym Q_{10} (der Buchstabe »Q« steht als Kürzel für eine Gruppe von Coenzymen; lat.: ubique: überall; sind in der belebten Natur überall verbreitet; können in allen lebenden Zellen synthetisiert werden) ist eine körpereigene, →*orthomolekulare* Substanz (Vitaminoid), die in den 40er-Jahren im Zusammenhang mit den Forschungen zum Vitamin A entdeckt wurde. Sie wurde 1957 von dem amerikanischen Arzt und Naturstoffchemiker Dr. Karl Folkers erforscht. Er erkannte auch als Erster die entscheidende Wichtigkeit von Q_{10} für Zellatmung, Immunsystem (→*Alterungsprozesse/Alternstheorien*) und Energieproduktion. Die höchste Konzentration von Q_{10} wird im Herzmuskel gefunden.

WIRKUNG: Das Coenzym Q_{10} spielt im Zellstoffwechsel eine wichtige Rolle, zählt als »Radikalfänger« zu den wichtigsten →*Antioxidanzien* und ist unentbehrlich für ein leistungsfähiges Immunsystem. Mangel, der vor allem bei altersbedingtem Nachlassen der körpereigenen Produktion von Q_{10} auftreten kann, äußert sich in Erkrankungen des Herzens und der Gefäße, Bluthochdruck, →*Diabetes mellitus* oder auch Zahnbetterkrankungen.
Der Tagesbedarf liegt bei 30 mg und findet sich in Fleisch, bestimmten Fischsorten wie Sardinen und Makrelen, in Eiern, Milchprodukten, Vollkorngetreide, Hefe, Gemüse (Bohnen und Kohl) und Hülsenfrüchten, Nüssen, pflanzlichen Ölen und Weizenkeimen. Der Arzt Dr. Hans-Wilhelm Müller-Wohlfahrt empfiehlt bei manchen Krankheiten eine höhere Dosis, bis über 900 mg/Tag (bei ausgeprägter Herzschwäche oder bei Parkinson).
Coenzym Q_{10} und →*Carotinoide* werden als Antioxidanzien in vielen Hautpflegeprodukten verwendet, um die Haut vor Radikalen wie UV-Licht zu schützen, wie im März 2006 im Journal of Cosmetic Dermatology in einer Studie nachgewiesen wurde.

C

INFOS

Binder, Franz/Wahler, Josef: Das neue Handbuch der gesunden Ernährung, 2002.
Fuller, B. et al.: Anti-inflammatory effects of CoQ_{10} and colorless carotenoids. Journal of Cosmetic Dermatology 5, 30–38 (Mar 2006).
Döll, Michaela: Antiaging mit Antioxidantien, 2006, S. 107ff.
Messing, Norbert: Zellenergie durch Coenzym Q_{10}, 2003, S. 7ff.
Müller-Wohlfahrt, Hans-Wilhelm: Mein Programm für neue Vitalität, 2005, S. 137.

www.mz-verlag.de/Lexikon

CORTISOL →*Stresshormone*

COSMECEUTICALS

Ein Mix aus Kosmetik-Produkt und Pharmaziewissen, der Begriff kommt von Cosmeticum und Pharmaceutical und stammt aus den USA. Sie verbinden wissenschaftliches Know-how der Medizin mit professioneller Kosmetik.

C

Die neue Generation der Cosmeceuticals sind Substanzen, die in ihrer Wirkung zwischen einem klassischen Kosmetikum und einem Medikament liegen, erläutert die Kosmetikerin Britta Schuster, Karlsruhe. Die Wirkstoffe entsprechen den vorhandenen gesetzlichen Bestimmungen über Kosmetika. Bereits hoch dosierte, in Liposomen (Wirkstoffträger in Form einer Hülle, die in tiefe Schichten eindringen können) oder Nanopartikel verpackte Vitamine zählen zu den Cosmeceuticals. Zu den neueren Wirkstoffen gehören auch Aminosäuren (→*Ernährung/Eiweiß*), Peptide und Peptid-Kombinationen wie Argireline. Cosmeceuticals werden in der Regel nicht frei verkauft, sie unterliegen speziellen Herstellungsverfahren. Ihr Wirkungsnachweis sei durch medizinische Studien abgesichert, ihre Anwendung müsse erklärt werden; eingesetzt werden sie zur Vorbeugung und zur Verbesserung des Hautzustandes, beispielsweise bei unreiner Haut mit Unterlagerungen, vorzeitig gealterter Haut und bei übermäßiger Faltenbildung, bemerkt die Kosmetikerin. (S. a. →*Anti-Aging-Kosmetik*, →*Hautalterung*)

INFOS

Glaser, D. A.: Anti-aging products and cosmeceuticals. Facial Plastic Surgery Clinics North America 12, 363–372 (Aug 2004).

www.cosmetic-aphrodite.de
www.hautsache-kosmetik.de/WW-Wirkst.htm

COUMESTANE (COUMESTROL)

Sie zählen wie die →*Isoflavone* und →*Lignane* zu den →*Phytoöstrogenen*. Sie finden sich in nur wenigen Nahrungsmitteln, etwa in Rotklee, Soja-, Klee- und Alfalfasprossen (chinesisches Sprossengemüse), Erbsen und Gartenbohnen und haben eine östrogenartige Wirkung.

INFOS

Reinhard-Hennsch, B., Strowitzki, T., von Hagens, C.: Alternative Therapiemöglichkeiten im Klimakterium. Gynäkologisch-geburtshilfliche Rundschau 46, 197–213 (2006).

www.vitanet.de/ernaehrung/vitalstoffe/vitalstoffe/sekundaere_pflanzenstoffe/phytooestrogene

DARMREINIGUNG →*Entgiften, Fasten, F.-X-Mayr-Kur*

DAUERSTRESS →*Stresshormone, Stress*

DEHYDROEPIANDROSTERON (DHEA) →*Anti-Aging-Hormone*

DEMENZ

Unter diesem Begriff (lat. dementia: Verrücktheit) ist eine Vielzahl von Erkrankungen zusammengefasst, die eine Hirnleistungsstörung gemeinsam haben. Von der Abnahme des Gedächtnisses und des Denkvermögens bis zur Bettlägerigkeit und Abnahme der körperlichen Funktionen (Sprache, Motorik) reicht das Spektrum. Demenzen müssen von Einschränkungen der Leistungsfähigkeit des normalen →*Alterungsprozesses* unterschieden werden. Früher wurde seltsames Verhalten älterer Menschen als Alterserscheinung gedeutet. Heute leiden bei höherer Lebenserwartung immer mehr Menschen an Demenz. Früher starben die älteren Menschen zumeist, solange sie noch geistig gesund waren. Der Münchner Psychiater und Neurologe Prof. Dr. Hans Förstl schreibt, die Wahrscheinlichkeit bis zum Alter von 100 Jahren eine Demenz zu entwickeln beträgt fast 100 Prozent, und es stellt sich die Frage, ob es sich nicht doch um einen natürlichen Alterungsprozess handelt.

Neben Demenzerkrankungen, die mit Eiweißablagerungen im Gehirn einhergehen, können auch Durchblutungsstörungen im Gehirn durch Unterversorgung mit Sauerstoff zu einer Demenz führen. Schlaganfälle, hervorgerufen durch →*Rauchen*, Bewegungsmangel, →*Diabetes mellitus*, Bluthochdruck oder erhöhte Blutfette, führen zu Ausfällen in Hirnregionen des Gedächtnisses, der Sprache und Lernfähigkeit.

Der Arzt und Forscher Alois Alzheimer (1864–1915) beschrieb die nach ihm benannte Alzheimerkrankheit erstmals 1906 bei einer 51-jährigen Patientin. Er entdeckte im Gehirn seiner ehemaligen Patien-

tin verschiedene Ablagerungen in der Umgebung (Plaques) und im Inneren (Tangles) von Nervenzellen, die er für die Erkrankung verantwortlich machte. Diese Ablagerungen gehen mit einem Verlust der Funktion von Nervenzellnetzwerken einher. Die betroffenen Nervenzellen erzeugen weniger Botenstoffe (besonders Acetylcholin), mit denen sie sich untereinander verständigen. Inzwischen sind weitere Eiweiße bekannt, bei deren Ablagerung im Gehirn es zu Demenzerkrankungen kommt. Unterschiedliche Krankheitsbilder sind sowohl durch die verschiedenen Eiweiße, die sich ablagern, als auch durch verschiedene Ablagerungsorte im Gehirn erklärbar.
Bei der Erforschung der sogenannten Demenz mit Lewy-Körperchen, der zweithäufigsten Demenzerkrankung nach der Alzheimerkrankheit, hat die Arbeitsgruppe um PD Dr. Walter Schulz-Schaeffer, Universität Göttingen, eine revolutionäre Entdeckung gemacht, die im Februar 2007 im Journal of Neuroscience veröffentlicht wurde. Nämlich, dass die Nervenzelle zunächst nicht abstirbt, sondern nur in ihrer Funktion gestört ist. »Wir haben ein neues Prinzip für Neurodegeneration entdeckt, woraus sich ganz neue Möglichkeiten für eine Therapie ergeben«, so Dr. Schulz-Schaeffer.
Der Heidelberger Alzheimerforscher und Molekularbiologe Prof. Dr. Konrad Beyreuther rät zu einem Behandlungsbeginn in einem frühen Stadium, denn »ein leeres Gehirn ist nicht therapierbar«. Neben →*Bewegung* und dem geistigen Anreiz (Gedächtnistraining) kann eine →*mediterrane Kost* helfen, so Prof. Beyreuther. Auch hohe Dosen Vitamin C und E oder →*Omega-3-Fettsäuren* könnten einen positiven Effekt haben. Cholesterinsenker, Statine oder heparinartige Substanzen könnten in der Zukunft zum Einsatz kommen. Impfungen waren in Studien nicht sehr erfolgversprechend. Welche medikamentöse Therapie oder Änderung der Lebensgewohnheit (→*Ernährung*) sinnvoll ist bzw. helfen könnte, hängt von der Verlaufsform der Demenz ab. Demenzerkrankungen aus dem Formenkreis der Alzheimer'schen Erkrankungen können nicht geheilt, aber in ihrem Fortschreiten verzögert werden.
Laut einer amerikanischen Langzeitstudie senkt das Trinken von Obst- und Gemüsesäften (mindestens dreimal pro Woche) deutlich das Alzheimer-Risiko. Verantwortlich, so die Wissenschaftler, seien

bestimmte →*Antioxidanzien*, die →*Polyphenole*. Noch unbekannt ist, ob bestimmte Säfte besonders effektiv vor der Demenzerkrankung schützen. Eine zweite Studie zeigte, dass Stresshormone die für die Krankheit typischen Proteinablagerungen im Gehirn förderten. Mediziner sollten daher im Frühstadium der Krankheit verstärkt auf ein Stress-Management achten.

Sport, eine interessante Arbeit, Abwechslung oder soziale Kontakte können helfen, auch bis ins hohe Alter geistig fit zu bleiben, so Prof. Förstl. (S. a. →*Sekundäre Pflanzenstoffe*)

INFOS

📖 Beyreuther, Konrad: Gehirn und Hormone – aus der Sicht des Molekularbiologen. In: Rabe, Thomas/Strowitzki, Thomas (Hrsg.): Lifestyle & Anti-Aging-Medizin, 2001, S. 39–42.

Beyreuther, K.: Die Pille gegen Alzheimer wird es nie geben. Die Welt, S. 31 (3. Nov 2006).

Förstl, H.: Training gegen das Vergessen. Die Zeit 39, 44 (21. Sep 2006).

Hartmann, Tobias/Beyreuther, Konrad: Alzheimer. Der unaufhaltsame Zerfall. In: Homburger, F.: Saft senkt Risiko für Alzheimer und Nieren. Antioxidanzien und Kalium-Ionen sind wirksam. Badische Neueste Nachrichten, Mensch und Medizin 40, 3 (7./8. Okt 2006).

Jürgs, M.: Am Ende ist glücklich, wer vergessen kann. Frankfurter Allgemeine Zeitung 220, 35 (21. Sep 2006).

Kramer, M. L., Schulz-Schaeffer, W. J.: Presynaptic alpha-synuclein aggregates, not Lewy bodies, cause neurodegeneration in dementia with Lewy bodies. The Journal of Neuroscience 27, 1405–1410, (Feb 2007).

Rabe, Thomas/Strowitzki, Thomas (Hrsg.): Lifestyle & Anti-Aging-Medizin, 2002, S. 27–34.

💻 www.alois.de
www.alzheimer-forschung.de
www.altern-in-wuerde.de
www.alzheimerinfo.de
www.demenz-ratgeber.de
www.deutsche-alzheimer.de
www.gesundheitpro.de
www.kompetenznetz-demenzen.de
www.medizinfo.de
www.netdoktor.de/krankheiten/fakta/alzheimer.htm
www.netdoktor.de/krankheiten/fakta/demenz.htm
http://idw-online.de/pages/de/news199349

D

DIABETES MELLITUS

Diabetes mellitus (»honigsüßer Durchfluss« von griech.: diabetes: hindurchgehen«, »hindurchfließen« und lat.: mellitus: »honigsüß« oder die Zuckerkrankheit) ist eine Stoffwechselkrankheit, die zu erhöhten Blutzuckerwerten (Hyperglykämie: zu hohe Blutzuckerkonzentration) führt. Ursprüngliches Hauptsymptom: Ausscheidung von Zucker im Urin. In Deutschland leiden 6 bis 8 Prozent der Bevölkerung an einem Diabetes mellitus. Fast vier Millionen Menschen fallen jährlich weltweit dem Stoffwechselleiden zum Opfer. Diabetiker haben eine kürzere Lebenserwartung.

WIRKUNG: Der Diabetes mellitus gehört zu einer der Volkskrankheiten und zeichnet sich durch einen erhöhten Glukosespiegel im Blut aus. Eine gestörte Insulinsekretion (Bauchspeicheldrüse produziert zu wenig Insulin, Typ 1), meist genetisch bedingt, oder eine verminderte Insulinwirkung (Typ 2) als Resultat eines risikoreichen →*Lebensstils* mit mangelnder →*Bewegung*, von Übergewicht (→*Fettsucht*) und falscher →*Ernährung* oder auch beides liegt der Stoffwechselstörung zugrunde. Der Diabetes mellitus kann den →*Alterungsprozess* an Gefäßen, Nerven, Augenlinsen etc. beschleunigen. Die Folgen können Erblindung, Herzinfarkt, Nierenversagen, Fuß- oder Beinamputationen sein. Ist der Diabetes mellitus eingetreten, ist eine ärztliche Behandlung notwendig. Aber nur zehn Prozent sterben an einer diabetischen Akutkomplikation. In zwei von drei Fällen sind Herz- und Kreislaufkomplikationen wie Herzinfarkt und Schlaganfall die Todesursache, berichtete Prof. Dr. Eberhard Standl, Chef der Diabetologie am Krankenhaus München-Schwabing auf der Jahrestagung der European Association for the Study of Diabetes (EASD) im September 2006 in Kopenhagen. Zwei Drittel aller Patienten mit Herzinfarkt entpuppen sich als Diabetiker oder zumindest als Personen mit gestörter Glukosetoleranz. Eine effektive Vorbeugung und Therapie besteht in der grundlegenden nachhaltigen Umstellung der Lebensgewohnheiten, wie mehr Bewegung und eine ausgewogene Ernährung.

INFOS

📖 Deutscher Gesundheitsbericht Diabetes 2007. Die Bestandsaufnahme. Vorgelegt von der Deutschen Diabetes-Union e.V. zum Weltdiabetestag im November 2006.

Einecke, D.: Diabetes und KHK kommen häufig zusammen vor. Neue Leitlinien regeln Therapie und Prävention. MMW Fortschritte der Medizin 148, 10–16 (2006).
Hoffbauer, Gabi: Das große Diabetes Lexikon, 2005.
Müller-Jung, J.: Wie dem Leben die Süße genommen wird. Es droht eine medizinische Katastrophe: Die weltweite Diabetes-Epidemie explodiert im Schatten von Aids. Frankfurter Allgemeine Zeitung 282, 35 (4. Dez 2006).
Narayan, K. M., Zhang, P., Williams, D. et al.: How should developing countries manage diabetes? Canadian Medical Association Journal 175, 733 (Sep 2006).
Ryden, L., Standl, E. (Chairmen): Guideline on Diabetes, Pre-Diabetes, and Cardiovascular Diseases: Executive Summary. European Heart Journal 28, 88–136 (2007).
Standl, Eberhard/Mehnert, Hellmut: Das große Trias-Handbuch für Diabetiker, [8]2005.
Suciu, I., Negrean, V., Sampelean, D.: The oxidative stress in the development of diabetes chronic complications in the elderly. Romanian Journal of Internal Medicine 42, 395–406 (2004).

www.deutsche-diabetes-gesellschaft.de
www.diabetespro.de
www.diabetes-risiko.de
www.diabetes-union.de
www.diabetikerbund.de
www.diabsite.de
www.easd.org
www.nafdm.de
www.nai.de/beratung_diabeteslexikon.html
www.netdoktor.de/krankheiten/fakta/diabetesallgemein.htm
www.vitanet.de/diabetes

D

DIÄT

Die Diät (griech. diaita: Lebensweise) ist eine spezielle Ernährung, bei der eine bestimmte Auswahl von Nahrungsmitteln längerfristig oder dauerhaft verzehrt wird.

Ob in Lifestyle-Magazinen, Frauenzeitschriften, Zeitungsanzeigen oder im Internet, überall findet man schnelle und neue Methoden, um Gewicht zu verlieren. Kein Monat vergeht ohne neue Diätempfehlung. Der Markt ist unüberschaubar geworden. Jedoch nicht jede Diät hält, was sie verspricht. Nach der Hungerphase führt meist der sogenannte Jo-Jo-Effekt zu mehr Gewicht als vorher, das heißt, der Körper verbrennt nicht mehr so viele Kalorien wie vor der Diät.

WIRKUNG: In den industrialisierten Ländern besteht heutzutage meist ein Ungleichgewicht zwischen Energieaufnahme und Energieverbrauch. Dieses Übergewicht führt zur →*Fettsucht* mit Risiken für Gesundheit und Lebenserwartung. Bluthochdruck, Gelenkschäden und →*Diabetes mellitus* sind nur einige Beispiele. Ob eine Diät überhaupt nötig ist, sollte man sich vor Beginn gut überlegen und sich nicht an falschen dürren Idealen orientieren, denn für das Körpergewicht kann häufig die genetische Veranlagung mitverantwortlich sein. Eine Diät als gesunder Mensch nur zu beginnen, weil die körperlichen Maße aus der Norm fallen, kann zu gesundheitlichen Risiken führen. Der →*Body-Mass-Index* und das Messen des Bauchumfangs können als Orientierung dienen. Bei jeder Diät sollte es um die Gesundheit gehen, nicht um das Gewicht. Insbesondere vor Blitz- oder Crashdiäten, die einen schnellen Gewichtsverlust versprechen, ist zu warnen. Nur wer dauerhaft seine →*Ernährung* umstellt, kann Gewicht verlieren. Die Entstehung von Übergewicht und Adipositas ist ein komplexes Phänomen, das nicht nur durch Ernährung und Bewegung reguliert werden kann. Die Kalorienaufnahme sollte dem Kalorienverbrauch entsprechen. Hierzu müssen Sie sich im richtigen Verhältnis dazu bewegen, und zwar so, dass auch →*Fett* verbrannt wird. Der Gesundheitstrainer Gert von Kunhardt empfiehlt die Strategie des Minutentrainings als Programm zur Gewichtsreduzierung (Treppen benutzen, beim Telefonieren gehen, eine Haltestelle früher aussteigen …).

Verschiedene Diäten hat die Stiftung Warentest untersucht. Mehr hierzu erfahren Sie unter folgendem Link:

💻 www.stiftung-warentest.de

INFOS

📖 Carr, Allen: Endlich Wunschgewicht!, 1998.

Gardner, C. D., Kiazand, A., Alhassan, S. et al.: Comparison of the Atkins, Zone, Ornish, and LEARN diets for change in weight and related risk factors among overweight premenopausal women: the ATOZ Weight Loss Study: a randomized trial. The Journal of the American Medical Association 297, 969–977 (Mar 2007).

Kunhardt, Gert und Marlén von: Das Minutentraining, 1997.

Müller, T.: Machen Sie den Pfunden Beine! Stern Gesund leben 5, 21–28 (2006).

Pollmer, Udo/Knoll, Gerd/Friebe, Richard: Esst endlich normal!, 2005.

www.freenet.de (40 Diäten im Test)
www.sueddeutsche.de (Diäten im Test)
http://focus.msn.de/gesundheit/ernaehrung/abnehmen/top10

DINNER CANCELLING

Bedeutet, auf das Abendessen zu verzichten, das heißt: »Kein Essen nach 16 bzw. 17 Uhr.« Entweder täglich oder mehrmals pro Woche, da man nicht jeden Tag auf ein Abendessen mit der Familie oder mit Freunden verzichten will.
Sie sollten darauf achten, dass Sie mindestens 14 Stunden vor dem morgendlichen Aufstehen keine feste Nahrung aufnehmen. Nach 16 bzw. 17 Uhr sind nur noch kalorien- und alkoholfreie Getränke wie Wasser oder Kräutertee erlaubt. Trinken Sie viel, sodass Schadstoffe aus dem Körper ausgeschieden werden. Die Idee des Dinner Cancelling ist nicht neu. Denken Sie nur an den chinesischen Spruch: »Das Abendessen überlasse deinen Feinden!« Oder an den Satz unserer Großeltern: »Morgens wie ein König, mittags wie ein Edelmann und abends wie ein Bettler essen!« Gegen eine Heißhungerattacke vor dem Schlafengehen hilft eine kleine Menge Honig, am besten in einem Glas Kräutertee.

WIRKUNG: Anti-Aging-Mediziner haben herausgefunden, dass Dinner Cancelling die nächtliche Produktion der Hormone Somatropin (Wachstumshormon) und Melatonin anregt. Diese Hormone sollen den biologischen →*Alterungsprozess* aufhalten bzw. verlangsamen können. Beide Hormone produziert der Körper besonders stark in jungen Jahren. Mit zunehmendem Alter nimmt die Ausschüttung ab. Dinner Cancelling soll die Produktion dieser Hormone auf natürliche Weise wieder ankurbeln und dafür sorgen, dass Sie im Alter fit und jugendlich bleiben und länger leben. Als positiver Nebeneffekt reduziert sich bei vielen die am Tag aufgenommene Nahrungsmenge. Tierversuche zeigten, dass der hungernde Körper vermehrt →*Antioxidanzien* produziert, die im Körper die →*freien Radikale* neutralisieren und so die Alterung verlangsamen. Die Lebenserwartung der abends hungernden Tiere stieg um 30 Prozent und mehr.

Forscher in den USA stellten (bei Menschen) fest, dass man mit Dinner Cancelling die Anfälligkeit für altersbedingte Erkrankungen stark senken kann.

INFOS

📖 Despeghel-Schöne, Michael/Alamouti, Darius/Pütz, Jean: Anti-Aging, 2001, S. 43.
Zeyfang, A. et al.: Anti-aging with healthy nutrition. This you can recommend! MMW-Fortschritte der Medizin 144, 27–30 (Sep 2002).

💻 www.feel-fit.com/index.php4?thema=ernaehrungstipps&unterthema=030519
www.medizin.de/gesundheit/deutsch/833.htm
www.walford.com (Literatur und Studien zur Nahrungsreduzierung)

DIOSGENIN → *Yamswurzel*

DÜFTE → *Ätherische Öle*

E

ELEKTROSENSIBILITÄT, S. A. → ELEKTROSMOG

Einzelne Menschen berichten über verschiedene gesundheitliche Probleme, die sie auf die Einwirkung von »Elektrosmog« zurückführen. Während einige Personen nur von leichten Symptomen berichten und es ihnen reicht, sich, soweit es geht, von Feldern fernzuhalten, sind andere so ernsthaft betroffen, dass sie eine Einschränkung ihrer Lebensqualität erleiden. Diese vermeintliche Sensibilität wird allgemein als »Elektrosensibilität« oder »elektromagnetische Hypersensibilität« beschrieben. Die Weltgesundheitsorganisation hat sich ausführlich mit diesem Thema befasst und 2006 ein Informationsblatt herausgegeben, das den aktuellen Kenntnisstand zusammenfasst und Empfehlungen zur Bewältigung der Leiden gibt (www.who.int/entity/ionizing_radiation/pub_meet/factsheets/bs_fs_304_german.pdf).
So wird unter dem Begriff »Elektrosensibilität« eine Vielzahl von subjektiven Beschwerden (Rötungen, Erschöpfung, Schwindel, Übelkeit, Herzklopfen, Verdauungsstörungen) zusammengefasst, die zu keinem bekannten Krankheitsbild passen. Die Verbreitung wird laut

Umfragen auf wenige Betroffene pro Million geschätzt, es bestehen starke geografische Unterschiede sowohl in der Verbreitung als auch in den Symptomen. In einer Reihe von Studien, in denen Betroffene unter kontrollierten Laborbedingungen die Einwirkung elektromagnetischer Felder bestimmen sollten, konnte gezeigt werden, dass die Symptome nicht mit der Einwirkung von Feldern in Zusammenhang standen.

Die Schlussfolgerung der WHO ist, dass die Symptome der Betroffenen zweifellos real sind und in ihrem Schweregrad stark schwanken, teilweise auch eine starke Beeinträchtigung der Lebensqualität bedeuten. Es gibt jedoch keine eindeutigen Diagnosekriterien für Elektrosensibilität, es ist kein eigenständiges medizinisches Problem und kein medizinisches Krankheitsbild. Es gibt keine wissenschaftliche Basis, um die Symptome mit der Einwirkung elektromagnetischer Felder in Verbindung zu bringen.

ELEKTROSMOG

Im Alltagsgebrauch (kurz: E-Smog) übliche, ungenau zusammenfassende Bezeichnung für elektrische, magnetische und elektromagnetische Felder, die überwiegend durch technische Geräte oder Sender erzeugt werden. Elektrische und magnetische Felder entstehen durch jedes elektrisch betriebene Gerät, Funkwellen werden überwiegend für die Informationsübertragung (Radio, Fernsehen, Mobilfunk) genutzt.

Der Begriff Elektrosmog suggeriert eine Vergleichbarkeit mit dem bekannten Abgas-Smog und wirft die Frage nach der gesundheitlichen Verträglichkeit elektromagnetischer Felder auf. Inwieweit diese den Menschen beeinflussen oder sogar gesundheitlich schädigen (Gehirnströme, Hormonsystem, Nervensystem, Krebserkrankungen etc.), ist durch mehrere Tausend Studien (www.emf-portal.de) erforscht. Auf Basis dieses Kenntnisstandes bewerten berufene Expertenkommissionen elektromagnetische Felder als sicher (in Deutschland z. B. die Deutsche Strahlenschutzkommission, www.ssk.de), solange die Grenzwertempfehlungen der Internationalen Kommission zum Schutz vor nicht ionisierenden Feldern (ICNIRP) eingehalten sind, bemerkt Dr. Frank Gollnick, Forschungsgemeinschaft Funk e.V. (FGF), Bonn. Laufend findet weitere Forschung statt, um offene Fragen zu klären und den Kenntnisstand zu vertiefen. So soll z. B. die im Oktober 2000 begonnene, von der WHO koordinierte Interphone-Studie in 13 Ländern den vermuteten Zusammenhang zwischen Handynutzung und Hirntumoren statistisch prüfen. Bis Ende 2006 lagen noch nicht alle Ergebnisse aus allen Ländern vor. Prof. Dr. Joachim Schüz, Institut für Krebsepidemiologie der dänischen Krebsgesellschaft, Kopenhagen, fasst in einer vorläufigen Risikobeurteilung die Ergebnisse der über 30 vorliegenden Studien zusammen, dass sich »relativ konsistent kein erhöhtes Risiko bei einer Nutzung von weniger als zehn Jahren zeigt«. Bei einer längeren Nutzung bestehe ein mögliches Risiko, an einem Akustikusneurinom (Kleinhirnbrückenwinkeltumor) zu erkranken, und es gebe »vereinzelte Hinweise auf eine Erhöhung eines Gliomrisikos« (Hirntumor). Doch der Abschluss großer, noch laufender Studien müsse abgewartet werden, bevor weitere Schlussfolgerungen gezogen werden könnten. Sein Fazit lautet: »Eine Erhöhung des Risikos kann bisher weder wissenschaftlich belegt noch ausgeschlossen werden.«

WIRKUNG: Der Mensch wird täglich aus den verschiedensten Quellen einem Gemisch verschiedener elektromagnetischer Felder ausgesetzt, wie zum Beispiel dem kosmischen Rauschen (entsteht durch außerirdische Strahlungsquellen), Gewitterentladungen, seit vielen Jahrzehnten vorhandene Rundfunksender, in den letzten Jahren vermehrt aufgebaute Mobilfunksender, schnurlose Telefone und drahtlose Computernetzwerke. Dabei werden die wissenschaftlich etablierten und gesetzlich festgelegten Grenzwerte fast immer sehr deutlich unterschritten, die sogenannten baubiologischen Empfehlungen teilweise überschritten. »Ein Schutz gegen solche (schwachen) Felder ist kaum machbar, Abschirmungen haben oft den gegenteiligen Effekt«, meint Dipl.-Ing. Jo Horstkotte, Ingenieurbüro Horstkotte, Baden-Baden.

Für Menschen, die aus Vorsorgegründen ihre persönliche Exposition vermindern möchten, sei nur das Vermeiden relativ starker elektromagnetischer Felder sinnvoll, also den Schlafplatz neben elektrischen

Geräten vermeiden (beispielsweise dem nur eine Wand entfernten Kühlschrank). Das Handy oder schnurlose Telefone gehören dann laut Horstkotte nicht auf den Nachttisch.

INFOS

Berg, G., Spallek, J., Schüz, J., Schlehofer, B. et al.: Occupational Exposure to Radio Frequency/Microwave Radiation and the Risk of Brain Tumors: Interphone Study Group, Germany. American Journal of Epidemiology 164, 538–548 (2006).
Schüz, J., Böhler, E., Schlehofer, B. et al.: Cellular phones, cordless phones, and the risks of glioma and meningioma (Interphone Study Group, Germany). American Journal of Epidemiology 163, 512–520 (2006).

www.bfs.de
www.bundesnetzagentur.de
www.emf-portal.de
www.elektrosmognews.de
www.fgf.de
www.forum-elektrosmog.de
www.who.int/peh-emf/project/en
http://de.wikipedia.org/wiki/Elektrosmog

ENTGIFTUNG

Darunter versteht man zum einen die natürliche Entgiftung des Körpers über Leber, Niere und Haut. Sobald diese gestört ist, sammeln sich im Körper Stoffwechsel-Abfallprodukte u. a. im Bindegewebe, im Fettgewebe sowie in den Blutgefäßen an.
Zum anderen versteht die Alternativmedizin unter Entgiftung die Mobilisation und Ausleitung verschiedener Stoffwechsel-Endprodukte in unterschiedlichen Körperregionen. Dies wird u. a. durch innere und äußere Ausleitungsverfahren (z. B. über Niere, Darm, Haut) erreicht. Als Einstiegsmöglichkeit nennt Maria-Elisabeth Lange-Ernst das zeitweilige →*Fasten* oder das Heilfasten.

WIRKUNG: Durch das Fasten wird der Stoffwechsel verlangsamt, die Verdauungsorgane können sich von der Überbeanspruchung erholen und werden geschont. Schäden können ausheilen, körperfremde Stoffe nach und nach entfernt werden. Unterstützend hierzu sollten Sie viel Tee trinken (zum Beispiel Brennnessel-, Zinnkraut- und

Löwenzahntee), um die entstehenden und sich im Körper lösenden Säureschlacken aus dem Körper auszuschwemmen und einer kurzfristigen →*Übersäuerung* vorzubeugen. Unterstützend wirkt ein basenreiches Mineralstoffpräparat sowie →*Bewegung* an frischer Luft. Prof. Arnold Ehret sieht in der Verschlackung des gesamten Organismus den Ursprung jeder Krankheit und sieht sie als »schädliche Quelle verminderter Lebenskraft, unvollkommener Gesundheit, Mangel an Kraft und Ausdauer« an, die ihren Ursprung im Dickdarm hat. Dieser wurde vermutlich niemals richtig entleert, sodass mit der Zeit vor allem der Verdauungstrakt verstopft. Gereinigt werden von diesen Schlacken und Giften könne der Körper laut Prof. Ehret durch das von ihm selbst getestete Heilverfahren mit »schleimfreier Kost« (alle Obstsorten, stärkefreies Gemüse und gekochtes oder rohes, meist grünes Blattgemüse), unterstützt durch Fasten. Dieses hänge von der individuellen körperlichen Verfassung jedes Einzelnen ab und sollte daher nicht wahllos durchgeführt werden. (S. a. →*F.-X.-Mayr-Kur*)

INFOS

🕮 Ehret, Arnold: Die schleimfreie Heilkost, [11]2000, S. 41ff.
Lange-Ernst, Maria-Elisabeth: Aktiv gegen Übersäuerung, 2003, S. 65f.
Schlett, Siegfried/Thust, Thomas M.: Entgiften & Entschlacken, [3]2006.

ENTSÄUERUNG →*Übersäuerung*

ENTSPANNUNG

Definiert der Deutsche Wellness Verband e.V., Düsseldorf, als »körperlich und geistig spürbarer und messbarer Zustand, der als Gegenpol zur Anspannung gilt«. Im entspannten Zustand empfinden wir Wohlbefinden, Ruhe und Gelassenheit. Daher fördert und erhält ein regelmäßiger Wechsel von Entspannungs- und Anspannungsphasen die Gesundheit und ist ein wichtiger Anti-Aging-Faktor. Bei unserem heutigen →*Lebensstil* jedoch überwiegt oft die Anspannung, was zu typischen Stressreaktionen führen kann, wie zum Beispiel gesteigerter Nervosität, Kopf- oder Rückenschmerzen. →*Entspannungstechniken* sollen helfen, Anspannung und →*Stress* abzubauen und den sogenannten Alpha-

Zustand des Gehirns wiederherzustellen, in dem es Wellenlängen von nur noch 7 bis 14 Hz erzeugt. In diesem Zustand der inneren Entspannung werden laut Despeghel-Schöne/Alamouti/Pütz Kreativität und Fantasie sowie Lösungen von privaten und beruflichen Problemen begünstigt, da beide Gehirnhälften aktiv sind und zusammenwirken. Im durch Stress, Ärger oder Hektik verursachten Beta-Zustand erzeugt das Gehirn dagegen Wellenlängen von 15 bis 35 Hz.

WIRKUNG: Laut Despeghel-Schöne/Alamouti/Pütz zeigt sich die Wechselwirkung der Entspannung und des Stressabbaus auf mehreren Ebenen.

Organisch-physiologische Ebene:

- Muskelentspannung bis zur Mindestspannung,
- langsamere, ruhigere, tiefere Atmung; verstärkte Bauchatmung,
- vermehrte Durchblutung und Wärmegefühl in Armen und Beinen,
- Reduzierung der Herzfrequenz; weniger Sauerstoffverbrauch,
- der Energieumsatz des ruhenden Menschen kann im Entspannungszustand sinken.

Psychisch-emotionale Ebene:

- Gelassenheit, Wohlbefinden, Gefühle der inneren Ruhe,
- verbesserte Konzentration,
- weniger Ein- und Durchschlafprobleme,
- positiveres Verhältnis zum eigenen Körper kann entwickelt werden,
- Ängste und Phobien können abgebaut, Folgen von Stress reduziert werden,
- Gehirnströme können synchronisiert werden.

INFOS

📖 Despeghel-Schöne, Michael/Alamouti, Darius/Pütz, Jean: Anti-Aging, 2001, S. 90ff.
Müller-Wohlfahrt, Hans-Wilhelm: Mein Programm für neue Vitalität, 2005, S. 18ff., S. 204ff.

💻 www.gesundheit.de/fitness-wellness/entspannung/index.html
www.wellnessverband.de

E

ENTSPANNUNGSTECHNIKEN

Sie verringern durch Wut, Fehlhaltungen, →*Stress*, soziale Spannungen verursachte körperliche und emotionale Anspannung oder Erregung und stellen den Zustand des →*Entspannens* und des Wohlbefindens wieder her. Die beiden bekanntesten Entspannungstechniken sind autogenes Training und progressive Muskelrelaxation. Diese wirken allgemein und ganzheitlich. Sie können selbst üben oder sich unter Anleitung entspannen.
Weitere Entspannungsmethoden sind u. a. →*Atmung*, Ausdauersport (→*Bewegung*), Sauna, Duschen, Entspannungsbad mit →*ätherischen Ölen*, Entspannung mit Musik, Fantasiereisen ans Meer und in die Berge, Massagen, Yoga, Meditation, →*Gebet*.

AUTOGENES TRAINING (AT):

Hat der Berliner Psychiater Johannes Heinrich Schultz (1884–1970) entwickelt, im April 1927 erstmals vorgestellt und 1932 in seinem Buch »Das autogene Training« publiziert. Ist eine Methode konzentrierter individueller Selbstentspannung (griech. autogen: ursprünglich, selbsttätig).
Technik: Durch formelhafte Sätze wie »Ich bin ganz ruhig und entspannt«, »Mein rechter Arm ist ganz schwer«, »Meine Füße sind warm« sollen Muskulatur entspannt und Atem und Puls beruhigt werden. Bei regelmäßigem Üben in Gruppen unter Anleitung eines Arztes oder Psychologen oder auch im Selbststudium verstärkt sich die Wirkung und überträgt sich auf den ganzen Körper. In wenigen Minuten soll eine tiefe Entspannung erreicht werden.

INFOS

📖 Dürr, Volker: Autogenes Training für Einsteiger, 1997, S. 17ff., 28ff., 43ff.

PROGRESSIVE MUSKELRELAXATION (PMR):

Wird auch progressive Muskelentspannung oder Tiefenmuskelentspannung genannt. Begründer ist der US-amerikanische Arzt und Physiologe Edmund Jacobson (1888–1983). Sein Hauptwerk »You

must relax« erschien im Jahr 1934 und wurde 1990 unter dem Titel »Entspannung als Therapie – Progressive Relaxation in Theorie und Praxis« erstmals in deutscher Sprache veröffentlicht. Bei seinen Forschungen fand er heraus, dass sich bei seelischer Unruhe und Erregung die körperliche Muskelspannung (Muskeltonus) erhöht und umgekehrt der Entspannung der Skelettmuskulatur weitere Entspannungsprozesse im vegetativen Nervensystem wie niedriger Blutdruck, reduzierter Pulsschlag und verlangsamte Atmung folgen, ähnlich wie beim autogenen Training. Zwischen körperlicher und seelischer Anspannung besteht laut Jacobson also ein Zusammenhang.
Technik: Nacheinander werden willkürlich und bewusst 16 Muskelgruppen in einer bestimmten Reihenfolge angespannt (progressiv: fortschreitend), die Muskelspannung wird kurz gehalten und dann wieder gelockert. Dadurch soll erreicht werden, die Muskelspannung, die bei jedem Menschen im Wachzustand besteht, anschließend unter das üblicherweise herrschende Grundspannungsniveau senken zu können. Durch den Wechsel soll das Erleben von intensiver Entspannung ermöglicht sowie ein Zustand von Ruhe und Gelassenheit erreicht werden. Muskelverspannungen können aufgespürt und gelockert und damit Schmerzzustände verringert werden.

INFOS

Dieterich, Michael: Wir brauchen Entspannung, 2001, S. 94ff.
Spandl, Oskar Peter: Anti-Aging ganz natürlich, 2003. S. 96ff.

ENZYM-HEFEZELLEN

Gezüchtet werden sie in einem fünftägigen Verfahren: Hierzu werden Mikroorganismen (Hefezellen) mit Fruchtsäften und Weizenkeimextrakt unter Sauerstoffzufuhr und Zugabe von Vitaminen und Spurenelementen bei 32 °C unter ständiger Temperaturkontrolle angesetzt. Am Ende dieses Fermentationsprozesses sind die Hefezellen mit Enzymen, →*Coenzymen* (Q_{10}), Vitaminen (unter anderem B_1, B_2, B_6, B_{12}, Folsäure, Biotin, C, Beta-Carotin, E, Provitamin D_2), Aminosäuren (Arginin, Cystein, Methionin, Glutathion, Mineralstoffen sowie wertvollen Spurenelementen (Kalium, Eisen, Selen, Chrom, Zink →*Ernährung*) angereichert und intakt. Sie bleiben biologisch aktiv, vermehren sich aber im menschlichen Körper nicht weiter. Daher können die biologischen Wirkstoffe vom menschlichen Körper leichter aufgenommen werden als synthetische Stoffe.

WIRKUNG: Die Enzym-Hefezellen bleiben in ihrer natürlichen flüssigen Form erhalten. Sie sind besonders dünnwandig und können vom menschlichen Organismus optimal ausgewertet werden, zumal sie in ihrem Aufbau den menschlichen Zellen zu 60 bis 70 Prozent sehr ähnlich sind. US-Wissenschaftler fanden anhand von Hefezellen heraus, dass an der Zellteilung ein bestimmtes Gen maßgeblich beteiligt ist, welches das Enzym Helikase bildet. Ist die Bildung dieses Enzyms aufgrund eines Gendefekts im menschlichen Körper gestört, so ist auch die Zellteilung bzw. Zellvermehrung gestört, sodass wir schneller altern. Hefezellen, die nicht erhitzt werden, enthalten dieses »Anti-Aging-Enzym«.
Dr. med. Georg Wolz weist darauf hin, dass Enzym-Hefezellen den menschlichen Organismus genau dort unterstützen, wo die Kraft und die Leistungsfähigkeit ihren Ursprung haben: in den menschlichen Körperzellen. »Die Enzym-Hefezellen sind ein Lebenselixier für die Mitochondrien, die ›Kraftwerke‹ in unseren Zellen. Die →*antioxidativen* Hefebestandteile bieten Schutz vor →*freien Radikalen* und sind Nahrung für die Körperzellen.« So können sie Krankheiten, Leistungsschwäche und frühzeitigem Altern entgegenwirken und die Abwehrkräfte unseres Immunsystems (→*Alterungsprozesse/Alternstheorien*) steigern. Mehrere Studien an Langstreckenläufern und Ausdauersportlern bestätigen dies. Unter anderem die von Prof. Dr. Aloys Berg von der Abteilung Rehabilitative und Präventive Sportmedizin der Freiburger Universitätsklinik, der an einer Gruppe von 15 Ausdauerathleten (15 km Cross-Lauf), die sechs Wochen lang Enzym-Hefezellen zu sich nahmen, deren Leistungsfähigkeit mit und ohne Hefepräparat testete. Ergebnis mit Hefepräparat: »Der Muskelstress fiel deutlich geringer aus, im Körper fielen weniger muskelzelluläre Abfallprodukte an, die Leistungsfähigkeit war größer, die Muskeln erholten sich schneller.« Die Ergebnisse wurden unter anderem in der Deutschen Zeitschrift für Sportmedizin veröffentlicht. (S. a. →*Hefe*)

INFOS

📖 Berg, A., König, D., Halle, M. et al.: Wirkung eines biologischen Kombinationspräparates auf Enzym-Hefezellbasis auf Muskelstress und Immunsystem. Deutsche Zeitschrift für Sportmedizin 11/12 (Dez 1997), Sonderdruck.
Döll, M.: Hefe – Renaissance eines alten Naturheilmittels. Ernährungsheilkunde 5 (2002), Sonderdruck.
Hamm, Michael/Berg, Aloys: Fit-Faktor Enzym-Hefezellen, 2006, S. 48ff.
Reglin, F.: Enzymhefepräparate: wertvolle Unterstützung für Zellatmung und Immunsystem. Praxis-telegramm 5 (Okt 2002), Sonderdruck.

💻 www.wolz.de

EPIGENETIK

Der Epigenetik (griech. epi: obenauf, übergeordnet) liegt die Beobachtung zugrunde, dass die Eigenschaften von Organismen nicht ausschließlich von den Genen, das heißt von den DNA-Sequenzen, bestimmt werden. Gene können modifiziert werden, beispielsweise durch chemische Prozesse. Dadurch kann sich das Genom des Organismus im Laufe des Lebens verändern, aber umkehrbar, ohne dass sich die Sequenz des Erbguts verändert.

E

WIRKUNG: Das menschliche Erbgut besteht aus etwa 30 000 Genen und gilt als Bauplan für den menschlichen Körper. Die epigenetischen Merkmale sitzen nicht in der Erbsubstanz selbst, sondern auf ihr – wie chemische Anhängsel, die Gene an- und ausschalten. Viele Details sind aber noch nicht entschlüsselt. Die Gesamtheit der epigenetischen Merkmale wird Epigenom genannt. Bedeutung erlangt die Epigenetik u. a. dadurch, dass wir durch unseren →*Lebensstil*, wozu z. B. die →*Ernährung* gehört, unsere Gene steuern und genetisch bedingte Krankheiten, auch über Generationen hinaus, vorbeugen oder weitergeben können.
Diese modifizierten Gene können sogar vererbt werden. Besonders nachvollziehbar ist dieser Vorgang bei eineiigen Zwillingen, die identisches Erbgut besitzen, sich aber körperlich und in ihrer Persönlichkeit unterschiedlich entwickeln können. So konnte ein Forscherteam um Mario Fraga vom Nationalen Krebszentrum in Madrid in einer Studie mit 80 Zwillingspaaren im Alter von 3 bis 74 Jahren nachwei-

sen, dass sich die epigenetischen Auswirkungen über die gesamte Lebensspanne bemerkbar machen. Je mehr sich eineiige Zwillinge in ihrem Lebensstil unterschieden bzw. je länger sie getrennt voneinander lebten, desto unterschiedlicher waren die epigenetischen Merkmale des Erbguts, die auch vererbt werden können. Forscher sehen daher in der Epigenetik eine Erklärung für individuelle Unterschiede und untersuchen, welche Faktoren – wie Umwelt, Verhalten, Ernährung – das Erbgut beeinflussen, ohne die Erbsubstanz zu verändern. Gene sind also ein Leben lang steuerbar.

So wird allen Schwangeren schon heute die Einnahme von Folsäure (→*Ernährung/Vitamine*) zur Prävention von kindlichen Missbildungen empfohlen. Weitere Beispiele für Epigenetik sind die im grünen Tee vorkommende Substanz EGCG (→*grüner Tee*) und das in Soja enthaltene Genistein (→*Phytoöstrogene*; Gruppe Isoflavone), die das Wachstum von Tumoren zu hemmen scheinen, was die Wissenschaftlerin Ming Z. Fang von der Rutgers University in New Jersey in Studien nachweisen konnte. Sie fand heraus, dass diese Substanzen die Aktivität der Gene durch biochemische Prozesse derartig steuern können, dass die Entstehung von Krebszellen verhindert werden kann.

E

Prof. Dr. Randy L. Jirtle und sein Mitarbeiter Dr. Robert A. Waterland von der amerikanischen Duke University in Durham/USA konnten bei speziell gezüchteten Mäusen mit einem Gen für Fettleibigkeit und →*Diabetes mellitus*, zeigen, dass das Füttern der Muttermaus mit Genistein dieses Gen bei den Mäusenachkommen abschalten kann. Diese sind somit vor dem Risiko für Fettleibigkeit im späteren Leben geschützt. Auch die Gabe von Vitamin B_{12}, Folsäure und →*Cholin* an die Muttermäuse machte die Nachkommen schlank und gesund. Auch beim →*Alterungsprozess* wurden epigenetische Mechanismen beobachtet, die noch nicht endgültig erforscht sind.
Ebenso werden Krankheiten wie Krebs, Herz-Kreislauf- und Autoimmunerkrankungen sowie Verhaltensstörungen mit epigenetischen Mechanismen in Verbindung gebracht. Schwermetalle, Pestizide, Rußpartikel, →*Rauchen*, →*Hormone*, Radioaktivität, Viren, Bakterien und Grundbausteine der Ernährung scheinen eine Rolle zu spie-

len, wie Bob Weinhold in seinem Übersichtsartikel zusammenfasst. Neuere Forschungen zeigen, dass das Epigenom leichter durch äußere Einflüsse als durch die Gene selbst beeinflussbar ist.

Die Kenntnisse der Epigenetik könnten dem einzelnen Menschen die Möglichkeit eröffnen, die Aktivität seiner Gene zu beeinflussen. (S. a. →*Polymorphismen*, →*Proteomik*, →*Snips-Methode*)

INFOS

📖 Dolinoy, D. C., Weidman, J. R., Waterland, R. A., Jirtle, R.L.: Maternal genistein alters coat color and protects Avy mouse offspring from obesity by modifying the fetal epigenome. Environmental Health Perspectives 114, 567–572 (Apr 2006).

Fang, M. Z., Wang, Y., Ai, N. et al.: Tea polyphenol (-)-epigallocatechin-3-gallate inhibits DNA methyltransferase and reactivates methylation-silenced genes in cancer cell lines. Cancer Research 63, 7563–7570 (Nov 2003).

Fang, M. Z., Chen, D., Sun, Y. et al.: Reversal of hypermethylation and reactivation of p16INK4a, RARbeta, and MGMT genes by genistein and other isoflavones from soy. Clinical Cancer Research 11, 7033–7041 (Oct 2005).

Fraga, M. F., Ballestar, E., Paz, M. F. et al.: Epigenetic differences arise during the lifetime of monozygotic twins. Proceedings of the National Acadamy of Sciences USA 102, 10604–10609 (Jul 2005).

Richardson, B.: Impact of aging on DNA methylation. Ageing Research Reviews 2, 245–261 (Jul 2003)

Robert, L., Labat-Robert, J.: The mechanisms of aging. From genetic to epigenetic. Presse Medicale 32, 605–614 (Apr 2003).

Van den Veyver, I. B.: Genetic effects of methylation diets. Annual Review of Nutrition 22, 255–282 (2002).

Waterland, R. A., Jirtle, R. L.: Transposable elements: targets for early nutritional effects on epigenetic gene regulation. Molecular and Cellular Biology 23, 5293–5300.

Watters, E.: Der Über-Code. Geo 4, 154–166 (April 2007).

Weinhold, B.: Epigenetics: The Science of Change. Environmental Health Perspectives 114, A160–A167 (Mar 2006).

Zylka-Menhorn, V.: Verräterische Signaturen. Genexpressionsprofil sagt Ansprechen auf Chemotherapie bei Brustkrebs voraus. Methyltranferase-Inhibitor als neuer Hoffnungsträger. Deutsches Ärzteblatt 13, B 711 (März 2006).

💻 www.epigenome.org

www.epigentek.com/catalog/whatis.php

www.wissenschaft.de/wissenschaft/news/255047.html

E

ERGÄNZENDE BILANZIERTE DIÄTEN

Diese »Lebensmittel für besondere medizinische Zwecke« dienen der ernährungsmedizinischen Unterstützung und Optimierung der Behandlung von Krankheiten – wie in der →*orthomolekularen Medizin.* Ein spezieller Bedarf an Nährstoffen soll gedeckt werden, der infolge einer Erkrankung oder von bestimmten organischen Funktionsstörungen entstanden ist. Solche Mikronährstoffkombinationen bestehen aus Vitaminen, Mineralstoffen, Spurenelementen (→*Ernährung*), →*sekundären Pflanzenstoffen,* essenziellen →*Fettsäuren* etc. in höheren Dosierungen, die sich nach dem spezifischen Bedarf richten. Ihre Wirksamkeit muss wissenschaftlich nachgewiesen sein und von den eingesetzten Substanzen und Dosierungen darf kein gesundheitliches Risiko ausgehen. Ergänzende bilanzierte Diäten sind weder Arzneimittel (die dem Arzneimittelgesetz, AMG, unterliegen) noch →*Nahrungsergänzungsmittel.* Als eigenständige Produktkategorie müssen sie gemäß § 21 Diätverordnung mit krankheitsbezogenen Aussagen verbunden werden wie: »Zur diätetischen Behandlung von …« Diätetische Lebensmittel sind strengen Auflagen unterworfen. Sie müssen vor dem Inverkehrbringen dem Bundesinstitut für gesundheitlichen Verbraucherschutz und Veterinärmedizin, BgVV, Berlin, gemeldet werden. Darreichungsformen sind arzneimittelähnlich: Tabletten/Kapseln, Granulat oder innovativ als Trinkflüssigkeiten.

INFOS

Bässler, Karl-Heinz/Golly, Ines/Loew, Dieter/Pietrzik, Klaus: Vitamin-Lexikon, [3]2002, S. 8ff.

Burgerstein, Uli P./Schurgast, Hugo/Zimmermann, Michael: Burgersteins Handbuch Nährstoffe, [11]2007, S. 16ff.

www.bfr.bund.de (Bundesinstitut für Risikobewertung, BfR, und Bundesinstitut für gesundheitlichen Verbraucherschutz und Veterinärmedizin, BgVV)

www.rechtliches.de/info_DiaetV.html (Diätverordnung)

www.orthomol.de

http://de.wikipedia.org/wiki/Arzneimittel

ERNÄHRUNG

Die Vitalität eines Menschen hängt ganz wesentlich von der Versorgung mit den Grundbausteinen der Nahrung ab. Ist der Mensch opti-

mal versorgt, dann ist der Organismus gesünder und besitzt mehr →*Fitness*. Der Körper ist auch widerstandsfähiger gegen Krankheiten, vorzeitigen Verschleiß und vorzeitige →*Alterungsprozesse.*
In den letzten Jahren haben sich die ernährungsbedingten Gesundheitsprobleme geändert. Mangelerscheinungen wie Jodmangel und Umweltbelastungen, wie Nitrit in Wurstprodukten, nehmen ab, Überernährung und Fettstoffwechselstörung verbreiten sich und haben zusammen mit Bewegungsmangel als Todesursache deutlich zugenommen. Jedes fünfte deutsche Kind und jeder dritte Jugendliche ist übergewichtig bis hin zur →*Fettsucht.* Mit zunehmendem Alter nehmen Erkrankungen, die durch Überernährung beeinflusst werden, zu: Krebsarten wie Brustkrebs, Gebärmutterkrebs, Prostatakrebs und Dickdarmkrebs, →*Diabetes mellitus*, hoher Blutdruck, Gallensteine, Herzinfarkt, Schlaganfall, Gicht, Verschleißerscheinungen an Gelenken, metabolisches Syndrom (auch als tödliches Quartett bezeichnet: Erhöhte Blutfettwerte, Bluthochdruck, erhöhter Blutzucker und bauchbetontes Übergewicht). Auch übermäßiger Alkoholkonsum ist bei vielen Erkrankungen die Ursache. Jeder fünfte Patient kommt infolge eines Alkoholproblems ins Krankenhaus.

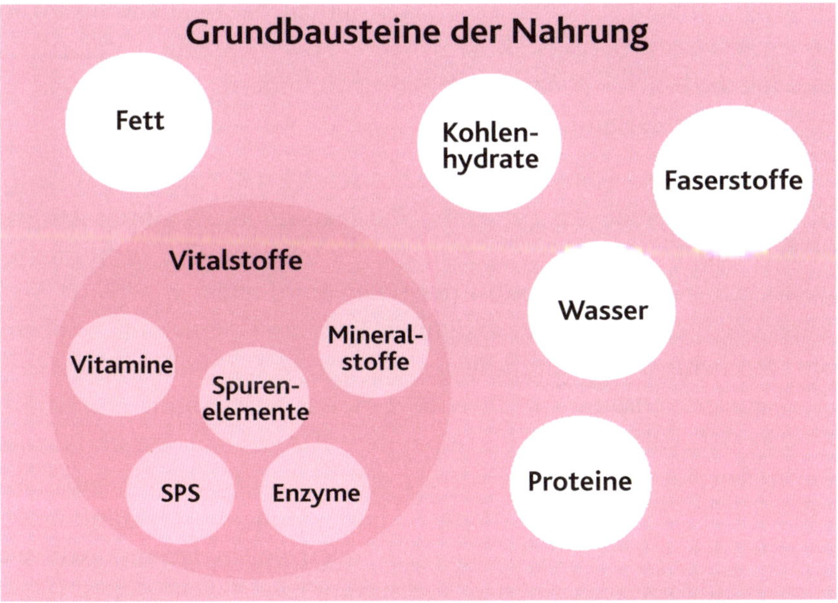

Abb. 2: Grundbausteine der Nahrung. (Abb. W. Kallabis)

Die vier größten Grundbausteine der Nahrung sind Kohlenhydrate, →*Fette*, Proteine (Eiweiße) und Wasser.

KOHLENHYDRATE stellen die Grundlage einer gesunden Ernährung dar. Kohlenhydrate sind →*Zucker* und deren Verbindungen, wie Traubenzucker (Glukose), Haushaltszucker (Saccharose) und Stärke. Kohlenhydrathaltige Lebensmittel wie Obst, Gemüse, Hülsenfrüchte, Reis, Getreideprodukte sollten der Hauptbestandteil unseres Essens sein (mindestens 50 Prozent der Energiezufuhr). Sie sind reich an Ballaststoffen, Spurenelementen und Vitaminen. Kohlenhydrathaltige Lebensmittel werden im Magen-Darm-Trakt zu einfachen Zuckern abgebaut und gehen dann weiter in das Blut, sie steigern direkt den Blutzucker. Unverdauliche Kohlenhydrate sind Ballaststoffe, die die Darmtätigkeit erleichtern. Manche Nahrungsmittel bzw. Speisen werden schnell, andere langsam abgebaut. In der Folge steigt auch der Blutzucker schnell bzw. langsam an, wobei individuelle Unterschiede möglich sind. Diesen Zusammenhang beschreibt der →*glykämische Index*, der 1981 von Prof. Dr. med. David A. Jenkins entwickelt wurde. Je höher der Indexwert, je schneller und höher steigt der Blutzuckerspiegel.
Bevorzugen Sie Lebensmittel, die den Blutzucker langsam ansteigen lassen, wie zum Beispiel Hülsenfrüchte, Hafer, Nudeln, Vollkornreis und frische Früchte. Essen Sie Vollkornprodukte, da diese die tägliche Ballaststoffversorgung sichern.

→**FETT** ist die zweite Stoffgruppe unserer Ernährung. Die wesentlichen Bestandteile der Fette sind die Fettsäuren. Es gibt gesättigte, einfach oder mehrfach ungesättigte Fettsäuren. Die (schlechten) gesättigten Fettsäuren sind in tierischen Produkten, wie Wurst und Käse. Die (gesunden) ungesättigten Fettsäuren (können mit anderen Stoffen chemische Verbindungen eingehen) werden nur von Pflanzen synthetisiert. Ölsäure in Olivenöl, Linolsäure in Sonnenblumenöl, Omega-3-Fettsäuren in Leinsamen, Rapsöl und Fischölen sind einige Beispiele. Der niedrige Gehalt an gesättigten Fettsäuren wird im Mittelmeerraum für die selteneren Herz- und Gefäßerkrankungen verantwortlich gemacht. An den noch freien Stellen der ungesättigten Fettsäuren kommt es zu einer Verbindung mit Eiweißstoffen. Lipoproteine entstehen (Lipo= Fett; Protein = Eiweiß), die im Blut transportiert werden. Sie sind laut Dr. Bruker für den richtigen Ablauf der inneren Stoffwechselvorgänge wichtig.

EIWEISS stellt die Grundlage aller menschlichen, tierischen und pflanzlichen Zellen dar, es ist notwendig zum Aufbau und Erhalt des gesamten Organismus. Die Proteine setzen sich aus Aminosäuren zusammen, die ausreichend und im richtigen Verhältnis im Organismus vorliegen müssen. Die essenziellen Aminosäuren kann der Organismus nicht selbst herstellen, sie müssen ihm durch die richtige Ernährung zur Verfügung gestellt werden: Isoleucin, Leucin, Lysin, Methionin, Phenylalanin, Threonin, Tryptophan, Valin, Thyrosin; Histidin und Arginin sind nur im Säuglingsalter essenziell.
Der Nährwert (biologische Wertigkeit) von Proteinen ist abhängig von dem Gehalt und der Zusammensetzung dieser essenziellen Aminosäuren. Die pflanzlichen Proteine scheinen den tierischen Proteinen überlegen. Mediziner empfehlen, unterschiedliche eiweißhaltige Nahrungsmittel zu essen. So steigt Ihre Chance, alle essenziellen Aminosäuren in ausreichender Menge zu bekommen.

E

BALLASTSTOFFE (FASERSTOFFE) nennt man alle nahezu unverdaulichen Nahrungsbestandteile ohne Nährwert, wie zum Beispiel Zellulose. Die Faserstoffe sind nur in Lebensmitteln pflanzlicher Herkunft enthalten, wie z. B. in Getreide, Obst, Gemüse, Hülsenfrüchten. Sie regen die Darmtätigkeit an und erhöhen das Sättigungsgefühl. Sie binden Gallensäuren, →*Fette*, →*Cholesterin* und giftige Substanzen an sich und senken somit den Cholesterinspiegel und das Risiko für Dickdarmkrebs. Pro Tag wird die Aufnahme von 30–60 g Ballaststoffe empfohlen. Vollkornprodukte, Hülsenfrüchte, Gemüse, Salat und Obst sind reich an Faserstoffen. Der Ernährungsexperte Udo Pollmer weist darauf hin, dass Ballaststoffe pflanzliche Abwehrstoffe, →*Phytoöstrogene* und andere →*sekundäre Pflanzenstoffe* sowie Rückstände von Pestiziden und Schimmelgiften mitführen und somit unterschiedliche Wirkungen hervorrufen können. Eine zu schnelle Umstellung auf eine ballaststoffreiche Kost kann zu Blähungen oder Verstopfung führen. Sie sollten gut kauen und viel trinken, rät Dr. med. Katharina Larisch von der netdoktor.de-Redaktion.

WASSER ist der wichtigste Grundbaustein unserer Nahrung. Der Mensch besteht zu 60 bis 70 Prozent aus Wasser und benötigt zwei bis drei Liter Wasser am Tag. Im Körper transportiert Wasser Nährstoffe und Stoffwechselprodukte, scheidet über den Urin Giftstoffe aus, über das Schwitzen wird die Körpertemperatur geregelt. Der Bedeutung des Wassers wird in der zentralen Stellung im Ernährungskreis der Deutschen Gesellschaft für Ernährung e. V. (DGE), Bonn, Rechnung getragen. Laut neuesten Studien im Auftrag der NASA haben Wissenschaftler herausgefunden, dass das gesundheitliche Potenzial des Vitalstoffs Wasser wesentlich größer ist als bisher angenommen. Experten haben eine Formel entwickelt, mit der jeder seinen individuellen Bedarf errechnen kann. Als Faustregel gilt:

Körpergewicht in kg x 40 = Flüssigkeitsbedarf pro Tag (ml).
Das ergibt bei 60 Kilo 2400 ml, also 2,4 Liter Wasser.

Bei körperlicher Anstrengung, Hitze, →*Stress* oder Aufenthalt in klimatisierten Räumen sollten Sie die Zufuhr wegen der größeren Wasserverluste sogar auf 50 ml pro Körpergewicht erhöhen. Wie sich diese Trinkformel – beim Trinken von Mineralwasser – auf unseren Körper auswirkt, haben Forscher untersucht und unter anderem herausgefunden, dass Mineralwässer mit Natrium, Kalium und Eisen und Magnesium beleben, die Haut glätten, den Stoffwechsel anregen, beim Abnehmen und bei sich anbahnenden Infekten (mit Fruchtsaft, im Verhältnis 4:1, 0,25 Liter stündlich) helfen können. Welche Mineralwässer bei →*Bewegung* oder bei Stress am besten sind, hat »Ökotest« ermittelt, www.oekotest.de. (S. a. →*Kneipp-Medizin*)

VITALSTOFFE (lat. vita: Leben) nennt man Vitamine, Mineralstoffe, Spurenelemente, Enzyme, →*Fettsäuren*, essenzielle Aminosäuren, Aromastoffe, →*ätherische Öle*, →*sekundäre Pflanzenstoffe*. Nur durch die Zufuhr von Kohlenhydraten, Fetten und Proteinen ist der Mensch nicht lebensfähig, auch Vitalstoffe sind notwendig. Nur vollwertige, in ihrer natürlichen Form belassene Nahrungsmittel enthalten optimale Vitalstoffe.

VITAMINE sind lebenswichtige Wirkstoffe, die der Körper selbst nicht herstellen kann. Sie werden von Pflanzen und Bakterien produziert. Die Vitamine werden in fettlösliche Vitamine A (Retinol), D (Calciferol), E (Tocopherol), K und wasserlösliche Vitamine der B-Gruppe (B_1 oder Thiamin, B_2 oder Riboflavin, B_3 oder Niacin, B_5 oder Panthothensäure, B_6 oder Pyridoxin, B_9 oder Folsäure, B_{12} oder Cobalamin), C (Ascorbinsäure) und H (Biotin) eingeteilt. Die fettlöslichen Vitamine sind in fetthaltiger Nahrung enthalten und werden im Fett gespeichert, was zur Mehranreicherung mit gesundheitlichen Störungen führen kann. Die wasserlöslichen werden über den Urin ausgeschieden. Mit einer vollwertigen Ernährung werden die Vitamine in einer ausreichenden Form aufgenommen. Bei Vitaminmangel können Müdigkeit, Appetitlosigkeit, Konzentrations- und Gedächtnisstörungen, Hautveränderungen, Verdauungsstörungen, Muskel- oder Gelenkbeschwerden und eine gesteigerte Infektionsanfälligkeit auftreten. Die richtig dosierte Zufuhr von Vitaminen kann lebenserhaltend und lebensverlängernd wirken. Ein Übermaß an Vitaminen kann dem Körper auch schaden, was in einer Übersichtsstudie gezeigt werden konnte (→*Antioxidanzien*).

Vitamin	Wirkung	Nahrung
A (Retinol)		
Gutes Sehen Hautschutz	Gewebewachstum, Schutz der Haut vor Umweltbelastungen, gesunde Schleimhäute, gutes Sehen, Nachtsehen	Fischöle, Milchprodukte, Gemüse: Vorstufe Beta-Carotin (Möhren), Leber; Pfirsiche, Kopfsalat, Spinat, Tomaten, Aprikosen, Mais, Brokkoli
D (Calciferol)		
Knochenschutz	Knochenstabilität, Muskelarbeit, →*Immunsystem*	Milchprodukte, fettreiche Fische, Leber, Eier, Butter, Käse, Pilze
E (Tocopherol)		
Zellschutz	Antioxidans, Keimdrüsen, Muskelkraft und Ausdauer, Immunabwehr, Jugendlichkeit der Zellen, Verzögerung von →*Alterungsprozessen*	Pflanzenöl, Milch, Vollkorngetreide, Nüsse, Blattgemüse, Butter, Spinat, Eigelb, Soja

Vitamin	Wirkung	Nahrung
K (Phyllochinon) Wundheilung	Blutgerinnung, Wundheilung, Knochenstoffwechsel, Vitalität und hohes Alter	Grünes Blattgemüse, Tomaten, Milchprodukte, Champignons, Erdbeeren, Schnittlauch, Eier, Haferflocken, Leber
B_1 (Thiamin) Gesunde Nerven	Gesundes Nervensystem, Hirnstoffwechsel, Wasserhaushalt	Vollkornprodukte, Nüsse, Kartoffeln, Hülsenfrüchte, Hefe, Haferflocken, Aal, Lachs, Obst, Bierhefe
B_2 (Riboflavin) Fitness	Zellstoffwechsel, Kohlenhydrat- und Fettstoffwechsel, Zellatmung, gesunde Haut	Vollkorn-, Milchprodukte, Hartkäse, Fleisch, Lachs, Nüsse, Trockenobst, Hefe, Salat
B_3 (Niacin) gute Nerven	Gehirnfunktion, Auf- und Abbau von Fett, Hirnstoffwechsel, Eiweißstoffwechsel	Fisch, mageres Fleisch, Eier, Nüsse, Linsen, Getreide, Reis, Bananen, Spargel, Geflügel
B_5 (Pantothensäure) Anti-Stress	Übertragung von Nervenreizen, Zellstoffwechsel, Fettabbau, gesunde Haut und Haare, Produktion von Antistresshormonen	Pilze, Brokkoli, Lachs, Hering, Leber, Milch, Weizenkeime, Wassermelone, Rindfleisch, Hülsenfrüchte, Milchprodukte, grünes Gemüse
B_6 (Pyridoxin) Aminosäurenstoffwechsel	Zellfunktionen, Nervensystem, Coenzym im Aminosäurenstoffwechsel, Immunsystem	Vollkorn, Weizenkeime, Bierhefe, Leber, Bananen, Hülsenfrüchte, Haferflocken, Reis

Vitamin	Wirkung	Nahrung
B_9 (Folsäure) Blutbildung Gute Laune	Zellbildung, Nervenstärke, gute Laune, Blutbildung, Appetit, Leberfunktion, Wachstum	Fleisch, Blattgemüse, Käse, Milch, Leber, Weizenkeime, Bierhefe, Kichererbsen, Nüsse, Sojabohnen, Kartoffeln, Erdbeeren
B_{12} (Cobalamin) Blutbildung Energiestoff-wechsel	Nervenstärke	Fleisch, Fisch, Leber, Eier, Milch, Käse, Sojabohnen, Leber, Hefe
C (Ascorbinsäure) Gesundheit Immunabwehr	Antioxidans, Immunabwehr, Bildung von Stützgewebe, Wundheilung, Zellstoffwechsel, Faltenglättung	Zitrusfrüchte, Obst, Salat, grünes Blattgemüse, Paprika, Kartoffeln, Brokkoli, Blumenkohl
H (Biotin) Schönheit	Hautgesundheit, Haare und Fingernägel, Blutbildung, Fettstoffwechsel	Eigelb, Vollkorn, Gemüse, Banane, Leber, Bierhefe, Milch, Sojabohnen, Haferflocken, Hülsenfrüchte, Mandeln

Tab. 6: Vitamine.

MINERALSTOFFE sind chemische Elemente, die der Mensch über die Nahrung aufnimmt und in unterschiedlicher Dosis benötigt. Sie regeln viele Stoffwechselvorgänge, sind Bestandteile vieler Enzyme, beteiligt an der Reizleitung der Nerven und am Puffersystem des →*Säure-Basen-Gleichgewichts.* Viele Funktionen sind noch nicht vollständig erforscht. Einige Mineralstoffe benötigt der Körper nur in geringer Menge, sie werden als Spurenelemente bezeichnet, wie z. B. Jod, Fluor, Zink oder Selen.

Mineralstoffe/ Spurenelemente nach ihrer Wichtigkeit	Wirkung	Nahrung
Natrium Elektrolyt	Regelt Wasserhaushalt und Blutdruck, Säure-Basen-Gleichgewicht, wirkt auf Muskeln und Nerven, aktiviert Enzyme	Kochsalz, Käse, Fisch, Fleisch, Gemüse, Mineralwasser
Kalzium Zähne Knochen	Aufbau von Zähnen und Knochen, Abwehr, Entzündungen, Allergie, Blutgerinnung, aktiviert Enzyme, Basenbildner	Vollmilch, Milchprodukte, Sesamkörner, Käse, Fisch, grünes Gemüse, Bohnen
Magnesium Muskulatur Nerven	Nerven- und Muskelfunktion, wirkt gegen Krämpfe, Knochen- und Zahnbildung, Basenbildner, aktiviert Enzyme	Sonnenblumenkerne, Weizen, Spinat, Nüsse, Hülsenfrüchte, Eier, Fisch, grünes Gemüse, Hirse
Phosphor Knochen Ausdauer	Knochen- und Zahnbildung, Zellen, Blutgerinnung, körperliche Ausdauer	Eier, Milchprodukte, Fleisch, Fisch, Nüsse, Gemüse
Chlorid Zellstoffwechsel	Zellstoffwechsel, Bildung von Magensäure, Hormontransport	Wurst, Fisch, Brot, Käse
Eisen Blutbildung	Blutbildung, Sauerstofftransport im Blut, Basenbildner	Fleisch, Hülsenfrüchte, Pilze, Vollkorn, Gemüse, Nüsse, Sojaprodukte, Hirse

Mineralstoffe/ Spurenelemente nach ihrer Wichtigkeit	Wirkung	Nahrung
Fluor		
Zähne	Härtet Zahnschmelz, unterstützt Knochenbau	Fisch, Fleisch, Getreide, Eier, Walnüsse, Mineralwasser, Sojabohnen
Zink		
Immunabwehr	Immunabwehr, Enzyme, Bildung von Insulin, Aufbau von Proteinen; Basenbildner	Fisch, Meeresfrüchte, Kürbiskerne, Vollgetreide, Fleisch, Milchprodukte
Selen		
Entgiftung	Immunabwehr, Entgiftung, am Schilddrüsenstoffwechsel beteiligt, Antioxidans, Basenbildner	Fisch, Meeresfrüchte, Hefe, Fleisch, Nüsse, Milchprodukte, Sojabohnen
Kalium		
Wasserhaushalt	Kohlenhydrat- und Wasserspeicherung, Muskel- und Nervenzellenfunktion, Basenbildner	Aprikosen, Bananen, Vollkornbrot, Hülsenfrüchte, Obst, Sojabohnen, Milch, Käse, Nüsse, Fisch, Fleisch, Geflügel, Hirse
Kupfer		
Bestandteil von Enzymen	Zentraler Bestandteil vieler Enzyme, Eisenverwertung, Energie- und Aminosäurenstoffwechsel, Basenbildner, Farbbildung in Haut und Haaren	Grünes Blattgemüse, Schalentiere, Kakao, Leber, Hülsenfrüchte, Vollkornprodukte, Fisch, Nüsse
Jod		
Schilddrüse	Stoffwechsel, Bildung des Schilddrüsenhormons, Basenbildner	Algen, Jodsalz, Fisch, Meeresfrüchte, Eier, Salat

Mineralstoffe/ Spurenelemente nach ihrer Wichtigkeit	Wirkung	Nahrung
Mangan		
Enzymbildung	Stimulation von antioxidativen Enzymen, Entgiftung, hält Zellen jung, Energiegewinnung, Knochen- und Knorpelbildung, Basenbildner	Schwarzer Tee, Nüsse, Vollkorngetreide, Ananas, Hülsenfrüchte, Kakao, Blattgemüse, Bierhefe
Chrom		
Konstanter Blutzucker	Gefäßfunktion, Kohlenhydratstoffwechsel, Balancefaktor zwischen Über- und Unterzuckerung, Basenbildner	Milchprodukte, Vollkorngetreide, Fleisch, Leber, Ei, Tomaten, Haferflocken, Pilze, Käse, Kakao, Honig
Molybdän		
Harnstoffwechsel	Bestandteil vieler Enzyme, Harnstoffwechsel, Basenbildner	Dunkelgrünes Blattgemüse, Vollkornprodukte, Hülsenfrüchte
Silizium		
Bindegewebe	Bindegewebe, Knochen	Getreide, Schnittbohnen

Tab. 7: Mineralstoffe/Spurenelemente.

→**SEKUNDÄRE PFLANZENSTOFFE (SPS)** sind Inhaltsstoffe pflanzlicher Nahrungsmittel, die zwar nur in geringer Menge vorkommen, dafür aber eine große gesundheitliche Bedeutung haben.

→*Sekundäre Pflanzenstoffe* finden Sie als eigenständiges Stichwort auf S. 191, die Tabelle Sekundäre Pflanzenstoffe auf S. 192.

Für bestimmte Bevölkerungsgruppen und in bestimmten Lebenssituationen ist dieser Bedarf an Vitaminen, Mineralstoffen und Spurenelementen oftmals wesentlich erhöht, wie zum Beispiel bei Schwangeren und Stillenden, Sportlern, Schwerarbeitern, älteren

Nährstoff	Einheit g = Gramm kg = Kilogramm l = Liter mg = Milligramm µg = Mikrogramm	Zufuhr Männer	 Frauen	Angaben zur Zufuhr
Protein	g/kg Körpergewicht	0,8		Empfehlung
Fett	% der Energie	30		Richtwert
essenzielle Fettsäuren 6	% der Energie	2,5		Empfehlung
essenzielle Fettsäuren 3	% der Energie	0,5		Schätzwert
Kohlenhydrate	% der Energie	> 50		Richtwert
Ballaststoffe	g	30		Richtwert
Alkohol	g	20	10	Richtwert
Wasser	l	1,5–2		Richtwert
Vitamin A	mg	1,0	0,8	Empfehlung
Beta-Carotin	mg	2–4		Schätzwert
Vitamin D	µg	5		Empfehlung
Vitamin E	mg	14	12	Schätzwert
Vitamin K	µg	70	60	Schätzwert
Vitamin B_1	mg	1,2	1,0	Empfehlung
Vitamin B_2	mg	1,4	1,2	Empfehlung
Vitamin B_6	mg	1,5	1,2	Empfehlung
Vitamin B_{12}	µg	3,0		Empfehlung
Vitamin C	mg	100		Empfehlung
Biotin	µg	30–60		Schätzwert
Folat	µg	400		Empfehlung
Niacin	mg	16	13	Empfehlung
Pantothensäure	mg	6		Schätzwert
Calcium	mg	1000		Empfehlung
Chlorid	mg	830		Schätzwert
Chrom	µg	30–100		Schätzwert
Eisen	mg	10	15	Empfehlung
Fluorid	mg	3,8	3,1	Richtwert
Jod	µg	200		Empfehlung
Kalium	mg	2000		Schätzwert
Kupfer	mg	1,0–1,5		Schätzwert
Magnesium	mg	350	300	Empfehlung
Mangan	mg	2,0–5,0		Schätzwert
Molybdän	µg	50–100		Schätzwert
Natrium	mg	550		Schätzwert
Phosphor	mg	700		Empfehlung
Selen	µg	30–70		Schätzwert
Zink	mg	10,0	7,0	Empfehlung

Tab. 8: Übersichtstabelle über die Referenzwerte zur täglichen Nahrungszufuhr für gesunde Erwachsene im Alter von 25 bis 51 Jahren. (Quelle: Deutsche Gesellschaft für Ernährung e.V., DGE)

Menschen, bei Diät- und Fastenkuren, bei →*Diabetes mellitus*. Fragen Sie Ihren Arzt und lassen Sie sich beraten. Mangelerscheinungen, aber auch ein Überangebot an diesen Vitalstoffen können Krankheitsbilder ungünstig beeinflussen und unter anderem zu Müdigkeit, →*Übersäuerung*, Muskelschwäche, Blutdruckerhöhung, Herzrhythmusstörungen, Wachstumsstörungen, Altersdiabetes und vorzeitigen →*Alterungsprozessen* führen.

VOLLWERTIGE ERNÄHRUNG

Vollwertig essen hält gesund, fördert Leistung und Wohlbefinden. Die Empfehlungen für eine optimale Ernährung sind weltweit sehr ähnlich.
Die Deutsche Gesellschaft für Ernährung hat auf der Basis aktueller wissenschaftlicher Erkenntnisse 10 Regeln formuliert, die Ihnen helfen, genussvoll und gesund erhaltend zu essen.

1. Vielseitig essen
Genießen Sie die Lebensmittelvielfalt. Merkmale einer ausgewogenen Ernährung sind abwechslungsreiche Auswahl, geeignete Kombination und angemessene Menge nährstoffreicher und energiearmer Lebensmittel.

2. Reichlich Getreideprodukte und Kartoffeln
Brot, Nudeln, Reis, Getreideflocken – am besten aus Vollkorn – sowie Kartoffeln enthalten kaum Fett, aber reichlich Vitamine, Mineralstoffe, Spurenelemente sowie Ballaststoffe und sekundäre Pflanzenstoffe. Verzehren Sie diese Lebensmittel mit möglichst fettarmen Zutaten.

3. Gemüse und Obst – Nimm 5 am Tag …
Genießen Sie 5 Portionen Gemüse und Obst am Tag, möglichst frisch, nur kurz gegart oder auch eine Portion als Saft – idealerweise zu jeder Hauptmahlzeit und auch als Zwischenmahlzeit: Damit werden Sie reichlich mit Vitaminen, Mineralstoffen sowie Ballaststoffen und sekundären Pflanzenstoffen (z. B. Carotinoiden, Flavonoiden) versorgt. Das Beste, was Sie für Ihre Gesundheit tun können.

4. Täglich Milch und Milchprodukte, ein- bis zweimal in der Woche Fisch; Fleisch, Wurstwaren sowie Eier in Maßen

Diese Lebensmittel enthalten wertvolle Nährstoffe wie z. B. Kalzium in Milch, Jod, Selen und Omega-3-Fettsäuren in Seefisch. Fleisch ist wegen des hohen Anteils an verfügbarem Eisen und an den Vitaminen B_1, B_6 und B_{12} vorteilhaft. Mengen von 300 bis 600 g Fleisch und Wurst pro Woche reichen hierfür aus. Bevorzugen Sie fettarme Produkte, vor allem bei Fleischerzeugnissen und Milchprodukten.

5. Wenig Fett und fettreiche Lebensmittel

Fett liefert lebensnotwendige (essenzielle) Fettsäuren. Fetthaltige Lebensmittel enthalten auch fettlösliche Vitamine. Fett ist besonders energiereich, daher kann zu viel Nahrungsfett Übergewicht fördern, möglicherweise auch Krebs. Zu viele gesättigte Fettsäuren fördern langfristig die Entstehung von Herz-Kreislauf-Krankheiten. Bevorzugen Sie pflanzliche Öle und Fette (z. B. Raps- und Sojaöl und daraus hergestellte Streichfette). Achten Sie auf unsichtbares Fett, das in Fleischerzeugnissen, Milchprodukten, Gebäck und Süßwaren sowie in Fast-Food- und Fertigprodukten meist enthalten ist. Insgesamt 60–80 g Fett pro Tag reichen aus.

E

6. Zucker und Salz in Maßen

Verzehren Sie Zucker und Lebensmittel bzw. Getränke, die mit verschiedenen Zuckerarten (z. B. Glukosesirup) hergestellt wurden, nur gelegentlich. Würzen Sie kreativ mit Kräutern und Gewürzen und wenig Salz.

7. Reichlich Flüssigkeit

Wasser ist absolut lebensnotwendig. Trinken Sie rund 1,5 Liter Flüssigkeit jeden Tag. Bevorzugen Sie Wasser – ohne oder mit Kohlensäure – und andere kalorienarme Getränke. Alkoholische Getränke sollten nur gelegentlich und nur in kleinen Mengen konsumiert werden.

8. Schmackhaft und schonend zubereiten

Garen Sie die jeweiligen Speisen bei möglichst niedrigen Temperaturen möglichst kurz, mit wenig Wasser und wenig Fett. Das erhält den natürlichen Geschmack, schont die Nährstoffe und verhindert die Bildung schädlicher Verbindungen.

9. Nehmen Sie sich Zeit, genießen Sie Ihr Essen
Bewusstes Essen hilft, richtig zu essen. Auch das Auge isst mit. Lassen Sie sich Zeit beim Essen. Das macht Spaß, regt an, vielseitig zuzugreifen, und fördert das Sättigungsempfinden.

10. Achten Sie auf Ihr Gewicht und bleiben Sie in Bewegung
Ausgewogene Ernährung, viel körperliche Bewegung und Sport (30 bis 60 Minuten pro Tag) gehören zusammen. Mit dem richtigen Körpergewicht fühlen Sie sich wohl und fördern Ihre Gesundheit.

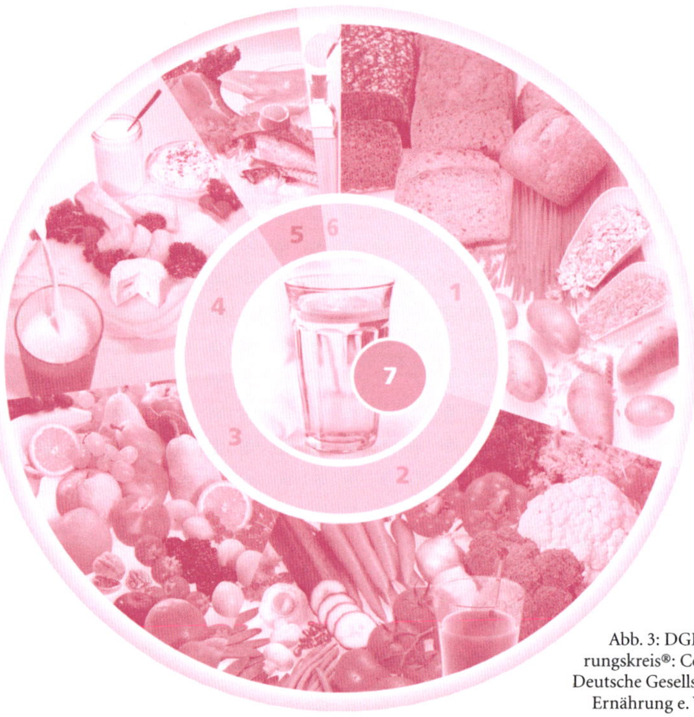

Abb. 3: DGE-Ernährungskreis®: Copyright: Deutsche Gesellschaft für Ernährung e. V., Bonn.

1. Getreide, Getreideprodukte und Kartoffeln
2. Gemüse und Salat
3. Obst
4. Milch und Milchprodukte
5. Fleisch, Wurst, Fisch, Ei
6. Fette und Öle
7. Getränke

INFOS

📖 Arens-Azevêdo, Ulrike: Ernährung im Alter, 2002, S. 50ff.
Biesalski, Hans Konrad/Köhrle, Josef/Schümann, Klaus (Hrsg.): Vitamine, Spurenelemente und Mineralstoffe, 2002, S. 3ff., 251ff., S. 273ff.
Bruker, Max O.: Unsere Nahrung – unser Schicksal, [40]2005, S. 97ff.
Burgerstein, Uli P./Schurgast, Hugo/Zimmermann, Michael: Burgersteins Handbuch Nährstoffe, [11]2007, S. 36ff., 86ff., 146ff., 224ff. (Aminosäuren).
Despeghel-Schöne, Michael/Alamouti, Darius/Pütz, Jean: Anti-Aging. Ihr persönliches 5-Punkte-Sofortprogramm, 2001, S. 62 ff.
Gola, Ute: Ernährung als Prävention vorzeitigen Alterns. In: Jacobi, Günther H./Biesalski, Hans Konrad/Gola, Ute/Huber, Johannes/Sommer, Frank (Hrsg.): Kursbuch Anti-Aging, 2005, S. 36–46.
Hamm, Michael: Powerfood für Spitzenleistung, 2001, S. 56ff.
Hessmann-Kosaris, Anita: Wasser ist die beste Medizin, 2006.
Oberbeil, Klaus/Lentz, Christiane: Obst und Gemüse als Medizin, 2006.
Pollmer, Udo/Warmuth, Susanne: Lexikon der populären Ernährungsirrtümer, 2000, S. 37ff., 217ff., 272ff., 301ff.
Stöhr, Manfred: Die Wahrheit über Anti-Aging, S. 250ff.
Vollborn, Marita/Georgescu, Vlad D.: Die Joghurtlüge, 2006.

💻 www.bfel.de
www.dge.de
www.dgem.de
www.dewi-ziehm.de/well_wasser.html
www.ernaehrung.de/tipps/obstipation/obsti13.php
www.ernaehrungs-umschau.de
www.eufic.org (Europäisches Informationszentrum für Lebensmittel)
www.gesunde-ernaehrung.org
www.gesundheit.de/ernaehrung/naehrstoffe/vitamine/index.html
www.gesundheit.com/gc_detail_7_gc20010311.html#top (Aminosäuren)
www.netdoktor.de/ernaehrung/naehrstoffe/ballaststoffe.htm
www.wissen.de (Ernährungs-Check)

ANTI-AGING MIT VIANESSE

Das Ernährungskonzept VIANESSE hat Markus Pelleter am Institut für Sportwissenschaften der Johann-Wolfgang-Goethe-Universität innerhalb einer dreijährigen Langzeitstudie zur Entwicklung eines neuen Konzepts in der Adipositas-Therapie erforscht und konzipiert. Auf dem Markt ist es seit 2001.
Das VIANESSE-Konzept geht davon aus, dass die Komplexität des frühzeitigen Alterns auf zwei Ursachen reduziert werden kann:

Eine immer schwächer werdende *Muskulatur* und eine *Darmflora*, die aus dem Gleichgewicht geraten ist. Die Muskulatur ist der Ort der Fettverbrennung. Je schlechter die Muskulatur, desto mehr Fett ist am Körper.
Der Darm ist der Ort der Nährstoffaufnahme des Menschen. Ist der Darm krank, ist auch der Mensch krank. Nährstoffe werden nicht ausreichend aufgenommen oder sogar zu toxischen (giftigen) Stoffen umgewandelt.
Beschwerden wie Unwohlsein, Schlafstörungen, Verdauungsprobleme, Sodbrennen, Augenränder, Hautprobleme, Cellulite, Müdigkeit, Nahrungsmittelunverträglichkeiten, Gereiztheit, frühzeitiges Altern und vieles mehr sind die Folgen.
VIANESSE sieht die Lösung im gleichzeitigen Darmflora- und Muskelaufbau mit Prebiotika und hochwertigem Eiweiß.
Mithilfe des VIANESSE-Konzepts sollen die Ess-, Trink- und Bewegungsgewohnheiten der Personen verändert werden.

Markus Pelleter, Heidelberg: *Leistungssportler. Studierte an der Johann-Wolfgang-Goethe-Universität Frankfurt am Main Biologie, Sportwissenschaft und Sportmedizin. Diese Mischung sowie der Tod der Großmutter an Diabetes Typ II waren die Initialzündung, um VIANESSE zu entwickeln.*

INFOS

www.vianesse.com (ab 2008 werden dort wissenschaftliche Studien veröffentlicht)

F

FALTEN →*Hautalterung*

FASTEN

Freiwillige Beschränkung oder Verminderung der Nahrungsmittelaufnahme. Eine gewisse Zeit ohne Nahrung auszukommen ist eine natürliche Anlage von Menschen und Tieren.
Neben dem religiösen Fasten vor Ostern dient es hauptsächlich der →*Entgiftung* und Reinigung des Körpers, heilt Krankheiten und regt an, danach bewusster mit den Ess- und Lebensgewohnheiten umzugehen.

HEILFASTEN

Den Begriff in Deutschland prägte 1935 Dr. Otto Buchinger (1878–1966) in Anknüpfung an die Tradition des religiösen Fastens. Nach einer 19-tägigen Fastenkur nur mit Wasser war er als 40-Jähriger von einer chronischen Arthrose und von Gelenkrheuma geheilt. Angeregt durch dieses Erlebnis, entwickelte er das Heilfasten (Buchinger-Kur: Bewusster freiwilliger Verzicht auf feste Nahrung sowie auf Genussmittel für begrenzte Zeit; Ernährung nur durch Flüssigkeit) und führte es in die neuzeitliche Therapie wieder ein. Neben der körperlichen Dimension berücksichtigt diese Fastenmethode auch die psychisch-seelische (Loslassen-Können) und – vor allem beim Fasten in der Gruppe – die soziale Komponente. Um die Jahrhundertwende entstand eine neue Bewegung, die das Fasten als freiwilligen und therapeutischen Nahrungsverzicht bewusst einsetzte. Die führenden Fastenärzte im deutschsprachigen Raum waren Franz Xaver Mayr aus Österreich (→*F.-X.-Mayr-Kur*) und Otto Buchinger aus Deutschland. Sie entwickelten eigene Methoden und führten das stationäre Fasten in speziellen Fastenkliniken ein.
Als Begründer des Heilfastens gilt der amerikanische Arzt Dr. Edward Dewey (1840–1904). Seine Erkenntnisse schrieb er im Buch »Das heilende Fasten« nieder. Mit Vollfasten (es durfte nur Wasser getrunken werden) und Morgenfasten (Verzicht auf das Frühstück) behandelte er unter anderem Magen- und Darmkrankheiten, Fettsucht, allgemeine Mattigkeit und Depressionen.

WIRKUNG: Fasten wirkt verjüngend, reinigend und entschlackend. Ihre Haut wird nach einer Fastenkur straffer. Der Naturheilkundler und Autor Klaus Bayer erklärt: »Der Körper regelt äußerst perfekt die Menge des im Körper zurückgehaltenen Wassers, damit Sie keine Falten bekommen.« Die verjüngende Wirkung beim Fasten kann mit der Verringerung der Körpertemperatur zusammenhängen, wodurch zahlreiche Vorgänge im Körper, auch diejenigen, die das Altern begünstigen, langsamer ablaufen, so Dr. Michaela Axt-Gadermann. Fasten kann auch das Altern verlangsamen und Degenerationskrankheiten hemmen, fand bereits der Ernährungswissenschaftler Clive M. McCay in den 30er-Jahren anhand von Studien mit Laborratten heraus, deren Alter er durch Einschränkung der Kalorienzufuhr um mehr als 50 Prozent verlängern konnte. Mit gezielter Unterernährung (1500 bis 1800 streng nach Nährstoff-, Vitamin- und Mineralgehalt ausgesuchte Kalorien täglich) und Fasten möchte auch der US-Alternsforscher Roy Walford das Altern verlangsamen und sieht seine Theorien durch Tests an Labormäusen bestätigt.

Was Fasten in Bezug auf das Altern bewirkt:

- Sinken des Blut- und Augendrucks (Sehfähigkeit kann verstärkt werden!),
- Absinken des Blutzuckerspiegels (Risiko für eine Zuckerkrankheit nimmt ab),
- Risiko für Gefäßverkalkung sowie für Herz-Kreislauf-Erkrankungen sinkt,
- Verlangsamung des Stoffwechsels durch Absinken der Körpertemperatur, Alterungsvorgänge werden gebremst,
- Verbesserung der Abwehrkräfte,
- weniger →*freie Radikale* werden gebildet,
- Wachstumshormone werden freigesetzt, die verjüngend wirken,
- der Körper bildet und verbraucht mehr Ketonkörper (entstehen beim Abbau von Fetten als Zwischenprodukt), die er statt Traubenzucker als Energiequelle nutzen kann, die aber auch zu einer Übersäuerung des Bluts (Ketoazidose) führen können,
- zahlreiche Gene (Erbanlagen), die Stoffwechselvorgänge steuern, werden günstig beeinflusst (→*epigenetischer Effekt*).

FASTENTIPPS

- Informieren Sie sich gründlich über das Fasten (Lektüre, Fastengruppen).
- Holen Sie sich zuvor ärztlichen Rat, vor allem bei chronischen Krankheiten.
- Wählen Sie den richtigen Zeitpunkt aus (möglichst stressfreie Zeiten).
- Entleeren Sie Ihren Darm vor Beginn der Fastenkur mit Glauber-

oder Bittersalz, Sauerkraut oder Dörrpflaumensaft bzw. durch einen Einlauf.

- Verzichten Sie auf feste Nahrung.
- Trinken Sie mindestens zwei bis drei Liter Wasser, Kräutertee, Gemüsebrühe oder ungesüßte Fruchtsäfte, damit die Giftstoffe aus dem Körper geschwemmt werden können. Je mehr Sie trinken, desto leichter steigern Sie Ihr Wohlbefinden!
- Treiben Sie, wenn möglich, moderaten Sport.
- Achten Sie auf das Ruhebedürfnis Ihres Körpers.
- Wenn Sie frieren, ziehen Sie sich dicker an.
- Wärmen Sie sich durch Bauch- oder Leberwickel.
- Halten Sie Basenpulver bei Energiedefizit (Absinken des Zuckerspiegels) bereit.
- Fastenbrechen: Ende des Fastens und Beginn der aufbauenden Nahrung, die individuell verschieden sein kann. Zum Beispiel: Zunächst morgens Knäckebrot, mittags Gemüsesuppe, abends Knäckebrot; nach zwei Tagen Obst (Apfel), leichter Salat (mit Zitronensaft, kaltgeschlagenem Öl und frischen Kräutern angemacht); langsam den Speiseplan erweitern: Butter, Rahm, Käse, Fisch … Besprechen Sie sich am besten mit Ihrem Arzt.
- Essen Sie dabei langsam und kauen Sie sorgfältig (jeden Bissen ca. 30-mal).
- Nicht fasten sollten Sie bei: Schwächezuständen, schweren Herz-Kreislauf- und Nierenerkrankungen, hormonellen Störungen, Schwangerschaft, Stillen, Krebs. (S. a. →*Basenfasten*, →*F.-X.-Mayr-Kur*)

F

INFOS

📖 Axt, Peter/Axt-Gadermann, Michaela: Die Kunst, länger zu leben, [2]2004, S. 89ff.
Ehret, Arnold: Die schleimfreie Heilkost, [11]2000, S. 163ff.
Kluge, Heidelore: Gesund mit Hildegard von Bingen, 2005, S. 309ff., 343ff.
Kuhn, Christian: Heilfasten, 2003, S. 48ff.

💻 www.bleibjung.de
www.fasten-zentrum.de/Studien.html
www.tachherrdoktor.de/page.cgi?ID=18039 (Studien)
www.walford.com (Literatur und Studien)

FETAL PROGRAMMING

Dieses Konzept geht davon aus, dass das ungeborene Kind im Mutterleib für bestimmte Krankheiten schon vorprogrammiert wird (z. B. →*Diabetes mellitus*). Negative Einflüsse auf das ungeborene Kind können die Grundlage für Erkrankungen im späteren Leben bilden (→*Epigenetik*). Dass z. B. →*Rauchen* der Schwangeren zu Entwicklungsrückständen im späteren Leben des Kindes führt, ist bewiesen.

WIRKUNG: Psychosozialer →*Stress* während der Schwangerschaft, ungünstige Arbeitsbedingungen, falsche →*Ernährung*, Erkrankungen der Mutter sind weitere mögliche Störfaktoren, deren Einfluss auf die spätere Gesundheit des Kindes Wissenschaftler untersuchen.
Bei Erwachsenen ist bekannt, dass durch Veränderungen des Lebensstils (→*Lifestyle*) sich das Risiko für Fettleibigkeit (→*Fettsucht*) bzw. Herz-Kreislauf-Erkrankungen senken lässt. Welche Bedeutung der Lebensstil der Mutter während der Schwangerschaft auf die spätere Gesundheit hat, ist noch nicht abschließend geklärt. Einige Studien lassen vermuten, dass der gesunde Lebensstil der Schwangeren zur Vorbeugung von Erkrankungen im späteren Leben des Kindes an Bedeutung gewinnt.
Ein Blutzuckertest während der Schwangerschaft, der Schwangerschaftsdiabetes nachweist, und eine darauf folgende Ernährungsumstellung oder medikamentöse Behandlung der Mutter würde z. B. das Risiko des ungeborenen Kindes, später selbst an Diabetes zu erkranken, entscheidend herabsetzen. Amerikanische Wissenschaftler konnten in einer 2005 veröffentlichten Studie zeigen, dass Kinder, die von diabetischen und fettleibigen Müttern ausgetragen wurden, ein erhöhtes Risiko haben, Fettleibigkeit, hohen Blutdruck, Fettstoffwechselstörung und Glukoseintoleranz zu entwickeln. Im Interesse der Gesundheit des Kindes und die der Mutter sollte eine solche Störung frühzeitig entdeckt werden.

INFOS

📖 Beinder, E.: Fetalzeit und spätere Gesundheit: Das Beispiel intrauteriner Wachstumsrestriktion. Deutsches Ärzteblatt 104, A 644–650 (März 2007).

Boney, C. M. et al.: Metabolic Syndrome in Childhood: Association With Birth Weight, Maternal Obesity, and Gestational Diabetes Mellitus. Pediatrics 115, e290-e296 (Mar 2005).
Haimov-Kochman, R.: Fetal programming – the intrauterine origin of adult morbidity. Harefuah 144, 97–101, 151, 150 (Feb 2005).
Hocher, B.: Fetal programming of cardiovascular diseases in later life – mechanisms beyond maternal undernutrition. The Journal of Physiology 579, 287–288 (Mar 2007).
Pfab, T., Slowinski, T., Hocher, B. et al.: Low birth weight, a risk factor for cardiovascular diseases in later life, is already associated with elevated fetal glycosylated hemoglobin at birth. Circulation 114, 1687–1692 (Oct 2006).
Plagemann, A., Harder, T., Dudenhausen, J. W.: Mechanismen perinataler Programmierung am Beispiel der Körpergewichts- und Stoffwechselregulation. Der Gynäkologe 40, 248–255 (Apr 2007).
Schwab, M.: Fetale Hirnentwicklung und Programmierung von zerebralen Funktionsstörungen. Einfluss von pränataler Mangelernährung, Stress und Glukokortikoiden. Der Gynäkologe 40, 256–263 (Apr 2007).

www.gesundheit.de/familie/schwangerschaft-geburt/stress-im-mutterleib/index.html
http://idw-online.de/pages/de/news183733
www.institut-danone.de/pdf/schriftenreihe2.pdf

FETT/FETTSÄUREN

Sie zählen zusammen mit den Kohlenhydraten und Proteinen zu den drei Hauptnährstoffen, die dem Körper die Energie liefern. Mit 9,1 kcal/g sind sie der Hauptenergielieferant des menschlichen Organismus, wichtiger Bestandteil der Zellmembranen und Träger der fettlöslichen Vitamine A, D, E und K (→*Ernährung*).

Die Nahrungsfette (Triglyceride) bestehen aus Glycerin, das mit drei Fettsäuren verbunden ist. Aus den unterschiedlichen Fettsäuren ergeben sich die typischen Eigenschaften eines Fettes (zum Beispiel fest oder flüssig). Man unterscheidet drei Gruppen:

- Gesättigte Fettsäuren: in Butter, Kokosfett, Schmalz
- Einfach ungesättigte Fettsäuren: in Olivenöl, Rapsöl
- Mehrfach ungesättigte Fettsäuren, auch essenzielle Fettsäuren genannt. Wichtigste Vertreter sind Linolsäure (Omega-6-Fettsäure, zum Beispiel Sonnenblumenöl, Maiskeimöl, Weizenkeimöl, Distelöl) und Linolensäure (zum Beispiel Leinöl)

WIRKUNG: Mehrfach ungesättigte Fettsäuren müssen wir über die Nahrung aufnehmen, da sie unser Körper laut Deutscher Gesellschaft für Ernährung, DGE, Bonn, als wichtige Bausteine der Zellmembranen sowie für Gewebshormone benötigt. Für die Funktion von Nerven, Muskeln und Augen sind sie unentbehrlich. Hierzu zählen die Omega-6-Fettsäuren, zu deren Gruppe die Linolsäure gehört, sowie die Omega-3-Fettsäuren (Linolensäure).
Zahlreiche Studien stützen die Hypothese, dass der Verzehr langkettiger Omega-3-Fettsäuren, wie sie in Fisch oder Fischöl-Supplementen enthalten sind, die Gesamtsterblichkeit und das Auftreten verschiedener Herz-Kreislauf-Krankheiten reduziert, Blutfettwerte und den Blutdruck senkt, das Blut flüssig hält und die Durchblutung verbessert und so dem Altern und →*Alterskrankheiten* (Rheuma, koronare Herzkrankheit, Herzrhythmusstörungen, Arteriosklerose), die auf den Verzehr zu vieler tierischer Fette (in Wurst, Käse, Fleisch) zurückzuführen sind, entgegenwirkt.
Die DGE empfiehlt, ein- bis zweimal in der Woche Fisch zu verzehren – vor allem Seefische, wie Makrele, Lachs und Hering. Denn diese enthalten nicht nur sehr viel Omega-3-Fettsäuren, sondern auch weitere wertvolle Nährstoffe wie Vitamin A, Vitamin D, B-Vitamine und das lebenswichtige Spurenelement Jod, ein Bestandteil der Schilddrüsenhormone.
Omega-3-Fettsäuren sind auch in Nüssen und vielen Pflanzenölen wie Maiskeimöl, Sonnenblumenöl, Distelöl, Weizenkeimöl, Leinsamenöl, Hanföl, Raps- und Walnussöl enthalten.
Entsprechende →*Nahrungsergänzungsmittel* sorgen für angemessenen Ersatz, sie sollten aber Ihren Speiseplan grundsätzlich nach den Prinzipien gesunder und »anti-aging-gerechter« Ernährung ausrichten. Lassen Sie sich von Ihrem Arzt oder Apotheker beraten.

INFOS

📖 Bruker, Max O./Gutjahr, Ilse: Cholesterin – der lebensnotwendige Stoff, [6]2002, S. 73ff.
Morris, C. M. et al.: Fish consumption and cognitive decline with age in a large community study. Archives of Neurology 62, 1849–1853 (Dec 2005).

💻 www.dge.de/modules.php?name=News&file=article&sid=603

FETTSUCHT (ADIPOSITAS)

Fettsucht zeigt sich in sichtbarem Übergewicht und stark entwickeltem Fettgewebe, wobei nur selten Stoffwechselerkrankungen vorliegen. Von Adipositas spricht man ab einem →*BMI* (*Body-Mass-Index*) von mehr als 30. Man kann auch den Taillenumfang messen und so das Bauchfett schätzen. Bei einem Taillenumfang von mehr als 88 cm bei Frauen bzw. mehr als 102 cm bei Männern ist das Risiko für Folgeerkrankungen bereits erhöht. Ein einfaches Maßband um den Bauch ist das beste Hilfsmittel, um Patienten mit einem erhöhten Risiko für →*Arteriosklerose*, →*Diabetes mellitus* – und oft auch erniedrigtem Testosteronspiegel – zu erkennen und Präventionsmaßnahmen einzuleiten, so der Endokrinologe Prof. Dr. Armin Heufelder, München.

Adipositas wird definiert als eine Vermehrung des Körpergewichts durch eine übermäßige Ansammlung von Fettgewebe im Körper (unter der Haut und in Organen). Bei Männern macht →*Fett* 15 Prozent, bei Frauen 25 Prozent des Körpergewichts aus.

Ursachen können Störungen der endokrinen Drüsen (geben Hormone an den Körper ab, zum Beispiel Schilddrüse oder Zirbeldrüse), übermäßige Nahrungsaufnahme, Stressfaktoren oder erbliche Anlagen sein. Zu viel Kalorien und zu wenig →*Bewegung* galten lange als die beiden wichtigsten Ursachen für die Fettsucht. Dr. David Allison, University of Alabama, hat weitere wissenschaftliche Studien zusammengetragen und mehrere Gründe für die Fettsucht entdeckt. Hierbei wird vermutet, dass 50 bis 80 Prozent des Körpergewichts von den Genen abhängt:

1. Genetische Veranlagung
2. wenig und schlechter Schlaf
3. Umweltgifte und Chemikalien
4. Heizungen und Klimaanlagen
5. Geringer Tabakkonsum
6. Medikamente
7. Demographischer Wandel
8. Mehr Spätgebärende
9. Großmutters und Mutters Verhalten
10. Höhere Fruchtbarkeit

11. Partnerfindung
12. Infektionen
13. Hormone in Lebensmitteln
14. Abstillen
15. Ungünstige soziale Verhältnisse
16. Darmflora

Wissenschaftler um Peter Turnbaugh von der Washington University in St. Louis konnten in einer Studie (2006) zeigen, dass die Gene der Darmbakterien eine Rolle bei der Fettleibigkeit spielen. Die Trillionen an Darmbakterien sind natürliche Bewohner unseres Darms und könnten durch ihren unterschiedlichen Nahrungsabbau Einfluss auf das Körpergewicht haben. Im Darm Fettleibiger sind die guten Nahrungsverwerter häufiger. Ob hier neue therapeutische Ansätze sinnvoll sind, ist noch nicht geklärt.

WIRKUNG: Dr. med. Max O. Bruker, einer der Vorkämpfer für gesunde Ernährung, spricht von einer »echten und ernst zu nehmenden Krankheit, die eine nachweisbare Verkürzung der Lebensdauer bewirkt«. Übergewicht kostet Lebensjahre! Dr. Bruker erwähnt Berechnungen, dass ein Übergewicht von zehn Prozent die Lebenserwartung um 17 Prozent verkürzt, ein Übergewicht von 30 Prozent um 40 Prozent. Er stuft Fettsucht als ernährungsbedingte Zivilisationskrankheit ein, die zusammen mit →*Arteriosklerose*, Bluthochdruck, →*Diabetes mellitus* und Erkrankungen der Gelenke, Muskeln und Wirbelsäule auftritt. Auch das Krebsrisiko sei bei Übergewichtigen erhöht. Vitalstoffmangel durch raffinierte, in der Fabrik veränderte Nahrungsmittel wie die Auszugsmehle und Fabrikzuckerarten sieht Bruker als Krankheitsverursacher an, die Stoffwechselstörungen verursachen. Der Arzt empfiehlt Vollkornprodukte, viel Frischkost, rohe Gemüsesalate, viel zu trinken und nicht mehr als drei Mahlzeiten (keine Zwischenmahlzeiten).
Ebenfalls entschlackend wirke **Apfelessig**, der laut Dr. Bruker den Fettabbau unterstützt, den Stoffwechsel stimuliert, den Appetit und das Süßigkeitsverlangen hemmt und zur schnelleren Sättigung beiträgt. Empfohlen werden außerdem Ausdauersportarten wie Fahrradfahren, Schwimmen und Joggen (→*Bewegung*).

Welche Bedeutung →*Ernährung* und Bewegung bei der Fettsucht haben, ist noch nicht endgültig bewiesen. An neuen →*Diäten* und Bewegungsprogrammen scheitern Dicke längerfristig immer wieder. Das Abnehmen selbst wird sogar als Ursache für eine erhöhte Sterberate gesehen (dänischer Epidemiologe Thorkild Sorensen). Die Fetteinlagerungen unter der Haut scheinen im Gegensatz zum Bauchfett keine gesundheitlichen Nachteile zu haben.
Dass gesunde Ernährung und Bewegung jedoch gut für die Vorbeugung von Herz-Kreislauf-Erkrankungen und →*Diabetes mellitus* sind, ist nicht zu bezweifeln, jedoch ist hier die reine Gewichtsreduzierung zweitrangig.

Die neue Pille Acomplia mit dem Wirkstoff Rimonabant ist seit September 2006 auf dem Markt. Sie soll extrem Übergewichtigen das Abnehmen erleichtern.

INFOS

📖 Bruker, Max O.: Idealgewicht ohne Hungerkur, [27]2003, S. 16ff., 37ff.
Evers, M.: Raus aus der Todeszone. Der Spiegel 27, 114 (3. Juli 2006).
Keith, S. W., Redden, D. T., Allison, D. et al.: Putative contributors to the secular increase in obesity: exploring the roads less traveled. International Journal of Obesity 30, 1585–1594 (Nov 2006).
Knoll, G., Friebe, R.: Warum bin ich bloß so dick? Frankfurter Allgemeine Sonntagszeitung 29, 57 (23. Juli 2006).
Leinmüller, R.: Andrologie: Bauchumfang korreliert mit Testosteronspiegel. Deutsches Ärzteblatt 103, A-638 (März 2006).
Pollmer, Udo/Warmuth, Susanne: Lexikon der populären Ernährungsirrtümer, 2000, S. 291ff.
Pollmer, Udo/Frank, Gunter/Warmuth, Susanne: Lexikon der Fitness-Irrtümer, 2003, S. 132ff.
Turnbaugh, P. J., Ley, R. E., Mahowald, M. A. et al.: An obesity-associated gut microbiome with increased capacity for energy harvest. Nature 444, 1027–1131 (Dec 2006).

💻 www.aerztezeitung.de/docs/2006/08/21/145a0405.asp?cat=/medizin/cholesterin
www.adipositas-akademie.de
www.adipositas-gesellschaft.de
www.emea.europa.eu/humandocs/Humans/EPAR/acomplia/acomplia.htm
www.meine-gesundheit.de/152.0.html
www.onmeda.de/aktuelles/news/index.html?id=2027

FITNESS

Darunter versteht man körperliches und geistiges Wohlbefinden sowie Belastbarkeit im Alltag. Fitness heißt, Stresssituationen zu meistern (→*Stress*) und körperliche Grenzen zu erweitern. Motivation, Stressbewältigung und Freude sind Leitziele. Die genaue Definition des Begriffs ist schwierig, da er als Modebegriff von verschiedenen Personen und Interessengruppen unterschiedlich interpretiert und verwendet wird.

Studien belegen, dass durch ein gezieltes Fitnesstraining das Risiko für Zivilisationskrankheiten wie Herzinfarkt und Fettleibigkeit verringert, Konzentrations- und Lernfähigkeit, Beweglichkeit und Koordination gesteigert werden. Zur Fitness von Körper und Geist gehört ebenso eine gesunde →*Ernährung*.

Ein »fittes Herz« kann laut Colcombe et al. die biologischen und geistigen →*Alterungsprozesse* verlangsamen.

INFOS

📖 Colcombe, S. J. et al.: Cardiovascular fitness, cortical plasticity, and aging. Proceedings of National Academy of Science USA 101, 3316–3321 (Mar 2004).

LaMonte, M. J., Blair, S. N.: Physical activity, cardiorespiratory fitness, and adiposity: contributions to disease risk. Current Opinion in Clinical Nutrition and Metabolic Care 9, 540–546 (Sep 2006).

LaMonte, M. J., Blair, S. N., Church, T. S.: Physical activity and diabetes prevention. Journal Applied Physiology 99, 1205–1213 (2005).

💻 www.fitness.leitfaden.net/index.html

http://de.wikipedia.org/wiki/Fitness

FLAVONOIDE

Flavonoide (lat. flavus: gelb; die meisten dieser Substanzen in ihrer reinen Form haben eine gelbliche Farbe) gehören zu den →*sekundären Pflanzenstoffen* und sind eine Untergruppe der →*Polyphenole*.

Flavonoide bieten der Pflanze Schutz vor äußeren schädlichen Einflüssen, daher finden sich die höchsten Konzentrationen in den äußeren Blättern (zum Beispiel bei Kohlgemüsen, Salaten) oder in Schalen. (S. a. →*Tabelle sekundäre Pflanzenstoffe*)

INFOS

💻 www.g-netz.de
www.ernaehrungs-umschau.de/archiv/basiswissen/?id=316

FOLSÄURE →*Ernährung/Vitamine*

FRACTIONAL LASER →*Thermage*

FREIE RADIKALE

Freie Radikale (engl. Reactive Oxygen Species, ROS) sind aggressive Moleküle/Atome mit ungepaarten Elektronen (z. B. Sauerstoffatome), die auf der Suche nach ihrem fehlenden Elektron intakten Molekülen im Körper ein Elektron »rauben«. Bevorzugt werden Zellmembranen, Chromosomen (Erbgut) oder Gewebe im Körper, das dadurch geschädigt oder zerstört wird und somit vorzeitig altert. Freie Radikale entstehen bei allen Stoffwechselprozessen im Körper (Oxidation durch Sauerstoff), aber auch durch äußere Einflüsse wie UV-Licht, körperliche Belastung, Nitrat, Luftverschmutzung, Pestizide, Lösungsmittel, Wohngifte, Tabak (→*Rauchen*) und →*Alkohol*, Ernährungsdefizite, Medikamente, körperlichen oder seelischen →*Stress*. In kleinen Mengen stellen freie Radikale kein Problem für den menschlichen Organismus dar, da dieser über ein Schutzsystem verfügt, um diese aggressiven Radikale unschädlich zu machen. In größeren Mengen wird das Reparatursystem des Körpers jedoch durch sie überlastet.

WIRKUNG: Zellen sterben ab oder verändern sich so, dass Krankheiten entstehen. Man spricht von →*oxidativem Stress*, was sich im Blut oder auch im Urin nachweisen lässt. Sauerstoff in Form von freien Radikalen fördert den vorzeitigen →*Alterungsprozess*, auch den der Haut (→*Hautalterung*), und kann das Krebsrisiko erhöhen.
Doch ist der Körper diesem oxidativen Stress nicht hilflos ausgeliefert. Jeder gesunde Mensch verfügt über einen Selbstschutz, der die freien Radikale neutralisiert und unschädlich macht: die →*Antioxidanzien*. Dazu gehören bestimmte Vitamine, Mineralstoffe (→*Ernährung*), Enzyme und →*sekundäre Pflanzenstoffe*.

INFOS

📖 Döll, Michaela: Antiaging mit Antioxidantien, 2006, S. 39ff.
Hamm, Michael/Berg, Aloys: Fit-Faktor Enzym-Hefezellen, 2006, S. 70ff.
Palmieri, B., Sblendorio, V.: Oxidative stress detection: what for? Part I. European Review for Medical and Pharmacological Sciences 10, 291–317 (Nov–Dec 2006).
Wienecke, Elmar: Fit für Freie Radikale, 2005, S. 54ff.

FUNKTIONELLE OBST-/GEMÜSESÄFTE

Sie sind ähnlich wie funktionelle Lebensmittel (Functional Food) mit Vitaminen, Mineralstoffen (→*Ernährung*), →*Antioxidanzien*, →*sekundären Pflanzenstoffen* (Carotinoiden, Polyphenolen) und/oder mit →*probiotischen* und →*prebiotischen* Bakterienstämmen oder mit Omega-3-Fettsäuren angereichert und sollen laut Meinung von Experten einen zusätzlichen gesundheitlichen Nutzen bieten, wie z. B. Krankheitsrisiken reduzieren (degenerative Krankheiten, u. a. Herz-Kreislauf-Erkrankungen, Dickdarmkrebs, Herzinfarkt) sowie entzündungshemmend wirken und damit allgemein →*Alterungsprozesse* verzögern.

WIRKUNG: Im Rahmen eines im August 2006 begonnenen dreijährigen Forschungsprojekts soll am Institut für Verfahrenstechnik der Bundesforschungsanstalt für Ernährung und Lebensmittel, BfEL, Karlsruhe, ein spezielles Verfahren entwickelt werden, um funktionelle Säfte aus →*Aroniabeeren* (Aronia melanocarpa) herzustellen. Diese haben durch ihren hohen Anteil an →*Flavonoiden* eine hohe →*antioxidative* Wirkung sowie einen hohen →*RPF-Faktor* und können somit vor →*freien Radikalen* schützen. Durch thermischen und/oder mechanischen Zellaufschluss lässt sich das Fruchtgewebe so aufbereiten, dass laut BfEL hochwertige Aroniasäfte gewonnen werden können. Ziel ist es, die im Trester (nicht genutzter Verarbeitungsrückstand) noch enthaltenen Procyanidine (gehören zu den Flavonoiden) zu nutzen und somit einen funktionellen Aroniasaft mit hohem Procyanidingehalt zu erzeugen. Im Gegensatz zu ACE-Vitaminsäften werden dem Saft hierbei keine zusätzlichen Stoffe zugesetzt.
Die Deutsche Gesellschaft für Ernährung e. V., DGE, bewertete in einem Bericht vom September 2002 den Markt für funktionelle Lebensmittel kritisch: »Functional Food ist grundsätzlich keine

Garantie für eine bedarfsgerechte und ausgewogene Ernährung. Ernährungsfehler lassen sich auch durch den Verzehr von funktionellen Lebensmitteln nicht beseitigen.«
Lycopin ist ein Pflanzenfarbstoff. Er zählt zu den →*Carotinoiden*, kann ebenfalls vor freien Radikalen, vor Krebs- und Herz-Kreislauf-Erkrankungen schützen und gibt den Tomaten die rote Farbe. In geringen Mengen ist er in pinkfarbenen Grapefruits, in Wassermelonen und Kürbissen enthalten.

INFOS

Stahl, W., Sies, H.: Uptake of lycopene and its geometric isomers is greater from heat processed than from fresh tomatoes. Journal of Nutrition 122, 2161–2166 (1992).

www.bfel.de
www.bioland-bw.de
www.dge.de
www.fruchtsaft-bayer.de
www.rabenhorst.de
www.walthers.de/blogs/index.php?p=547&more=1&c=1&tb=1&pb=1
http://de.wikipedia.org/wiki/Lycopin
http://de.wikipedia.org/wiki/Functional_Food
http://orgprints.org/5364/01/5364-02OE205-IVE-Mayer-Miebach-2004-karottensaft.pdf (Bericht BfEL)

F.-X.-MAYR-KUR

Der österreichische Arzt Dr. Franz Xaver Mayr (1875–1965) aus Gröbming in der Obersteiermark hat diese nach ihm benannte diagnostisch-therapeutische Methode entwickelt, in deren Mittelpunkt die Darmentgiftung, -entschlackung und -reinigung steht. Bei der Diagnose wird die gesamte Stoffwechsel- und Gesundheitssituation des Patienten berücksichtigt. Die Kur soll laut der Internationalen Gesellschaft der Mayr-Ärzte, Igls (Österreich), zu einer »gesünderen Neuordnung der Ernährungs- und Lebensweise und zu Verbesserung des Allgemeinzustands« führen. Die Selbstheilungskräfte des Körpers werden aktiviert.

WIRKUNG: Die ursprüngliche F.-X.-Mayr-Kur beruhte auf den Grundsätzen der drei »S«:

1. *Schonung*: Entlastung, Erholung und Regeneration des Darms von schwer verdaulichen Nahrungsmitteln, entweder durch Heil- oder Teefasten oder durch eine Milch-Semmel-Diät, bei der die Kuhmilch durch Sauermilcharten, Joghurt, Schafsjoghurt, Sojamilch oder Mandelmilch ersetzt werden kann.
2. *Säuberung*: Reinigung des Darms von Schlacken und Nahrungsmittelresten. Besonders wichtig dabei ist die regelmäßige vom ausgebildeten Mayr-Arzt durchzuführende manuelle Bauchbehandlung.
3. *Schulung*: Der Darm soll wieder lernen, optimal zu verdauen. Dabei helfen Kau- und Esstraining, viel Trinken sowie die Umstellung auf eine vernünftige, künftig gesündere Ernährungs- und Lebensweise. Eine spezielle Bauchmassagetechnik regt die Darmtätigkeit an und vertieft die Atmung.

Drei weitere Grundsätze hat Dr. med. Martin Winkler (Parkhotel Igls – Zentrum der modernen Mayr-Medizin, Innsbruck/Igls) hinzugefügt, der die »Neue F.-X.-Mayr-Kur« prägte:

4. *Substitution*: Dem Körper werden bestimmte Vitalstoffe, Vitamine und Spurenelemente (→*Ernährung*), die der geschädigte Darm nur unzureichend aufnehmen kann, in Form von Zusatzpräparaten gezielt zugeführt.
5. *Sport*: Durch körperliche Aktivitäten wird der Kreislauf in Schwung gebracht und die Darmtätigkeit angeregt.
6. *Selbstfindung*: Der Patient soll seine seelische Situation erkennen und wieder ins seelische Gleichgewicht finden.

Die Darmsanierung und Entsäuerung (→*Übersäuerung*) des Körpers trägt als Anti-Aging-Effekt zur Verjüngung der Haut sowie des gesamten Organismus bei. (S. a. →*Säure-Basen-Gleichgewicht; Studien*)

F

INFOS

Bachmann, Robert M.: Die F.-X.-Mayr-Kur, 2004.
Zierden, Irmgard: Einfach schön mit F. X. Mayr, 2004.
Zierden, Irmgard/Stossier, Harald: Ganz Frau und ganz gesund durch F. X. Mayr, 2004.
Zierden, Irmgard/Mayr, Peter: F.X. Mayr-Kur: Das Basisbuch, 2005.

www.fxmayr.com (Internationale Gesellschaft der F.-X.-Mayr-Ärzte. Von der Gesellschaft zertifizierte Zentren für Moderne Mayr-Medizin)
www.fxm.at

GEBET

Das Gebet kann →*Stress* mindernde Wirkung haben, stellte der Psychiater Dr. Harold Koenig, Direktor des Zentrums für religiöse, spirituelle und gesundheitliche Studien der Duke-University in North Carolina, in zahlreichen Studien fest: »Immun-, Hormon- und Kreislaufsystem werden durch das im Gebet gezeigte positive Denken und Vertrauen aktiviert und fördern eine der Gesundheit zuträgliche, entspannte Haltung.« Aber auch mit einer generell positiven, optimistischen Lebenshaltung (→*Lifestyle*) können solche Ergebnisse erzielt werden. Dafür seien Neurotransmitter (biochemische Botenstoffe im Gehirn, die die Informationen von einer zur anderen Nervenzelle weitergeben) verantwortlich, wie etwa das Serotonin, die das Wohlbefinden fördern und stets bei →*Entspannung* freigesetzt werden.
Dies fand auch der Mediziner Dr. Herbert Benson an der Harvard University 1997 heraus. Statistisch gesehen scheinen Wohlbefinden und Langlebigkeit durch Gebet und Glaube signifikant anzusteigen. Wiederholtes Gebet und die Abweisung störender Gedanken würden körperliche Veränderungen in Gang bringen, die Entspannung bewirken – nach Dr. Bensons Untersuchung eine gute Therapie bei der Behandlung von verschiedenen Leiden wie Bluthochdruck, Herzrhythmusstörungen, chronischen Schmerzen, leichten bis mittleren Depressionen und anderen Erkrankungen.
Inwieweit sich Fürbittengebete auf den Genesungsprozess von Patienten auswirken, die einen Herzkatheter erhielten, untersuchte der US-Herzspezialist Dr. Mitchell W. Krucoff, Klinikleiter in North Carolina in zwei Studien 2001 und 2005. Ergebnis bei der ersten Studie: In der Patientengruppe (30 von 150), für die von verschiedenen Glaubensgemeinschaften intensiv gebetet wurde (Patienten und Ärzte wussten davon nichts), traten nach dem Eingriff deutlich weniger Komplikationen auf. Anders sah es beim Ergebnis der in der Fachzeitschrift The Lancet 2005 publizierten zweiten Studie aus: Dieses Mal hatten die Gebete von zwölf Glaubensgemeinschaften auf der ganzen Welt (von Christen über Buddhisten bis hin zu Moslems und Juden) für die Hälfte der Gruppe von 748 Teilnehmern, die davon nichts wussten, keine besonderen Wirkungen erzielt. Ausnahme war eine kleine Gruppe von 84 Patienten, die »hoch dosierte« Fürbittengebete erhiel-

ten: Zwölf Glaubensgemeinschaften hatten für die Gesundheit der Patienten gebetet und zwölf weitere Gemeinden für den Beterfolg der ersten Gebetsgruppe. Nach eigenen Aussagen versuchte Dr. Krucoff in seiner zweiten Studie »Wirkungen zu messen, für die es keine wissenschaftliche Erklärung gibt«.

Kritisch betrachtet diese Methode der Psychologe Dr. Michael Utsch von der Evangelischen Zentralstelle für Weltanschauungsfragen in Berlin. Das Gebet lässt sich nicht mechanisch in puren Zahlen erfassen, bemerkt er, und sollte daher nicht aus seinem Zusammenhang gerissen und in medizinischen Studien instrumentalisiert werden. Doch lieferten die ihm bekannten, in zwei Meta-Analysen zusammengefassten Studien eindeutige Indizien für die Wirksamkeit von Fürbittengebet und Geistheilung. Sie liege zwischen 57 und 70 Prozent.

Das Verbindende zwischen der Meditation eines Buddhisten und des Gebets eines Christen sei laut Dr. Utsch die Absichtslosigkeit. Gelassenheit entstehe als Nebeneffekt. Der Christ füge seiner Bitte hinzu: »Aber nicht wie ich will, sondern wie du willst.« Das Gebet sollte nicht als Mittel zum Zweck missverstanden werden. Die persönliche Haltung des Betenden dürfe man nicht übersehen.

Dies fand die Soziologin Margaret Poloma, University of Akron in Ohio, in ihren Studien in den 1990er-Jahren heraus. Ihr Fazit: Die Probanden fühlten sich gesundheitlich umso besser, je »persönlicher« ihre Gottesbeziehung und von Gefühlen »zwangloser Intimität« geprägt war. Entscheidend waren der innere Friede und die Überzeugung, »Gott nahe zu sein und von ihm geführt zu werden«. Hingegen konnten Menschen wenig Nutzen aus ihrem Glauben ziehen, die eher formal an Gott glaubten oder mit der fordernden Haltung: Was kann Gott mir geben? (S. a. →*Glaube*)

G

INFOS

📖 Ai, A. L., Peterson, C., Bolling, S. F. et al.: Private prayer and the optimism of middle-age and older patients awaiting cardiac surgery. The Gerontologist, 42, 70–81 (Feb 2002).

Benson, Herbert/Stark, Marg: Heilung durch Glauben, 2002.

Bösch, Jakob: Spirituelles Heilen und Schulmedizin, 2006.

Flanelli, K. J., Ellison, C. G.: Methodological issues in Research on Religion and Health. Southern Medical Journal 97, 1231–1241 (2004).
Kann man Menschen gesundbeten? Mediziner erforschen die Heilkraft des Gebets. Elske Brault u.a. im Gespräch mit Dr. Michael Utsch. Rundfunksendung vom 20.11.2005 auf NDRkultur Glaubenssachen.
Krucoff, M., W. et al.: Integrative noetic therapies as adjuncts to percutaneous intervention during unstable coronary syndromes: Monitoring and Actualization of Noetic Training (MANTRA) feasibility pilot. American Heart Journal 142, 760–769 (Nov 2001).
Krucoff, M., W. et al.: Music, imagery, touch, and prayer as adjuncts to interventional cardiac care: the Monitoring and Actualisation of Noetic Trainings (MANTRA) II randomized study. The Lancet 366, 211–217 (Jul 2005).
Poloma, Margaret M./Gallup, George H.: Varieties of Prayer, 1991.
Sehnsucht nach Heilung. Birte vom Bruck u. a. im Gespräch mit Dr. Michael Utsch. Radiosendung vom 1.11.2006, swr2 Glaubensfragen. Manuskript: http://db.swr.de/upload/manuskriptdienst/glaubensfragen/gl20061026_3948.rtf
Utsch, M., Kersebaum, S.: Hilfe von oben: Gehirn&Geist 1–2, 12–16 (2006).

www.dukespiritualityandhealth.org
www.morgenpost.de/content/2006/04/16/wissenschaft/823491.html
www.psychology-of-religion.de
www.psychophysik.com/html/re-0752-glaube-heilung.html

GEHIRNJOGGING

So wird die Fitness für den Kopf seit 1981 genannt. Die Grundidee ist bereits in der Antike bekannt. Durch eine ganz gezielte Beanspruchung des Gehirns sollen Leistungsfähigkeit und Lernvorgänge geschult und gefördert werden. Denn auch das Gehirn altert und die Gedächtnisleistung nimmt im zunehmenden Alter ab, wird diese nicht trainiert. Ähnlich wie die Muskeln muss das Gehirn ständig gefordert werden und benötigt Anregungen, um fit zu bleiben.

Den Begriff »Gehirnjogging« entwickelt und geprägt haben 1981 der Hirnforscher Prof. Dr. Bernd Fischer, ehemaliger Chefarzt der einzigen deutschen Memory-Klinik (Reha-Klinik Klausenbach, Schwerpunktklinik für Hirnfunktionsstörungen), und Dr. Siegfried Lehrl, Diplom-Psychologe und Gedächtnisexperte sowie Vorsitzender der Gesellschaft für Gehirntraining e.V. (GfG), Ebersberg. Die Fischer-Lehrl-Methode ist laut Angabe der Experten wissenschaftlich erprobt. Sie nennt sich MAT (Mentales Aktivierungs-Training) und soll die geistige Leistungsfähigkeit erhalten und steigern. Die 1989 gegründete GfG hat sich auf dieses Training spezialisiert, bietet Workshops an und bildet Trainer aus.

WIRKUNG: Dr. Siegfried Lehrl hatte bei seinen Krankenhauspatienten beobachtet, dass bereits nach drei Wochen der IQ (Intelligenzquotient) um 20 IQ-Punkte sinkt. Ältere Menschen würden nie mehr die frühere Leistungsfähigkeit des Gehirns erreichen. Ähnliche Effekte hätten Faulenzurlaub, Bettlägerigkeit, Bewegungseinschränkung, häufiges Dösen, allgemeine Langeweile. Prof. Dr. Fischer wies dann bei seinen Krankenhauspatienten nach, dass sich die Talfahrt des IQ durch Gehirnjogging stoppen lässt.
Nach vier Wochen täglichem Gehirnjogging (Lern-, Gedächtnis-, Wort- und Zeichenspiele, Denk- und Merkaufgaben sowie Entspannungsübungen) konnten sich die Patienten mehr merken, schneller denken, waren effektiver und konzentrierter. Dr. Siegfried Lehrl ergänzt: »Wir haben Studien gemacht, in denen sich der IQ innerhalb von vier Wochen um durchschnittlich 15 Punkte steigern ließ. Dann ist aber ein Plateau erreicht, der IQ wächst nicht ins Unendliche.«
Wichtig, so Prof. Dr. Fischer, sei das tägliche Training. Ansonsten mache der Geist erhebliche Rückschritte, die mit zunehmendem Alter nur schwer und oft genug überhaupt nicht mehr wettzumachen seien. Beide Wissenschaftler betonen, dass geistige Leistungsfähigkeit auch äußerlich sichtbar sei: »Die Personen sind fitter und sehen jünger aus.«
Wichtig fürs Gehirn und die Vorbeugung des geistigen Abbaus, dies belegen auch wissenschaftliche Studien, sind daneben auch →*Bewegung*, Schreiben, Ruhe und →*Entspannung*, genügend →*Schlaf*, →*Lachen*, soziale Kontakte, Kaugummi kauen und eine gesunde →*Ernährung*, vor allem mit Lebensmitteln, die →*Antioxidanzien* und B-Vitamine (→*Ernährung/Vitamine*) enthalten, Vollkornprodukte, Gemüse, Obst, Hülsenfrüchte und Fisch. Genießen Sie das Essen und trinken Sie ausreichend, etwa zwei Liter pro Tag, am besten →*Wasser*, Kräutertees oder Saftschorlen, →*Alkohol* nur in Maßen und verzichten Sie aufs →*Rauchen*, sind weitere Tipps der Fachleute. Anregungen fürs Gehirnjoggen finden Sie bei der rechts stehenden Linkauswahl.

INFOS

📖 Berchem, Frank: Gehirn-Jogging, 1995.
Klingberg, T., Fernell, E., Olesen, P. J. et al.: Computerized Training of Working Memory in Children With ADHD: A Randomized, Controlled Trial. Journal of the American Academy of Child and Adolescent Psychiatry 44, 177–186 (2005).
Lehrl, S.: Machen stationäre Krankenhausaufenthalte dumm? Klinikarzt 10, 789–796 (1981).
Lehrl, S., Fischer, B., Eissenhauer, A. H.: Gehirn-Jogging. Fortschritte der Medizin 101, 1217–1218, 1259 (1983).
Lehrl, S.: Die Talfahrt des IQ im Krankenhaus. Psycho 10, 198–213 (1984).
Lehrl, S./Fischer, B.: Steigerung der geistigen Leistungsfähigkeit im Alter. Nervenheilkunde 5, 173–181 (1986).
Lehrl, S., Fischer, B: Vergleich der klinischen Relevanz von mentalem Training und der Behandlung mit Nootropika bei Patienten mit organischem Psychosyndrom. Zeitschrift für Gerontopsychologie und -psychiatrie 1, 205–221 (1988).
Olesen, P. J., Westerberberg, H., Klingberg, T.: Increased prefrontal and parietal activity after training of workings memory. Nature Neuroscience 7, 75–79 (Jan 2004).
Speed Weed, W.: Fitness fürs Gehirn. So bringen Sie Ihre grauen Zellen auf Vordermann. Reader's Digest, 64–69 (Dez 2006).
Weidenhammer, W., Glowacki, H., Gräßel, E.: Wie führt man zerebrales Training in der Praxis durch und was hat sich bewährt? Pregeriatrics-Geriatrics-Rehabilitation 2, 66–76 (1986).

💻 www.gfg-online.de
www.gesundheitpro.de/Gehirnjogging
www.kasyx.de
www.methode.de/bu/dmb/buberc01.htm
www.rehaklinik-klausenbach.de
www.schwabe.de/mental-aktiv

GEHIRNNAHRUNG →*Gehirnjogging*

GEMÜSESÄFTE →*Funktionelle Obst-/Gemüsesäfte*

GINKGO BILOBA

Der Name kommt aus dem Chinesischen (= »Silberne Aprikose«): der Zusatz »biloba« bedeutet »zweilappig«, da die Blätter fächerförmig mit einem Spalt in der Mitte angeordnet sind und deshalb zweilappig aussehen.

Ginkgo biloba wird auch Silberpflaume, Ginkgobaum, japanischer Tempelbaum, Fächerblattbaum oder Fächerbaum genannt und stammt aus Ostasien, wo er als heiliger Baum sowie als Symbol für Hoffnung, langes Leben, Fruchtbarkeit, Lebenskraft und Unbesiegbarkeit gilt. In Europa wird der 30 bis 40 m hoch wachsende sommergrüne Laubbaum seit Mitte des 18. Jahrhunderts als Zierbaum gepflanzt. In der westlichen Wissenschaft bekannt gemacht hat ihn der Arzt und Forschungsreisende Engelbert Kaempfer (1651–1716), der den Baum in seinem Werk »Amoenitatum Exoticarum« 1712 für die westliche Welt genau beschrieb.

WIRKUNG: Laut eigenen Angaben analysierte man in den Laboratorien der Karlsruher Firma Dr. Willmar Schwabe Arzneimittel GmbH & Co. KG erstmals systematisch die Inhaltsstoffe des Ginkgos und dessen Wirkungen.
Studien deuten darauf hin, dass Ginkgo-Extrakt den Beginn einer Alzheimer-Erkrankung (→*Demenz*) hinauszögern könnte.
Eine Studie zur realen Versorgungssituation von Demenzkranken in Deutschland, an der 683 Demenzpatienten in 133 Praxen teilgenommen haben, zeigte, dass die Therapie mit täglich 120 mg des Ginkgo-biloba-Spezialextrakts EGb 761 (Tebonin) nicht nur die kognitive Leistungsfähigkeit der im Durchschnitt 74 Jahre alten Patienten günstig beeinflusst habe, berichtete Prof. Dr. Michael Koller, Leiter des Zentrums für Klinische Studien, Klinikum der Universität Regensburg, sondern auch ihre Stimmung und die Fähigkeit, im Alltag zurechtzukommen. Ferner habe sich die Lebensqualität der Angehörigen in allen bewerteten Bereichen gebessert. Die Krankheit konnte bei geringeren Personal- und Pflegekosten hinausgezögert werden, so das Fazit der Studie.
Weitere Eigenschaften der Inhaltsstoffe (Ginkgo-Flavonglykoside und Terpenlactone) in diesem Ginkgo-Extrakt haben wissenschaftliche Untersuchungen der Arbeitsgruppe von Prof. Dr. Walter E. Müller, Geschäftsführender Direktor des Pharmakologischen Instituts für Naturwissenschaftler am Biozentrum der Universität Frankfurt, herausgefunden. Sie

- schützen und stabilisieren bestimmte Zellstrukturen, die sogenannten Mitochondrien, die »Kraftwerke« der Zelle,
- verbessern altersbedingte Defizite in den Botenstoffen des Gehirns,
- können die schädlichen →*freien Radikale* »entschärfen«, die das Mitochondrium, aber auch andere zelluläre Strukturen in zunehmenden Alter schädigen können, sodass die kognitiven Fähigkeiten nachlassen oder auch Nervenzellen absterben können,
- können bereits geschädigte Mitochondrien wieder »flott« machen,
- können die Fließeigenschaften des Bluts verbessern,
- helfen bei Gedächtnisschwäche und Konzentrationsstörungen und können Schäden an den Nervenzellen verhindern.

Bei gesunden Erwachsenen konnten ältere Studien nicht immer die Verbesserung der Gedächtnisleistung durch Ginkgo-Extrakte nachweisen.
Neuere Studien der letzten fünf Jahre zum Ginkgo-biloba-Spezialextrakt EGb 761 kommen dagegen zu positiven Ergebnissen. In einer Studie, veröffentlicht in MMW-Fortschritte der Medizin im März 2003, wurde nachgewiesen, dass ältere gesunde Menschen sich nach der Einnahme von täglich 240 mg Ginkgo-biloba-Spezialextrakt EGb 761 nach 14 Tagen mental leistungsfähiger fühlten und weniger depressiv waren als eine Vergleichsgruppe, die nur ein Placebo erhalten hatte.
Dass sich die Leistungsfähigkeit bei gesunden Menschen bei der Bildschirmarbeit durch die tägliche Einnahme von 240 mg Ginkgo-biloba-Spezialextrakt EGb 761 (Tebonin) »erheblich verbessern« und gleichzeitig »die Stresstoleranz und Lebensqualität steigern lässt«, fand das Team um Privatdozent Dr. Reiner Kaschel, Universität Osnabrück, in einer neuen Studie heraus, die im Februar 2007 veröffentlicht wurde.
Die WHO erkennt Ginkgo biloba als Antidementivum in der seit Januar 2000 gültigen neuen ATC-Klassifikation für Arzneimittel an.

G

INFOS

📖 Cieza, A., Maier, P., Pöppel, E.: Die Wirkung von Ginkgo biloba bei gesunden älteren Menschen. MMW-Fortschritte der Medizin, Originalien 1, 5–10 (2003).

Cieza, A., Maier, P., Pöppel, E.: Ginkgo biloba wirkt auch bei Gesunden. Ältere Menschen fühlen sich mental leistungsfähiger. MMW-Fortschritte der Medizin 10, 51 (März 2003).
Cieza, A., Maier, P., Pöppel, E.: Effects of Ginkgo biloba on mental functioning in healthy volunteers. Archives of Medical Research 34, 373–381 (Sep 2003).
Eckert, A., Keil, U., Scherping, I. et al.: Stabilization of mitochondrial membrane potential and improvement of neuronal energy metabolism by Ginkgo biloba extract EGb 761. Annals of the New York Acadademy of Sciencesm 1056, 474–485 (Nov 2005).
Elsabagh, S., Hartley, D. E., Ali, O. et al.: Differential cognitive effects of Ginkgo biloba after acute and chronic treatment in healthy young volunteers. Psychopharmacology 179, 437–446 (May 2005).
Heinen-Kammerer, T., Motzkat, K., Daniel, D., et al.: The situation of patients with dementia may be rectified by Ginkgo biloba. Results of a health services research study concerning the ability of patients with dementia, quality of life of the nursing family members and total treatment costs. MMW-Fortschritte der Medizin 147, Suppl. 3, 127–33 (Oct 2005).
Loew, D.: Stellenwert von Ginkgo biloba in der Behandlung der Alzheimer-Demenz. Wiener Medizinische Wochenschrift 152, 418–422 (Aug 2002).
Nathan, P. J., Tanner, S., Lloyd, J. et al.: Effects of a combined extract of Ginkgo biloba and Bacopa monniera on cognitive function in healthy humans. Human Psychopharmacology 19, 91–96 (Mar 2004).
Kaschel, R., Hörr, R., Kresimon, J., Rychlik, R.: Einfluss von Ginkgo-Spezialextrakt EGb 761 auf die Leistungsfähigkeit bei gesunden Probanden am Bildschirmarbeitsplatz. Offene klinische Studie im Prä-Post-Design mit Kontrollgruppe. Journal für Pharmakologie und Therapie 1, 3–9 (2007).

www.gesundheit.com/gc_detail_20_gc01050402.html
www.mmw.de/contentDisplay.do?cid=115526
www.planet-weimar.de
www.tebonin.de

GINSENG

Ginseng (chinesisch renshen: Gilgen, Samwurzel, Kraftwurz. Wissenschaftlicher Gattungsname Panax, abgeleitet von der griechischen allheilenden Göttin Panacea). Die knollige, bis zu 80 cm hoch wachsende Staudenpflanze wächst hauptsächlich in Gebirgs- und Waldregionen in Korea, im nordöstlichen China und im östlichen Sibirien. Botanisch ist sie mit dem Efeu verwandt. In Asien galt die Ginsengwurzel als Sinnbild für Gesundheit und langes Leben. Dadurch war die Wurzel wertvoller als Gold. In Korea wird sie heute auf großen

Plantagen angebaut und zu hohen Preisen exportiert. Erstmals gelang es Mitte des 19. Jahrhunderts, die Inhaltsstoffe der Ginsengwurzel zu isolieren. Doch erst im 20. Jahrhundert wurde sie als Heilpflanze anerkannt.

WIRKUNG: Versuche an Tieren und eine Studie an Spitzensportlern ergaben, dass Ginseng

- die körperliche und geistige Leistungsfähigkeit steigert,
- Erschöpfungszustände beseitigen kann,
- Stoffwechselvorgänge im Körper verbessern hilft,
- Vitalitätsverluste in jedem Lebensalter auffangen hilft,
- stärkend auf das Immunsystem (→*Alterungsprozesse/Alternstheorien*) und die Widerstandskraft des Körpers wirkt,
- regulierend auf Blutzuckerspiegel und Blutdruck wirkt,
- die Bewältigung von →*Stress* günstig beeinflusst.

Japanische Wissenschaftler konnten in Tierversuchen nachweisen, dass Ginseng Alterungsprozesse abschwächt und die Inhaltsstoffe der Ginsengwurzel vor oxidativen Schäden im Körper schützen (→*oxidativer Stress*). Die Inhaltsstoffe im Ginseng nennt man Ginsenoside. Sie finden sich im koreanischen Ginseng in einem besonders guten Mischverhältnis. Weitere Inhaltsstoffe sind Vitamine und Mineralstoffe (→*Ernährung*). Im Handel werden Ginsengpräparate als Tonikum (Stärkungsmittel für den Körper) und Geriatrikum (Arzneimittel zur Behandlung von Alterskrankheiten) angeboten. Sie sollen der Altersdemenz vorbeugen und sich positiv auf Konzentration und Hirnleistung auswirken.

INFOS

Rausch, W. D., Liu, S., Gille, G., Radad, K.: Neuroprotective effects of ginsenosides. Acta Neurobiologiae Experimentalis (Wars) 66, 69–75 (2006).
Yokozawa, T. et al.: Ginsenoside-Rd attenuates oxidative damage related to aging in senescence-accelerated mice. The Journal of Pharmacy and Pharmacology 56, 107–113 (Jan 2004).

www.ginsengkaffee.de
www.medizin.de/gesundheit/deutsch/706.htm

G

GLAUBE

Menschen, die an Gott oder an eine »höhere Macht« glauben, leben länger, ca. fünf bis sieben Jahre, sind weniger oft im Krankenhaus, erholen sich schneller von Krankheiten, haben einen normalen Blutdruck und scheinen besser gegen Herz-Kreislauf-Erkrankungen geschützt zu sein. Zu diesem Ergebnis kommen über 1200 unabhängige Studien der vergangenen Jahre, meist aus den USA. Die Zeitschrift Psychologie heute berichtet, dass nach diesen meist amerikanischen Untersuchungen, Menschen, die einer »spirituellen Praxis nachgingen, über ein stärkeres Immunsystem (→*Alterungsprozesse/ Alternstheorien*) verfügten«.

Warum das so ist, sei noch nicht restlos geklärt, so Chefarzt Dr. René Hefti von der Schweizer Klinik SGM (Stiftung für ganzheitliche Medizin) in Langenthal in einem Interview mit ERF-Wien im Mai 2005 (www.livenet.ch). Es gebe verschiedene Hypothesen, die unterschiedlich gut belegt seien. In seiner Praxistätigkeit konnte er beobachten, dass gläubige Menschen durchschnittlich einen besseren →*Lebensstil* führen. Sie würden weniger →*rauchen*, bewegten (→*Bewegung*) sich mehr, aßen vernünftiger, konsumierten nicht übermäßig →*Alkohol*, achteten mehr auf ihr Gewicht oder auf ihre Blutfette. Bei seinen stationären Patienten fiel Dr. Hefti auf, dass die Gläubigen unter ihnen mit Krisen und →*Stress* anders umgehen könnten. Sie könnten Situationen, die man nicht beeinflussen kann, mit Gottes Hilfe bewältigen. So konnte man feststellen, dass gläubige Menschen deutlich niedrigere Blutwerte von Interleukin-6 haben, das bei chronischem Stress erhöht ist und als Indikator für ein geschwächtes Immunsystem angesehen wird. Gläubige Menschen hätten einen um zehn bis zwanzig Prozent tieferen Wert, so der Schweizer Arzt. Das Gleiche gelte für die Blutdruckwerte oder für das →*Stresshormon* Cortison.

Glaube lässt sich allerdings nicht ärztlich verordnen. Gerade in der Absichtslosigkeit einer religiösen Handlung liege der Erfolg, bemerkt der Psychologe Dr. Michael Utsch von der Evangelischen Zentralstelle für Weltanschauungsfragen in Berlin und zitiert den Harvard-Mediziner Dr. Herbert Benson: »Nur wer loslassen und sein Schicksal vertrauensvoll in die Hand Gottes legen kann, profitiert von der gesundheitsfördernden Kraft des Glaubens.« »Dein Wille geschehe« sei die typische Haltung. Ein »berechnender«, fordernder und auf Wirkung kalkulierender Glaube habe dagegen keine positiven Gesundheitseffekte. Dr. Utsch fasst zusammen: »Dem religiösen Menschen geht es primär nicht um seine Gesundheit, sondern um eine lebendige Gottesbeziehung. Die kann sich gerade in Krankheitszeiten festigen und intensivieren.«

Der US-Psychologe Prof. Dr. Michael McCullough fand in einer Metaanalyse heraus, dass Religiosität nur dann eine messbare positive Wirkung auf die Lebensdauer hatte, wenn sie in der Öffentlichkeit gelebt wurde, also regelmäßig Gottesdienste besucht wurden. Daraus folgerte er, dass nicht der Glaube an sich die Gesundheit fördere, sondern von Einfluss seien vielmehr die mit der Ausübung von Religion verbundenen sozialen Kontakte und Aktivitäten, die in Krisenzeiten Unterstützung bieten. Zu diesem Ergebnis kam auch der Psychiater Dr. Herold G. Koenig, Duke University in North Carolina, der in einer groß angelegten Studie 1996 an über 4000 zufällig ausgewählten Senioren herausfand, dass ältere Menschen, die regelmäßig den Gottesdienst besuchen, weniger depressiv und körperlich gesünder sind als diejenigen, die allein zu Hause beten. In seinem Buch »The Healing Power of Faith« hat er die wissenschaftlichen Erkenntnisse zusammengefasst: Religiöse Menschen können unter anderem besser mit Stress umgehen, haben eine gesündere Lebensweise, weniger Depressionen, ein stärkeres Immunsystem und leben länger.

Eine große europäische Gesundheitsstudie hat der Heidelberger Professor Dr. Ronald Grossarth-Maticek mit seinem Team an über 35 000 Personen durchgeführt und die Strategien zur Aufrechterhaltung von Vitalität und Wohlbefinden im Alter erforscht (genetische, körperliche, seelische, soziale und spirituell-religiöse Faktoren). Der Präventivmediziner kommt zu dem Ergebnis, dass der Einzelfaktor Glaube für die Gesundheit am wichtigsten ist. Menschen, die eine gefühlsmäßig starke Gottesbeziehung haben, hatten einen deutlichen Überlebensvorteil: Sie können Sorgen abgeben, gelassener schwierige Lebensphasen angehen. Dies gilt laut Prof. Dr. Ronald Grossarth-Maticek allerdings nur für Menschen mit sogenannter »spontaner Religiosität«, die Gott lieben, glauben, Gott in sich zu tragen, und

beim Gebet eine positive Wirkung des Heiligen Geistes spüren. Personen, die konventionell religiös sind, also gute Kirchgänger, die rational christlich argumentieren, aber keinen als faszinierend erlebten Gottesbezug aufweisen, leben keinen Tag länger als die rational begründeten Atheisten. Am kürzesten leben Menschen, die täglich auf Gott schimpfen und dabei merkwürdigerweise nicht an Gott glauben und sich als Atheisten bezeichnen. (Dieses Phänomen konnte besonders in Studien, die im früheren Jugoslawien durchgeführt wurden, beobachtet werden.) Ebenfalls leben Menschen, die sich permanent schuldig fühlen und hinter jeder Tat eine Sünde vermuten, eher kürzer. Solche Personen haben in der Regel einen strafenden Vater bzw. äußerst autoritäre Eltern gehabt. Die auf Gott schimpfenden Atheisten zeigen eine starke Suchtabhängigkeit und eine äußerst geringe Fähigkeit, Verhaltensweisen zu korrigieren, die zu negativen Folgen führen. Atheisten, die rational argumentieren, sind eher rational-antiemotional strukturiert, während Personen, die spontan (wie Kinder) religiös sind, eine gute Integration von Ratio und Emotionalität und eine geringe Suchtabhängigkeit zeigen. Es gibt also eine enge Verknüpfung zwischen Lebensstil und Religiosität, die in beide Richtungen interaktiv wirkt, fasst Prof. Dr. Ronald Grossarth-Maticek seine Forschungsergebnisse zusammen.
Religiöser Glaube scheint aber nicht immer einen positiven Effekt zu haben. Er kann auch krank machen und zu psychosomatischen Störungen führen. Zu diesem Ergebnis kam der Psychologieprofessor Dr. Kenneth Pargament von der Bowling Green State University in Ohio in einer Untersuchung: Danach neigen »Gläubige, die in der Furcht leben, für ihre Sünden von einem strengen Gott bestraft zu werden, und die diese Strenge auch in ihrer Glaubensgemeinschaft als ›emotionales Klima‹ erleben, stärker zu Depression und Ängsten als Nichtgläubige«. Umgekehrt stellte der Forscher fest, dass »der Glaube an einen freundlichen Gott, der Schwächen nachsichtig beurteilt, in Verbindung mit emotionaler Geborgenheit in einer Glaubensgemeinschaft psychisches und körperliches Wohlbefinden deutlich fördert«.
Die Ergebnisse der amerikanischen Studien lassen sich nicht immer auf den europäischen Sprachraum übertragen, wo bislang nur wenige Studien zum Thema Religiosität und Gesundheit veröffentlicht

wurden (zum Beispiel Murken 1998). So erforscht der Religionswissenschaftler und Psychotherapeut Dr. Sebastian Murken mit seinem Team (Arbeitsgruppe Religionspsychologie des FPP der Universität Trier) im deutschen Sprachraum in verschiedenen, zum Teil bis 2008 laufenden Studien unter anderem, wie kritische Lebensereignisse, wie zum Beispiel eine Brustkrebserkrankung, religiös verarbeitet werden, welche Rolle dabei die Religiosität spielt. Die bislang vorliegenden Ergebnisse zeigten, dass »Religiosität nicht – wie viele der (amerikanischen) Studien oft vorschnell generalisierend und überschätzend nahelegen – für alle Menschen in jeder Situation eine Ressource ist«. Gerade negativ geprägte Beziehungen zu Gott oder wenn die Krankheit als Strafe Gottes verstanden wird, können für die »Krankheitsanpassung hinderlich sein« (www.psychology-of-religion.de). (S. a. →*Gebet*)

INFOS

📖 Amberger, Hermi: Wer glaubt, lebt länger, 2000.

Glaube und Gesundheit – Warum Hoffnung heilen kann. Psychologie heute 3, 21–27 (2005).

Grossarth-Maticek, R./Eysenck, H. J./Vetter, H./Frentzel-Beyme, R.: The Heidelberg prospective intervention study. Primary prevention of cancer. Raven, New York 1988.

Grossarth-Maticek, Ronald: Systemische Epidemiologie und präventive Verhaltensmedizin chronischer Erkrankungen,1999.

Grossarth-Maticek, Ronald: Autonomietraining, 2000.

Grossarth-Maticek, Ronald: Selbstregulation, 2003.

Jong, T. de: Glaube, Hoffnung, Heilung. Psychologie heute 3, 21–25 (2005).

Koenig, H. G./Hays, J. C./Larson, D. B. et al.: Does religious attendance prolong survival? A six-year follow-up study of 3 968 older adults. Journals of Gerontology Series A: Biological Sciences and Medical Sciences 54, 70–76 (1999).

Koenig, Harold George: The Healing Power of Faith, 2001.

Lutgendorf, S. K./Russell, D./Ullrich, P. et. al.: Religious participation, interleukin-6, and mortality in older adults. Health Psychology 23, 465–475 (2004).

McCullough, M. E./Hoyt, W. T./Larson, D. B. et al.: Religious involvement and mortality: a meta-analytic review. Health Psychology 19, 211–222 (May 2000).

Nuber, U.: Kirche statt stilles Kämmerlein. Psychologie heute 3, 23 (2005).

Murken, Sebastian: Gottesbeziehung und psychische Gesundheit, 1998.

Pargament, K. I./Koenig H. G./Tarakeshwar, N.: Religious struggle as a predictor of mortality among medically ill elderly patients: a two-year longitudinal study. Archive International Medicine 161 1881–1885 (2001).

Schowalter, Marion/Murken, Sebastian: Religion und psychische Gesundheit – empirische Zusammenhänge komplexer Konstrukte. In: Henning, Christian/Murken, Sebastian/Nestler, Erich (Hrsg.): Einführung in die Religionspsychologie, 2003, S. 138–162.
Schüle, C.: Warum glaubt der Mensch? Geo 1, 16–50 (2006).
Strawbridge W. J. et al.: Religious attendance increases survival by improving and maintaining good health behaviors, mental health, and social relationships. Annals of Behavioral Medicine 23, 68–74 (2001).
Utsch, Michael: Religiosität und Spiritualität. In: Auhagen, Ann Elisabeth (Hrsg.): Positive Psychologie. Anleitung zum »besseren« Leben, 2004, S. 67–85.
Zwingmann, Christian/Moosbrugger, Helfried (Hrsg): Religiosität, 2004.

www.dukespiritualityandhealth.org
www.ekd.de/ezw
www.ekd.de/ezw/images/spirit.pdf
www.fisg.ch
www.grossarth-maticek.de
www.klinik-sgm.ch
www.livenet.ch/www/index.php/D/article/330/26739
www.mc.uky.edu/nunnet
www.stern.de/wissenschaft/mensch/:Studie-Glaube,-Hoffnung,-Heilung/538101.html

GLUKOSE →*Zucker*

GLUKOSINOLATE →*Tabelle sekundäre Pflanzenstoffe*

GLYKÄMISCHER INDEX (GI)

Der glykämische Index (griech. Glykämie: Zuckergehalt des Bluts) bewertet kohlenhydrathaltige Lebensmittel nach ihrer blutzuckersteigernden Wirkung und beschreibt, wie schnell der darin enthaltene Zucker ins Blut gelangt. Auch die Bezeichnung Glyx wird dafür verwendet oder die Abkürzung GI.
Entwickelt hat ihn 1981 Prof. Dr. med. David A. Jenkins, Universität Toronto. Man stellte fest, dass etwa Weißbrot den Blutzucker stärker ansteigen lässt als Haushaltszucker und dass der GI von zahlreichen Faktoren abhängt.
Das Zusammenspiel mit anderen Lebensmitteln spielt ebenso eine Rolle wie die Verarbeitung und die Art der Zubereitung. Wegen dieser

Ungenauigkeit war der Einsatz von GI-Tabellen in der Praxis umstritten.
Als Verbesserung und Erweiterung des GI hat man die →*glykämische Last* (GL von glycamic load) eingeführt, die neben dem GI auch die Kohlenhydratmenge beachtet.

WIRKUNG: Der glykämische Index ist eine Maßzahl dafür, wie schnell 50 g Kohlenhydrate (KH) aus einem Lebensmittel binnen zwei Stunden als Blutzucker messbar sind (blutzuckersteigernde Wirkung). Der Referenzwert ist 100 und entspricht der blutzuckersteigernden Wirkung von 50 g Glukose (Traubenzucker). Ein GI von 50 bedeutet dann, dass der Blutzuckeranstieg des bewerteten Lebensmittels nur die Hälfte des Anstiegs von Glukose ausmacht. Einen hohen glykämischen Index haben Lebensmittel, die einen schnellen und/oder hohen Blutzuckeranstieg auslösen. Gut sei bei der Bewertung des GI ein Wert kleiner als 50. Der Anstieg des Blutzuckers hängt von verschiedenen Faktoren ab: Er steigt umso mehr an, je mehr Zucker im Nahrungsmittel enthalten ist und je »nüchterner« Ihr Magen ist. Bei jüngeren Menschen sinkt er schneller als bei älteren, weshalb Menschen in der zweiten Lebenshälfte schneller dick werden, zumal der verursachte Insulinausstoß zusätzlich den Abbau von bestehendem Fett verhindert und somit Fettdepots im Körper fördert. Folgen eines langfristig erhöhten Blutzuckerspiegels sind:

- →*Zellalterung*,
- Schädigung der Augenlinse und Gelenke.

Bevorzugen Sie daher Lebensmittel mit niedrigem glykämischen Index, die Anti-Aging-Mediziner empfehlen, wie zum Beispiel Vollkornprodukte, grünes Gemüse, Tomaten, Zucchini, Auberginen, Bohnen, Erbsen, Obst (Äpfel, Beerenobst, Melonen, Orangen), fettarme Fleisch- und Fischsorten, ungesüßten Joghurt, Quark, Hüttenkäse, ungesüßte Getränke, Mineralwasser, trockenen Wein in Maßen.
Denn verschiedene Untersuchungen zeigen, dass Lebensmittel mit niedrigem glykämischen Index sich günstig auf die Insulinausschüttung und damit auf den Blutzuckerwert auswirken. Ebenso wird dadurch das Sättigungsgefühl verlängert.

GI-Tabelle: Beachten Sie bei den GI-Werten, dass der glykämische Index von Mensch zu Mensch individuellen Schwankungen unterliegt. Die GI-Werte sind meist in außereuropäischen Studien unter Standardbedingungen ermittelt worden. Sie gelten nur für das einzelne Nahrungsmittel und nicht für Nahrungsmittelkombinationen wie beispielsweise Brot mit Butter und Marmelade oder für komplette Mahlzeiten mit unterschiedlichen Nährstoffen. Die Angaben des GI sind deshalb immer nur Näherungswerte, die ebenso vom Zustand des Lebensmittels (roh oder gekocht) abhängen. (S. a. →*Glykämische Last*)

INFOS

📖 Axt, Peter/Axt-Gadermann, Michaela: Die Kunst, länger zu leben, [2]2004, S. 91ff.
Binder, Franz/Wahler, Josef: Zucker – der süße Verführer, S. 57ff.

💻 www.aid.de
www.dge.de
www.glyx-institut.de
www.glyx-tabelle.de
www.novafeel.de/ernaehrung/kohlenhydrate/glykaemischer-index.htm
www.was-wir-essen.de/gesund/3546_3594.php

GLYKÄMISCHE LAST (GL)

Die glykämische Last ist eine Erweiterung des →*glykämischen Index*, die zum jeweiligen GI-Wert auch den Kohlenhydratgehalt der einzelnen Lebensmittel berücksichtigt.

GL-Formel:

G

$$GL = \frac{\text{Kohlenhydratmenge je 100 g Lebensmittel x glykämischer Index}}{100}$$

Zur Beurteilung der Stoffwechselwirkung eines Lebensmittels eignet sich nach Meinung von Experten die glykämische Last besser als der glykämische Index. Ein niedriger Wert liegt unter 10, ein hoher Wert über 20. Einen niedrigen GL-Wert haben vor allem die meisten Gemüsearten, Obst, Vollkornprodukte, Milch und Milchprodukte.

Lebensmittel	GI (Glukose = 100)	Portions-größe	GL	niedrig ≤ 10 mittel 11–19 hoch ≥ 20
Brot und Backwaren				
Blaubeer-Muffin	59	57 g	17	mittel
Kekse (Mürbeteig)	59	25 g	10	niedrig
Keks mit Schokocremefüllung	52	45 g	16	mittel
Reiscracker	78	25 g	17	mittel
Baguette	95	30 g	15	mittel
Croissant	67	57 g	17	mittel
Roggenvollkornbrot	58	30 g	8	niedrig
Pumpernickel	50	30 g	6	niedrig
Roggen-Knäckebrot	64	25 g	11	mittel
Beilagen				
Nudeln/Spaghetti (gekocht)	42	180 g	20	hoch
Langkornreis, weiß, 15 Min. gekocht	58	150 g	23	hoch
Parboiled Reis	47	150 g	17	mittel
Brauner Reis	55	150 g	18	mittel
Gekochte Kartoffeln	50	150 g	14	mittel
Kartoffelpüree	74	150 g	15	mittel
Frühstückscerealien				
Frühstücksflocken mit Weizenkleie (Kellogg's)	42	30 g	9	niedrig
Choco-Pops (Puffreis mit Kakaogeschmack)	77	30 g	20	hoch
Cornflakes	81	30 g	21	hoch
Kellogg's Frosties	55	30 g	15	mittel
Haferflocken-Porridge	58	250 g	13	mittel
Müsli, natur	49	30 g	10	niedrig
Obst				
Bananen	52	120 g	12	mittel
Äpfel	38	120 g	6	niedrig
Kirschen	22	120 g	3	niedrig
Erdbeeren	40	120 g	1	niedrig
Orangen	42	120 g	5	niedrig

Lebensmittel	GI (Glukose = 100)	Portions-größe	GL	niedrig ≤ 10 mittel 11–19 hoch ≥ 20
Gemüse/Hülsenfrüchte				
Karotten roh	16	80 g	1	niedrig
Karotten gekocht	47	80 g	3	niedrig
Grüne Bohnen	38	150 g	12	mittel
Linsen	29	150 g	5	niedrig
Kidneybohnen	28	150 g	7	niedrig
Kidneybohnen (Konserve)	52	150 g	9	niedrig
Milchprodukte				
Vollmilch	27	250 ml	3	niedrig
Jogurt	36	200 g	3	niedrig
Fruchtjoghurt fettarm mit Zucker	33	200 g	10	niedrig
Fruchtjoghurt fettarm mit Süßstoff	14	200 g	2	niedrig
Sojamilch 3 % Fett	44	250 ml	8	niedrig
Süßwaren				
Eiscreme (Vanille/Schokolade)	61	50 g	8	niedrig
Vanillepudding	40	100 g	6	niedrig
Milchschokolade	43	50 g	12	mittel
Schokoriegel Mars	65	60 g	26	hoch
Getränke				
Apfelsaft, klar, ohne Zuckerzusatz	40	250 ml	12	mittel
Apfelsaft, naturtrüb, ohne Zuckerzusatz	37	250 ml	10	niedrig
Orangensaft, ohne Zuckerzusatz, aus Konzentrat	50	250 ml	13	mittel
Tomatensaft, ohne Zuckerzusatz	38	250 ml	4	niedrig
Coca Cola	58	250 ml	15	mittel
Fanta	68	250 ml	23	hoch
Isostar Sportdrink	70	250 ml	13	mittel

GI = Glykämischer Index; GL = Glykämische Last

Tab. 9: Glykämischer Index und Glykämische Last. (Quelle: aid infodienst Verbraucherschutz, Ernährung, Landwirtschaft e. V., Bonn; nach Foster-Powell, K; Holt, S.; Brand-Miler, J. C.: International table of glycemic index and glycemic load values. Am J Clin Nutr 76, 5–56, 2002)

INFOS

💻 www.aid.de
www.dge.de/pdf/ws/glyx_lowcarb/EU_51_2004_Heft_3_Glykaemischer_Index_1. Teil.pdf (Stellungnahme zu GI und GL)
www.was-wir-essen.de/gesund/3546_3594.php

GLYKOLISATION

Das ist eine krankhafte Verbindung von (überschüssiger) Glukose mit Eiweißmolekülen (Proteinen), Aminosäuren (→*Ernährung/Eiweiß*) und DNS ohne Beteiligung von Enzymen als mögliche Folgeerscheinung des erhöhten Blutzuckerspiegels.

WIRKUNG: Glykolisation führt zu funktionslosen Strukturen, die den Stoffwechsel behindern. Die entstehenden Moleküle werden AGEs genannt (**A**dvanced **G**lycation **E**ndproducts), sind irreversibel (nicht umkehrbar) und führen laut Dr. Michael Klentze zur Zerstörung der Zellen von Gefäßwänden, Nervengewebe, Bindegewebe und Muskelgewebe. Experten sehen AGEs als eine der Hauptursachen für vorzeitige →*Alterungsprozesse* an. Prof. Dr.-Ing. Vollrath Hopp weist darauf hin, dass die Alterungsvorgänge im menschlichen Organismus sowie Spätfolgen bei →*Diabetes mellitus* auf die nichtenzymatische Glykolisation zwischen Glykose und Proteine zurückzuführen sind:

- Grauer Star,
- Versteifen der Gelenke,
- →*Arteriosklerose*,
- Niereninsuffizienz.

Eine weitere Folge der Glykolisation nennt PD Dr. med. Alexander Römmler, Hormonzentrum München: Im Alter werden Kollagenstrukturen steif und damit auch die Sehnen und Bänder. Für orthopädische Belange sei dies ein biochemischer Alterungsfaktor. Effektive Maßnahmen gegen das biochemische Altern seien die körpereigenen Schutz- und Abwehrsysteme durch ausgewogene Lebensweise und durch ausreichende Zufuhr von →*Antioxidanzien* und Mikronährstoffen (Vitamine, Mineralstoffe, Spurenelemente s. →*Ernährung*) zu fördern.

INFOS

📖 Eisenlohr H.: Metabolisches Syndrom: Diagnose und Ernährungstherapie: Der Internist 46, 57–68 (Jan 2005).
Franke, S., Muller, A., Sommer, M. et al.: Serum levels of total homocysteine, homocysteine metabolites and of advanced glycation end-products (AGEs) in patients after renal transplantation. Clinical Nephrology 59, 88–97 (Feb 2003).
Goldberg, T., Cai, W., Peppa, M. et al.: Advanced glycoxidation end products in commonly consumed foods. Journal of the American Dietetic Association 104, 1287–1291 (Aug 2004).
Hopp, Vollrath: Grundlagen der Life Sciences, 2000, S. 325/328.

💻 www.dr-klentze.de/DE/frame_medizin02_Ern%C3%A4hrung.htm
www.gfpo.de/3forum/3forum8.cfm

GRÜNER TEE

Grüner und Schwarzer Tee werden aus der gleichen Pflanze gewonnen. Grüner Tee ist die Urform des Tees. Die Teeblätter werden nicht – wie beim schwarzen Tee – fermentiert. Nach dem Welken der frisch gepflückten Blätter verhindert ein kurzes Erhitzen, Rösten oder Dämpfen der Teeblätter die Fermentation (Gärung). Früher wurde der Tee mit Schiffen aus den Kolonien Indien und Ceylon transportiert. Die Herstellung des schwarzen Tees durch Fermentation machte den Tee widerstandsfähiger. Durch diesen Prozess gehen dem Tee aber für die Gesundheit wichtige Inhaltsstoffe verloren. Grüner Tee ist empfindlicher und reich an Mineralien, Vitaminen (→*Ernährung*), Koffein und →*ätherischen Ölen*. Die Chinesen, die den grünen Tee entwickelt hatten, tranken ihn bei Müdigkeit, Blasenerkrankungen, Rheuma und Tumoren. Die →*sekundären Pflanzenstoffe*, insbesondere Epigallo-Cathechin-3-O-gallat (EGCG), sind am interessantesten. Sie wirken als »Radikalfänger« (→*Antioxidanzien*) und schützen die Zellen, stärker als alle anderen Radikalfänger wie Vitamin C oder E.

WIRKUNG: Forscher der Tohoku Universität in Japan konnten 2006 nachweisen, dass Personen, die mindestens fünf Tassen grünen Tee am Tag trinken, eine niedrigere Sterberate haben als Personen die höchstens eine Tasse trinken, verursacht durch eine geringere Rate an Herz-Kreislauf-Erkrankungen. Eine krebsvorbeugende Wirkung konnte bislang nur im Laborversuch nachgewiesen werden. Man vermutet, dass Gerbstoffe (Polyphenole →*Sekundäre Pflanzenstoffe*), insbesondere Epigallo-Cathechin-3-O-gallat (EGCG), die Plaquebildung an den Gefäßen verhindert.

Die Ernährungswissenschaftlerin Bettina Geier von der Gesellschaft für Ernährungsmedizin und Diätetik e.V., Aachen, empfiehlt aufgrund der Vielzahl bereits nachgewiesener Gesundheitseffekte einen täglichen Genuss des grünen Heißgetränks, da es eine wirksame Unterstützung in der Vorbeugung vieler Zivilisationserkrankungen wie Bluthochdruck, Schlaganfall und frühzeitigen Alterserscheinungen wie →*Demenz* darstellt.

Das Tein im Tee entspricht dem Koffein im Kaffee und ist für die anregende Wirkung verantwortlich; für die beruhigende Wirkung dagegen die Gerbstoffe, sogenannte Polyphenole, denen viele gesundheitsfördernde Eigenschaften zugeschrieben werden (sie sind zum Beispiel auch in Rotwein enthalten). Diese Gerbstoffe wirken nicht nur wohltuend auf den Magen, sondern sie binden auch Teile des Teins an sich. Es scheint so zu sein, dass der an Gerbstoffe gebundene Teinanteil vom Körper nicht aufgenommen werden kann. Diese Gerbstoffe werden langsamer aus den Teeblättern gelöst. Nach vier bis fünf Minuten Ziehzeit entfalten sie ihre volle beruhigende Wirkung. Als »Gegengift« zum Tein wirkt auch die Aminosäure Theanin, die ebenfalls erst bei längerem Ziehenlassen in das Heißgetränk übergeht. Allerdings hebt die Zugabe von Milch beim schwarzen Tee die positiven gesundheitlichen Effekte auf die Blutgefäße auf – das konnte die Arbeitsgruppe der Wissenschaftlerin Prof. Dr. Verena Stangl, Kardiologie, Charité Universitätsmedizin Berlin, zeigen.

INFOS

📖 Bayer, Klaus Hans: Gesund durch grünen Tee, 1998.
Fang, M. Z., Wang, Y., Ai, N. et al.: Tea polyphenol (-)-epigallocatechin-3-gallate inhibits DNA methyltransferase and reactivates methylation-silenced genes in cancer cell lines. Cancer Research 63, 7563–7570 (Nov 2003).
Kuriyama, S., Shimazu, T., Ohmori, K. et al.: Green Tea Consumption and Mortality Due to Cardiovascular Disease, Cancer, and all Causes in Japan. Journal of the American Medical Association 296, 1255–1265 (Sep 2006).
Lorenz, M., Jochmann, N., von Krosigk, A. et al: Addition of milk prevents vascular protective effects of tea. In: European Heart Journal 28, 219–223 (Jan 2007).

www.bleibjung.de
www.fet-ev.eu
www.focus.de/gesundheit/herz/news/herzgesundheit_nid_35419.html
www.quarks.de/dyn/6041.phtml
www.teeverband.de/texte/download/wit-2006-06-01.pdf
www.yale.edu/opa/newsr/06-06-01-01.all.html

HAFER →*Ernährung* (*Tabelle Vitamine/Mineralstoffe*)

HAUTALTERUNG/-VERJÜNGUNG

Beim gesunden und jungen Aussehen spielt der Hautzustand eine bedeutende Rolle. Wie alle Organe des Menschen altert auch die Haut. Am sichtbarsten wird der Hautalterungsprozess durch die Abnahme des Kollagens (70 Prozent des Hautbindegewebes) um ca. ein Prozent pro Lebensjahr. Die Hautschichten werden dünner, die Haut wird rauer und verletzlicher, die Falten nehmen zu.
Die Hautalterung ist bestimmt durch genetische Faktoren, den Hormonstatus, Umwelteinflüsse (zum Beispiel UV-Strahlung oder Tabakqualm), →*Stress*, →*Alkohol* oder →*Rauchen*. Der Umweltfaktor Sonnenstrahlung ist die Hauptursache für die Hautalterung. In der Haut bilden sich →*freie Radikale*, die zu einer beschleunigten Hautalterung, Störung des Immunsystems (→*Alterungsprozesse/Alternstheorien*) und bis zu Hautkrebs führen können. Neuere Untersuchungen zeigen auch, dass der Mangel an Kollagen in der lichtgeschädigten Haut selbst zu einer verminderten Neubildung von Kollagen führt.

WIRKUNG: Dass Tabakkonsum zu Erkrankungen an Herz, Lunge, Gefäßen und zu Krebs führen kann, ist allgemein bekannt. Dass Rauchen aber auch zu Schäden an der Haut führen und Hautleiden wie Neurodermitis, Ekzeme etc. fördern kann, ist eher unbekannt. Auch die Hautalterung wird dadurch beschleunigt. Ein durchschnittlicher Konsum von 20 Zigaretten pro Tag führt zu einem vorzeitigen Alterungsprozess der Haut von zehn Jahren. Der Begriff »Zigarettenhaut« steht für faltige, graue, bleiche Haut.
Neben Vermeidung von Tabak sind der UV-Schutz und das richtige Sonnenverhalten, beginnend in der Jugend, die wichtigsten Maßnah-

men, um Haut vor Alterung zu schützen. Auch Lebensmittel und Hautcremes mit →*Antioxidanzien* können unterstützend wirken. Eine Studie aus Kopenhagen konnte zeigen, dass sich durch →*Nahrungsergänzungsmittel* wie Soja, Vitamin A und E sowie Zink die Hautbeschaffenheit bei Frauen nach den Wechseljahren verbessert. Prof. Dr. Dr.-Ing. Jürgen Lademann, Klinik für Dermatologie, Allergologie und Venerologie, Charité Universitätsmedizin Berlin, zeigte, dass sich mit der Nahrung aufgenommene Carotinoide (→*Antioxidanzien*) in der Haut anreichern und dass die Versuchspersonen mit einem hohen Anteil an Antioxidanzien in der Haut für ihr Alter jünger aussehen. Auch konnten bedeutend weniger Falten nachgewiesen werden. Der regelmäßige Verzehr von Obst und Gemüse schützt die Haut vor schädlichen Umwelteinflüssen und wirkt der Hautalterung entgegen, so der Wissenschaftler.

Gegen Falten oder Altersflecken können verschiedene Methoden der Hautverjüngung, wie oberflächliches und tiefes chemisches Peeling (Schälbehandlung), Laserbehandlungen (→*Thermage*) und Botoxbehandlungen zur Anwendung kommen. Studien belegen, dass durch Hormone die Hautbeschaffenheit verbessert werden kann.

Auch Anti-Aging-Cremes versprechen glatte und schöne Haut. Die

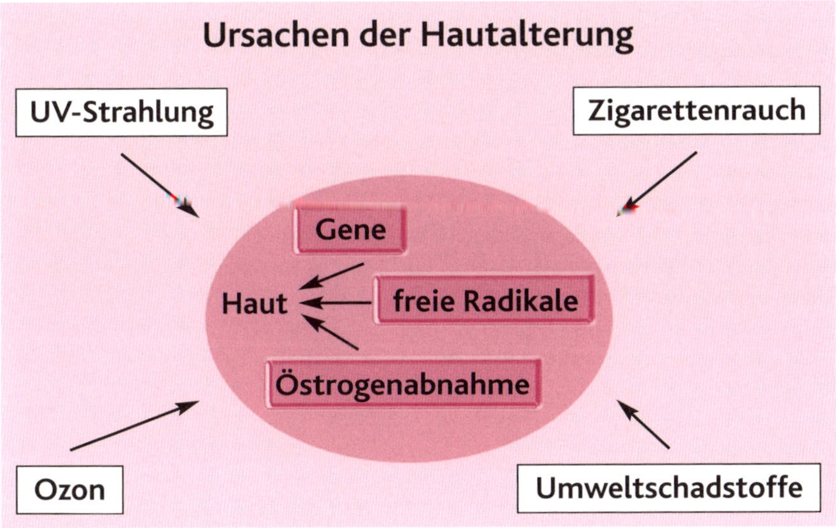

Abb. 4: Ursachen der Hautalterung. (Abb. W. Kallabis)

H

Stiftung Warentest untersucht regelmäßig solche Kosmetika und kommt zu dem Schluss, dass der Effekt kaum sichtbar sei, die Falten würden zu tief in der Haut sitzen. Jedoch können die Anti-Aging-Cremes gegen Falten und Hautalterung vorbeugen. Nach Meinung vieler Experten gibt es durchaus Wirkstoffe wie →*Coenzym* Q_{10}, Retinol etc., die vor *freien Radikalen* schützen und die Hautalterung hinauszögern können. (S. a. →*Skinfood*)

INFOS

📖 Bayerl, C.: Topische Externa in der Hautalterung. Der Hautarzt 56, 328–339 (Apr 2005).
Daniels, Rolf: Rolle der Dermakosmetik im Anti-Aging. In: Jacobi, Günther H./Biesalski, Hans Konrad/Gola, Ute/Huber, Johannes/Sommer, Frank (Hrsg.): Kursbuch Anti-Aging, 2005, S. 334–343.
Darwin, M., Lademann, J. et al.: Functional Food und Bioverfügbarkeit im Zielorgan Haut. Der Hautarzt 57, 286–290 (2006).
Krug, M. et al.: Tabakabhängigkeit und die Folgen auf die Haut. Der Hautarzt 55, 301–316 (2004).
Huber, Johannes/Biesalski, Hans Konrad: Hautalterung: Hormonelle Einflüsse und protektive Rolle der Ernährung. In: Jacobi, Günther H./Biesalski, Hans Konrad/Gola, Ute/Huber, Johannes/Sommer, Frank (Hrsg.): Kursbuch Anti-Aging, 2005, S. 116–126.
Krutmann, J.: Neues zur Hautalterung. Der Hautarzt 55, 1177–1178 (2004).
Krutmann, Jean/Diepgen, Thomas: Hautalterung, 2003, S. 72ff.
Leung, W. C., Harvey, I.: Is ageing in the elderly caused by sun exposure or smoking? British Journal of Dermatology 147, 1187–1191 (2002).
Meigel, E-M.: Anti-Aging Medizin in der dermatologischen Praxis. Der Hautarzt 56, 321–327 (2005).
Reuther, T., Kerscher, M.: Dermatokosmetische Wirkstoffe. Der Hautarzt 55, 630–636 (2004).
Schürer, N. Y.: Anti-Aging. Fakten und Visionen. Der Hautarzt 54, 833–838 (2003).
Skovgaard, G. R., Jensen, A. S., Sigler, M. L.: Effect of a novel dietary supplement on skin aging in post-menopausal women. European Journal of Clinical Nutrition, 60, 1201–1206 (Oct 2006).

💻 www.stiftung-warentest.de (Anti-Aging-Cremes)

H

HEFE

Hefe gehört zur Gattung Saccharomyces (griech. sakcharon: Zucker; mykes: Pilz). Hefezellen sind einzellige Mikroorganismen, die sich

durch Sprossung (Zellteilung) vermehren und in der Natur weit verbreitet sind. Sie kommen als wilde Hefen überall dort vor, wo sie einen Nährboden von Zucker und Stärke finden und zeichnen sich durch starkes Gärvermögen aus. Sie können in Nahrungsmitteln enthaltenen Zucker sowie Kohlenhydrate aufspalten und in Äthylalkohol und Kohlendioxid umwandeln.
Bereits die Griechen und Römer nutzten Hefen zur Herstellung von Brot und Wein, aber auch als Heilmittel (Hippokrates, griechischer Arzt). Erst im 19. Jahrhundert schuf der französische Mikrobiologe Louis Pasteur die wissenschaftlichen Grundlagen, um sie im großen Umfang züchten und anwenden zu können. Heute dienen Hefen in der Industrie vielerlei Gärungsprozessen, unter anderem zum Brauen von Bier. In der Medizin gewinnt man aus ihnen die Vitamine des B-Komplexes (→*Ernährung*).

WIRKUNG: In zahlreichen medizinischen, biochemischen und genetischen Untersuchungen konnte man nachweisen, dass die Hefe zu Vorgängen des Alterns und der Zellreparatur einen Beitrag zum Anti-Aging leistet. Sie ist reich an Vitaminen, Mineralstoffen und Spurenelementen (→*Ernährung*). Ferner enthält sie Enzyme, Coenzyme, Aminosäuren (→*Ernährung/Eiweiß*), das →*Coenzym* Q_{10} sowie Gluthation, alles Substanzen, die lebenswichtige Funktionen im menschlichen Energiestoffwechsel besitzen. Dr. Michaela Döll weist darauf hin, dass Hefezellen im Aufbau den menschlichen Zellen ähnlich sind, sodass diese Mikroorganismen für die Gen- und Krebsforschung als hilfreiche Organismen verwendet werden. Backhefen gären im Körper allerdings weiter. Dagegen vermehren sich die von Dr. Wolz entwickelten und in einem speziellen Verfahren gezüchteten →*Enzym-Hefezellen* im Körper nicht weiter, sondern bleiben biologisch aktiv und enthalten viele biologische Substanzen.

INFOS

📖 Döll, M.: Hefe – Renaissance eines alten Naturheilmittels. Ernährungsheilkunde 5 (2002), Sonderdruck.
Hamm, Michael/Berg, Aloys: Fit-Faktor Enzym-Hefezellen, 2006, S. 46ff.
Reglin, F.: Enzymhefepräparate: wertvolle Unterstützung für Zellatmung und Immunsystem. Praxis-telegramm 5 (Okt 2002), Sonderdruck.

HEILFASTEN →*Fasten*

HIRSE →*Ernährung (Tabelle Mineralstoffe)*

HOMOCYSTEIN

Eine in der Nahrung nicht vorkommende Aminosäure, ein körpereigenes, giftiges Stoffwechselprodukt, das sich im Eiweißstoffwechsel aus der essenziellen (lebensnotwendigen) Aminosäure Methionin bildet und die Zellwände schädigt. Homocystein ist bei vielen älteren Menschen (über 50 Jahre) erhöht.

WIRKUNG: Homocystein kann zu →*oxidativem Stress*, zu →*Arteriosklerose* bzw. Thrombose, zu Embolien und sogar zu Krebs führen, da die Arterien- und Venenwände älterer Menschen vorzeitig altern. Auch ein Zusammenhang mit anderen Alterserkrankungen wie Alzheimer (→*Demenz*), →*Osteoporose*, Fibromyalgie (chronische Schmerzerkrankung) wird vermutet.

Laut Ernährungsexperten wie dem Ernährungsforscher Prof. Dr. Klaus Pietrzik, Institut für Ernährungswissenschaft der Universität Bonn, soll die dauerhafte Einnahme von Vitamin B_6 und B_{12} sowie Folsäure (→*Ernährung/Vitamine*) vorbeugend wirken. Diese Vitamine sind im Körper die wichtigsten Gegenspieler des Homocysteins, da sie das gefährliche Zellgift rasch unschädlich machen. Denn 15 bis 20 Prozent aller Gefäßkrankheiten sind seiner Meinung nach auf einen zu hohen Homocysteinspiegel im Blut zurückzuführen.

Ein Forscherteam um Dr. Jane Durga von der niederländischen Universität Wageningen hat herausgefunden, dass sich die Gehirnleistung von Menschen im Alter von 50 bis 75 Jahren mit erhöhten Homocysteinwerten durch die regelmäßige Einnahme von 800 Mikrogramm Folsäure täglich bezüglich Reaktionsgeschwindigkeit und Wahrnehmung verbessert. Ihre Gehirnleistung war im Durchschnitt mit zwei bis fünf Jahre jüngeren Menschen vergleichbar, ergab die im britischen Medizinjournal The Lancet im Januar 2007 veröffentlichte dreijährige Studie mit mehr als 800 Probanden.

Bei Schwangeren ist bekannt, dass ein Mangel an Folsäure beim Kind zu Fehlbildungen wie dem Neuralrohrdefekt führen kann. Ihr Arzt kann nach einer Homocystein-Bestimmung feststellen, wie hoch Ihre persönliches Risiko ist, und entsprechend gegensteuern. Als Normbereich wird ein Serumwert von 5 bis 10 µmol/l und ein Zielbereich kleiner als 9 µmol/l gesehen.

INFOS

📖 Bieger, Wilfried: Diagnostik des oxidativen Stress. In: Jacobi, Günther H./Biesalski, Hans Konrad/Gola, Ute/Huber, Johannes/Sommer, Frank (Hrsg.): Kursbuch Anti-Aging, 2005. S. 366–374.
Durga, J., van Boxtel M. P., Schouten, E. G. et al.: Effect of 3-year folic acid supplementation on cognitive function in older adults in the FACIT trial: a randomised, double blind, controlled trial. The Lancet 369, 208–216 (Jan 2007).
Kazemi, M. B., Eshraghian, K., Omrani, G. R. et al.: Homocysteine level and coronary artery disease. Angiology 57, 9–14 (Jan-Feb 2006).
Loscalzo, J.: Homocysteine trials – clear outcomes for complex reasons. The New England Journal of Medicine 354, 1629–1632 (Apr 2006).
Nygard, O., Nordrehaug, J. E. et al.: Plasma homocysteine levels and mortality in patients with coronary artery disease. The New England Journal of Medicine 337, 230–236 (Jul 1997).
Pietrzik, K.: Homocysteine as a cardiovascular marker and risk factor. Clinical Research in Cardiology 95, Supplement 6, vi28-vi33 (Sep 2006).

💻 www.anti-aging-professionals.com/pdf/article030211.pdf
www.dach-liga-homocystein.org (Studien unter »Download«)
www.medizinauskunft.de/artikel/diagnose/krankheiten/homocystein_1.php

HORMONE

Hormone (griech. horman, hormanus: in Bewegung setzen/aufwecken) sind biochemische Botenstoffe und erreichen über das Blut die Zielorgane, wo sie über »Andockstellen« (Rezeptoren) wichtige Stoffwechselvorgänge auslösen. Sie dienen wie das Nervensystem über elektrische Reizleitung als ein übergeordnetes Steuersystem des Körpers. Neben den Hormonen wie zum Beispiel →*Cortisol*, Schilddrüsenhormone und Insulin (→*Zucker*), deren Blutspiegel im Alter nicht absinken, gibt es noch weitere Hormone wie DHEA, Östrogene, Progesteron, Testosteron, Melatonin und das Wachstumshormon mit einer charakteristischen Abnahme im Verlaufe des Lebens. Aufgrund der sinkenden Blutspiegel und damit verbundenen Veränderungen im

I K

Körper werden diese Hormone auch für →*Alterungsprozesse* verantwortlich gemacht und als →*Anti-Aging-Hormone* bezeichnet.

INFOS

www.netdoktor.de/laborwerte/fakten/hormone/hormone.htm

HORMONERSATZTHERAPIE →*Anti-Aging-Hormone*/→*Wechseljahre*

HYPERGLYKÄMIE →*Diabetes mellitus*

IMMUNSYSTEM →*Alterungsprozesse und* →*Alternstheorien*

INSULIN →*Zucker*

ISOFLAVONE →*Phytoöstrogene*

KAFFEE

Neueste Studien zeigen, dass das beliebte schwarze, koffeinhaltige Heißgetränk aus Kaffeebohnen kreativer, intelligenter und ausdauernder machen soll, die Gewichtsabnahme bei Diäten erleichtere und die Sinnesorgane schärfe. Dies sollen auch aktuelle Forschungsergebnisse einer Reihe von Tests am Massachusetts Institute of Technology in Cambridge/USA bestätigen: Schon geringe Mengen Kaffee würden Hörvermögen und Sehfähigkeit verbessern.
Drei bis vier Tassen Kaffee täglich seien aus medizinischer Sicht gesundheitlich unbedenklich.

WIRKUNG: Kaffee regt zwar die Herztätigkeit an, dass sein Genuss langfristig den Blutdruck erhöht, wie bislang zum Teil angenommen, konnte in wissenschaftlichen Studien (zum Beispiel die sogenannte CALM-Studie (Coffee and Lipoprotein Metabolism study) 2005 von amerikanischen Forschern nicht nachgewiesen werden. Auch Körpergewicht, Cholesterinspiegel, Puls, Blutzucker und zahlreiche andere Werte, die man bisher in Abhängigkeit zum Koffein sah, werden nicht negativ beeinflusst. Von den derzeit wissenschaftlich festgestellten 1000 verschiedenen Inhaltsstoffen in einer Tasse Kaffee sind Vitamine, Mineralstoffe, Proteine (→*Ernährung*), →*Fette*, viele →*Säuren* und ein hoher Anteil an gesundheitsfördernden →*Antioxidanzien* zu nennen, was ein wissenschaftliches Team in den USA 2005 herausfand.

Nach dem Genuss von Kaffee erhöhe sich die Aufmerksamkeit und die Gedächtnisleistung werde verbessert. Die Antioxidanzien im Kaffee seien in der Lage, →*freie Radikale* im menschlichen Organismus zu entschärfen und damit das Immunsystem (→*Alterungsprozesse/Alternstheorien*) zu unterstützen. Neuere Studien belegen, dass Kaffee auch das Risiko verringert, Gallensteine zu bilden, und vor degenerativen Gehirnkrankheiten sowie vor Krebs, insbesondere vor Darmkrebs, schützen soll.

Ein Dämpfer für den Kaffeegenuss kommt aus Kanada. Dort hat der Ernährungswissenschaftler Ahmed El-Sohemy von der University of Toronto in einer Studie mit über 2000 Bewohnern Costa Ricas, die bereits einen Herzanfall hatten, herausgefunden, dass bei der Hälfte aller Teilnehmer ein spezielles Gen dafür sorgte, dass sie Koffein nur langsam abbauen können. Mit den Konsequenzen, dass zwei bis drei Tassen am Tag ihr Infarktrisiko um 36 Prozent erhöhten, bei vier und mehr Tassen es sogar 64 Prozent waren. »Der Anteil an diesen Slow Metabolizern dürfte in Deutschland ähnlich sein«, schätzt El-Sohemy in einem FOCUS-Online-Gespräch vom März 2006. Ein Gentest vor dem Genuss der nächsten Tasse Espresso ist für den Forscher nicht abwegig, der die Genetik in der Nahrungsmittelforschung als zu wenig beachtet sieht. Die tägliche Tasse Kaffee könne man jedoch genießen. Laut Studie war diese für alle Teilnehmer »völlig ungefährlich«.

Zu viel Koffein kann jedoch genau das Gegenteil zum Muntermachen bewirken: Es löst Konzentrationsschwäche und Nervosität aus, warnt Dr. Hans-Wilhelm Müller-Wohlfahrt. Besonders gefährdet sind laut einer US-Studie an der Brown-Universität in Providence/Rhode Island Raucher (→*Rauchen*), Menschen mit hohem Blutdruck und Cholesterinspiegel (→*Cholesterin*), Fettleibigkeit (→*Fettsucht*),

K

→*Diabetes mellitus* und solche, die bereits einen Herzinfarkt erlitten hatten. Bei dieser Gruppe kann eine Tasse Kaffee, gelegentlich getrunken, das Risiko eines plötzlichen Herzinfarkts vervielfachen, so Studienleiterin Dr. Ana Baylin. Personen mit durchschnittlichem Kaffeekonsum haben laut dieser Studie ein 60 Prozent höheres Risiko.
Kaffee kann auch giftige Stoffe, wie Acrylamid und Furan enthalten, die in hohen Dosen krebserregend sein können und beim Rösten entstehen. Öko-Test hat 25 Röstkaffees im Mai 2005 untersucht und bei einigen Marken hohe Belastungen gefunden. Gut die Hälfte könnten Sie aber beruhigt genießen, so die Tester (www.oekotest.de). Auch wenn viele Studien den Kaffeegenuss von drei bis vier Tassen pro Tag als unbedenklich darstellen, sollten Sie sich bewusst sein, dass dieses Genussgetränk dem Körper Gifte zuführt, die er wieder abbauen muss und die nach der Aufmunterungsphase und guten Stimmungen ähnlich wie beim Alkoholgenuss auch Müdigkeit und depressive Stimmung hervorrufen können, warnt der Heilpraktiker Klaus Bayer.

INFOS

📖 Bayer, Klaus Hans: Was essen Sie denn da? 1991, S. 93ff.
Baylin A., Hernandez-Diaz, S., Kabagambe, E. K. et al.: Transient exposure to coffee as a trigger of a first nonfatal myocardial infarction. Epidemiology 17, 506–511 (Sep 2006).
Bödding, M.: Kaffee muss heiß sein wie die Hölle, schwarz wie der Teufel, rein wie ein Engel und süß wie die Liebe. Deutsche Medizinische Wochenschrift 131, 2889–2894 (2006).
Coffee and Lipoprotein Metabolism study (CALM). The National Institutes of Health, 2005.
Cornelis, M. C., El-Sohemy, A., Kabagambe, E. K. et al.: Coffee, CYP1A2 Genotype, and Risk of Myocardial Infarction. The journal of the American Medical Association 295, 1135–1141 (Mar 2006).
Cornelis, M. C., El-Sohemy A.: Coffee, caffeine, and coronary heart disease. Current Opinion in Lipidology 18, 13–19 (Feb 2007).
Higdon, J. V., Frei, B.: Coffee and health: a review of recent human research. Critical Reviews in Food Science and Nutrition 46, 101–123 (2006).
Müller-Wohlfahrt, Hans-Wilhelm: Mein Programm für neue Vitalität, 2005, S. 104.
Naumann, Regina: Ein Hoch auf die Kaffeetasse! In: Stern Gesund leben 5, 88–90 (2006).
Somoza, V., Hofmann T.: Mit Kaffee gesund in den Tag? Forschungsreport der Bundesforschungsanstalten, 4–5 (Sonderheft 2006).

www.bleibjung.de
www.kaffeeverband.de
www.welt.de/data/2005/08/30/767627.html
www.wissenschaft.de (Kaffee)
http://de.wikipedia.org/wiki/Kaffee
http://dfa.leb.chemie.tu-muenchen.de

K

KALORIENREDUZIERUNG →*Dinner Cancelling*

KLIMAKTERIUM →*Wechseljahre*

KNEIPP-MEDIZIN

Die Kneipp-Medizin ist nach dem Begründer Sebastian Kneipp (1821–1897), Priester und Hydrotherapeut (Anwendung von Wasser als Behandlung), benannt. An Tuberkulose erkrankt, entdeckte er 1849 zufällig das Buch »Unterricht von der Heilkraft des frischen Wassers« des Arztes Johann Siegmund Hahn (1696–1773), dem Mitbegründer der Wasserheilkunde. Mithilfe einer Wasserkur (unter anderem Tauchbäder in der eiskalten Donau) konnte sich Kneipp selbst heilen.

WIRKUNG: Kneipp entwickelte die Wasserheilkunde weiter und begründete einen ganzheitlichen Ansatz der Naturmedizin (Körper, Geist und Seele werden als Einheit gesehen), der auf fünf Säulen beruht:

- Ordnungstherapie: Bewusste, die Gesundheit erhaltende Lebensführung. Nach Kneipp die Grundsäule seiner Therapie nach seinem Werk »So sollt ihr leben«. Psychische und physische Über- oder Unterforderung sollen vermieden werden. →*Entspannungstechniken* wie zum Beispiel autogenes Training nach Johannes H. Schultz und progressive Relaxation nach Jacobson, aber auch das →*Gebet* sollen das Ordnungsgefüge erhalten oder wiederherstellen. Richtiger Rhythmus von Wachen und Schlafen, Aktivität und Ruhe.
- Hydrotherapie: Fein dosierbare Behandlung mit Wasser, das von kalt bis heiß abgestuft und auf verschieden große Körperareale

K

begrenzt wird. Anwendungen: Güsse, Wassertreten, Taulaufen, Schneelaufen, Waschungen, Teil- und Vollbäder, Wickel und Auflagen.

- Bewegungstherapie: Umfassendes Ausdauer- und Koordinationstraining für Herz, Kreislauf und →*Atmung*, auf den Einzelnen abgestimmt. Auf einengende Kleidung sowie auf Übertreibungen soll verzichtet werden. Als sanfte Abhärtungsmethode hat Kneipp empfohlen, barfuß zu laufen.
- Ernährungstherapie: Vielseitige Vollwertkost aus Getreide, Milch und Milchprodukten, Gemüse, Obst, Fisch, möglichst wenig Fleisch und →*Fette* sowie Wasser nach dem in sieben Segmente unterteilten Nahrungsmittelkreis. Ballaststoffreich mit Vitaminen, Mineralstoffen und Spurenelementen (→*Ernährung*) und →*sekundären Pflanzenstoffen*. Möglichst wenig →*Zucker*, Süßigkeiten, →*Alkohol*, Kochsalz. Nicht →*rauchen*.
- Phytotherapie: Behandlung mit Heilpflanzen, wobei wissenschaftliche Erkenntnisse und die Grenzen der Wirksamkeit berücksichtigt werden.

Sowohl vorbeugend (präventiv) als auch zur Behandlung bestehender Erkrankungen (kurativ) kann die Therapie eingesetzt werden, die die Ausgewogenheit anstrebt. Angeregt werden sollen nach Kneipp die Selbstheilungskräfte des Menschen. Vor allem die verschiedenen Wassergüsse dienen zur Schönheitspflege, beugen Faltenbildung (→*Hautalterung*) vor, regen die →*Atmung* an, wirken bei geistiger und körperlicher Ermüdung beruhigend und erfrischend, helfen bei Verspannungen und regen die Durchblutung an. Die Kneipp-Medizin sieht sich vor allem als Vorbeugemedizin zur Stärkung des Immunsystems (→*Alterungsprozesse/Alternstheorien*) und gegen das vorzeitige Altern. Ihre Wirksamkeit haben auch wissenschaftliche Studien bestätigt. Kneippen ist die beste Anti-Aging-Methode, so der Kneippärztebund.

INFOS

📖 Leuchtgens, H./Albus, T./Uhlemann et al.: Auswirkungen der Kneipp-Kur, einer standardisierten Komplextherapie, auf Schmerz, Lebensqualität und Medikamentenverbrauch: Kohortenstudie mit 1-Jahres-Follow-up. Forschende Komplementärmedizin 6, 206–211 (1999).
Tschebull, Erika/Maertens, Otto: Das große Kneipp-Gesundheitsbuch, 2006, S. 16ff.

Uehleke, Bernhard/Hentschel, Hans-Dieter: Das große Kneipp-Gesundheitsbuch. Mehr als nur Wassertreten – die 5 Behandlungsprinzipien, 2006, S. 12ff.

www.aerztewoche.at/viewArticleDetails.do?articleId=1160
www.focus.de/gesundheit/alternativemedizin/kneipptherapie
www.kneipen.de/lexikon_Kneipp-Medizin
www.kneippaerztebund.de
www.kneippaerztebund.at
www.kneippbund.de
www.mdr.de/ratgeber/gesundheit_ernaehrung/2079148.html

KOLLAGEN →*Anti-Aging-Kosmetik*/→*Hautalterung*

KOHLENHYDRATE →*Ernährung*

LACHEN

Lachen ist gesund, heilend, hält jung, verändert die Stimmung und hat positive Auswirkungen auf Körper und Psyche.

WIRKUNG: Lachen

- baut →*Stress* ab und wirkt befreiend,
- stärkt das Immunsystem (→*Alterungsprozesse/Alternstheorien*),
- stärkt die Funktion der Lungen,
- regt die Durchblutung, Verdauung und den Stoffwechsel an,
- senkt den Blutdruck,
- stärkt das Herz-Kreislauf-System,
- wirkt entspannend und entkrampfend,
- setzt Glückshormone frei,
- aktiviert Botenstoffe, die zum Beispiel die Vermehrung von Tumorzellen hemmen.

Wissenschaftler haben in den 60er Jahren begonnen, die körperlichen und psychischen Auswirkungen des Lachens zu untersuchen. Der Wissenschaftszweig heißt Gelotologie (griech. gelos: das Lachen). Viele Auswirkungen des Lachens auf den Körper sind allerdings noch unzureichend erforscht. Immer mehr setzt man auch in Kliniken Lachen als Therapie ein. Clowns bringen Patienten zum Lachen. Ein gewinnendes Lächeln wirkt ansteckend und öffnet Ihnen Türen zu den Herzen der Menschen.

INFOS

📖 Bennett, M. P. et al.: Humor and laughter may influence health: I. History and background. Evidence-based complementary and alternative Medicine 3, 61–63 (Jan 2006).
Bennett M. P. et al.: Humor and laughter may influence health: II. Complementary therapies and humor in a clinical population. Evidence-based complementary and alternative Medicine 3, 187–190 (Apr 2006).
Rütting, Barbara: Lach dich gesund. Ratschläge, Tipps und Tricks, 2006.
Willen, Günther: Lexikon des lebensverlängernden Wissens, 2006, S. 163ff.

💻 www.gluecksarchiv.de/inhalt/lachen.htm

L

LEBENSSTIL →*Lifestyle*

LIEBE →*Sexualität*

LIFESTYLE

Der Lebensstil bezeichnet die Art und Weise der Lebensführung. Er ist ein Begriff für spezifisch wiedererkennbare Kombinationen aller Bereiche des Lebens wie Freizeitinteressen, Wohnstil, Ernährungsgewohnheiten, Kleidung, Beruf, Lebenseinstellung etc. Auch auf dem Gebiet der Gesundheit und der Vermeidung und Vorbeugung von Erkrankungen erweist sich eine besondere Änderung des Lifestyle als eine der wichtigsten Maßnahmen. Vollwertige →*Ernährung*, →*Bewegung*, Verzicht auf →*Rauchen*, nur mäßiger Alkoholkonsum (→*Alkohol*), wenig →*Stress* sind nur einige Beispiele.

WIRKUNG: Der Begriff →*Anti-Aging* kann für einen gesunden und lebensverlängernden Lebensstil stehen.
Bei vielen Erkrankungen, wie zum Beispiel →*Osteoporose* und Herz-Kreislauf-Erkrankungen, spielen Bewegung und Ernährung eine sehr große Rolle und führen zu einer höheren Lebenserwartung. Der

Umsatz für ökologische Produkte hat sich in den letzten zehn Jahren verdreifacht. Gesundheit, aber auch guter Geschmack verbunden mit einer ökologischen Einstellung setzt sich bei vielen Verbrauchern durch. So sind z. B. biologische Produkte beliebter geworden. Die Marktforscher nennen dies »Lohas« (Lifestyle of Health and Sustainability). Ein verantwortungsvolles und naturbezogenes Leben wird zum dominanten Lebensstil. Die anspruchsvollen Anhänger sind auf Gesundheit und Nachhaltigkeit bedacht. Auch den Begriff »Lovos« (Lifestyle of Voluntary Simplicity) benutzen Marktforscher. Die Anhänger bevorzugen ein freiwilliges einfaches Leben.

Bei sehr alten Menschen konnte Dr. Daniela Jopp vom Deutschen Zentrum für Alternsforschung, Universität Heidelberg, nachweisen, dass psychologische Faktoren wie Selbstbewusstsein, positives Denken und Optimismus einen Vorhersagewert für das Wohlbefinden darstellen.

Aber die optimistische Lebenseinstellung muss nicht immer gesund sein. Optimistische Menschen können sich im Allgemeinen besser auf neue Situationen einstellen, sind psychisch stabiler und kommen mit gesundheitlichen Problemen besser zurecht. Stressfaktoren werden von optimistischen Menschen besser verarbeitet. Dauern diese jedoch länger an, so scheinen die Pessimisten, die schneller aufgeben und somit nicht so intensiv den Stressfaktoren ausgesetzt sind, zu profitieren. Dennoch hat eine positive Sichtweise einen großen Einfluss auf den Körper, die Gesundheit und das seelische Wohlbefinden, haben Forscher herausgefunden.

INFOS

📖 Davenport, R. J.: Optimistic for longevity. Science of Aging Knowledge Environment 2005, nf33 (Apr 2005).

Jopp, D., Rott, C.: Adaptation in very old age: exploring the role of resources, beliefs, and attitudes for centenarians' happiness. Psychology and Aging 21, 266–280 (Jun 2006).

Segerstrom, S. C., Miller, G. E.: Psychological Stress and the Human Immune System: A Meta-Analytic Study of 30 Years of Inquiry. Psychological Bulletin 130, 601–630 (Jul 2004).

Segerstrom, S. C.: Optimism and immunity: do positive thoughts always lead to positive effects? Brain, Behavior, and Immunity 19, 195–200 (May 2005).

Spandl, Oskar Peter: Anti-Aging ganz natürlich, 2003, S. 37ff.

Willcox, B. J., He, Q., Chen, R. et al.: Midlife risk factors and healthy survival in men. Journal of American Medical Association 296, 2343–2350 (Nov 2006).

www.lebenswandel.com
www.lifestyle-anti-aging-heidelberg.de
www.lohas.de/content/view/55/80/
www.mypathtv.com/index.cfm?firstvisit
http://hermes.zeit.de/pdf/archiv/2006/24/Selbst-schuld-Oekologie_xml.pdf
http://hermes.zeit.de/pdf/archiv/wohlfuehlen/IDM/idm_08012004.pdf

LIGNANE

L

Sie gehören von ihrer Wirkung her wie die Isoflavone zu den →*Phytoöstrogenen*, von der chemischen Zusammensetzung zu den Polyphenolen sowie zur Gruppe der →*sekundären Pflanzenstoffe*. Wie die Isoflavone entfalten sie im menschlichen Körper schwache östrogenähnliche Wirkungen. Den Pflanzen dienen sie zur Abwehr und zum Schutz vor Pilzen, Viren, Bakterien und Insekten. Die Samen der Flachspflanze, der Leinsamen, sind die bekannteste und mit Abstand reichhaltigste Quelle für pflanzliche Lignane. Sie kommen in verschiedenen Getreidearten wie Gerste, Hafer, Hirse, Roggen und Weizen vor. Ebenso sind sie im sibirischen →*Ginseng*, im Buchweizen und in Sojabohnen und einigen Pflanzensamen enthalten, beispielsweise in Sonnenblumenkernen.

WIRKUNG: Bekannt sind sie für ihre →*antioxidativen* Wirkungen. Ähnlich wie die Isoflavone schützen sie vermutlich vor der Krebsbildung (zum Beispiel Brustkrebs, indem sie mögliche toxische Wirkungen von übermäßig gebildetem Östrogen hemmen können).
Speziell Leinsamen kann dazu beitragen, die Blutzuckerwerte zu stabilisieren und die Cholesterinwerte (→*Cholesterin*) zu senken. Ebenso kann er auch der →*Osteoporose* vorbeugen. Zur Nahrungsergänzung wird Leinsamen in verschiedenen Formen angeboten: als Pulver, Kapseln und Öl, wobei das fertig angebotene Pulver oft mehr Lignane enthält als frischer Leinsamen. Als therapeutisch wirksame Dosen gelten etwa 1 ½ bis 3 gehäufte Esslöffel bzw. 15 bis 30 g Leinsamen täglich.

INFOS

Reinhard-Hennsch, B., Strowitzki, T., von Hagens, C.: Alternative Therapiemöglichkeiten im Klimakterium. Gynäkologisch-geburtshilfliche Rundschau 46, 197–213 (2006).

www.novamex.de/nnb/phytamine/lignan.html

LIPOSOME →*Anti-Aging-Kosmetik*

LYCOPIN →*Funktionelle Obst-/Gemüsesäfte*

MELATONIN →*Anti-Aging-Hormone*

MASSAGE →*Entspannung*/→*Entspannungstechniken*

MENOPAUSE →*Wechseljahre*

MIKRONÄHRSTOFFE →*Glykolisation*/→*Skinfood*

MINERALSTOFFE →*Ernährung*

MITTAGSSCHLAF →*Schlaf*

MITTELMEERDIÄT

Sie ist eine bestimmte Ernährungsweise, wie sie in Ländern rund ums Mittelmeer üblich ist, und keine Diät im klassischen Sinne. Der Begriff geht auf die sogenannte Seven-Countries-Study (Sieben-Länder-Studie) zurück, die 1952 in Europa unter der Leitung von Ancel Keys begonnen wurde. Man wollte herausfinden, warum die Bevölkerung vieler Mittelmeerländer, vor allem die Bewohner Kretas, extrem selten an koronaren Herzerkrankungen (KHK) leiden und eine sehr hohe Lebenserwartung haben. Nach Auswertung von Ernährungsprotokollen von Bewohnern ausgewählter Mittelmeerregionen definierte Keys deren Ernährungsweise etwa wie folgt: »Die Nahrung ist überwiegend vegetarisch orientiert: Nudeln in verschiedenen Variationen, mit Olivenöl zubereitete Salate, frisches Gemüse der Saison, viel Käse, zum Abschluss Obst und häufig spült man das Essen mit Wein herunter.« Die Mittelmeerdiät setzt sich außerdem aus Knoblauch und Tomaten, Fisch und Getreide, wenig

Fleisch und Milchprodukte und geringem Weinkonsum zusammen.

WIRKUNG: In verschiedenen Studien konnte eine positive Wirkung auf das Herz-Kreislauf-System nachgewiesen werden. Auch das Alzheimerrisiko (→*Demenz*) soll um bis zu 40 Prozent gesenkt werden. Die Epidemiologin Dr. Antonia Trichopoulou von der Universität Athen konnte bei über 75 000 Männern und Frauen in Europa nachweisen, dass eine mediterrane Ernährung die Sterblichkeit senkt, insbesondere im Mittelmeerraum – in Deutschland oder nordischen Ländern jedoch nicht. Der geografische Unterschied wird mit dem unterschiedlichen Gehalt an Vitalstoffen (→*Ernährung*) in den verschieden Ländern erklärt bzw. dass die Bevölkerung besser an die mediterrane Ernährung gewöhnt ist.
Fettreiche Ernährung macht die Blutgefäße träge, bei Olivenöl, insbesondere bei phenolreichem, tritt diese unerwünschte Wirkung nicht ein. Träge Gefäße seien Frühzeichen von Herz-Kreislauf-Erkrankungen. Dies wurde in einer Studie aus Spanien im Journal of the American College of Cardiology veröffentlicht.

M

INFOS

📖 Despeghel-Schöne, Michael/Alamouti, Darius/Pütz, Jean: Anti-Aging, 2001, S. 78f.
Pollmer, Udo/Warmuth, Susanne: Lexikon der populären Ernährungsirrtümer, 2000, S. 219ff.
Scarmeas, N./Stern, Y./Tang, M. et al.: Mediterranean Diet and risk of Alzheimer's disease. Annals of Neurology 59, 912–921 (Jun 2006).
Spandl, Oskar Peter: Anti-Aging ganz natürlich, 2003, S. 50ff.

💻 www.dge.de/modules.php?name=News&file=article&sid=258
www.margarine-institut.de/presse2/index.php3?rubrik=1&id=105
www.netdoktor.de/ernaehrung/diaet/mittelmeer.htm
www.paracelsus.de/frames.html?/specials/tips/tip_27.html (Ölivenöl)
www.stern.de/wissenschaft/gesund_leben/:Oliven%F6l-Warum-Mittelmeerdi%E4t/550371.html
www.welt.de/data/2005/04/15/698979.html
http://focus.msn.de/gesundheit/ernaehrung/abnehmen/mittelmeer
http://focus.msn.de/gesundheit/ernaehrung/news/mittelmeer-diaet_nid_27749.html

NAHRUNGSERGÄNZUNGSMITTEL

Diese sind in der »Verordnung über Nahrungsergänzungsmittel und zur Änderung der Verordnung über vitaminisierte Lebensmittel« (NemV) vom 24. Mai 2004 festgelegt unter besonderer Berücksichtigung der Richtlinie 2002/46/EG. Danach ist ein Nahrungsergänzungsmittel ein Lebensmittel, das

1. dazu bestimmt ist, die allgemeine Nahrung zu ergänzen,
2. ein Konzentrat von Nährstoffen wie zum Beispiel Vitamine, Mineralstoffe oder Spurenelemente (→*Ernährung*) mit ernährungsspezifischer oder physiologischer Wirkung allein oder in Zusammensetzung darstellt und
3. in Form von Tabletten, Kapseln Pulvern, Pastillen … in angemessenen kleinen Mengen in den Verkehr gebracht wird.

In Deutschland sind Nahrungsergänzungsmittel zwischen den Arzneimitteln und Lebensmitteln angesiedelt, ein therapeutischer Nutzen darf nicht behauptet werden. Auch krankheitsbezogene Aussagen sind verboten. Sie sind laut NemV kennzeichnungspflichtig, sollten also einen Hinweis haben, dass sie kein Ersatz für eine ausgewogene und abwechslungsreiche Ernährung sind, dass die angegebene empfohlene Verzehrmenge nicht überschritten werden darf und sie nicht in der Reichweite von kleinen Kindern gelagert werden dürfen. Überdosierungen können schädlich sein. Die Überwachung ist Ländersache.

Sind Nahrungsergänzungsmittel nötig?

Wer wann welche Nahrungsergänzungsmittel nehmen sollte, um Mangelerkrankungen zu vermeiden, darüber gibt es verschiedene Meinungen unter den Experten. Die von der Deutschen Gesellschaft für Ernährung e. V., DGE, Bonn, herausgegebenen »Referenzwerte für die Nährstoffzufuhr« (s. →*Ernährung*) sehen viele Anti-Aging-Mediziner als zu gering an und fordern höhere Werte. Auch die →*orthomolekulare Medizin* geht von höheren Werten aus. Peter Grunert weist darauf hin, dass die DGE Mangelerscheinungen verhindern möchte, während zum Beispiel die orthomolekulare Medizin Vitamine als →*Antioxidanzien* betrachtet, die hoch dosiert werden müssen, um ihre Schutzfunktionen im Körper erfüllen zu können. Aus diesen unterschiedlichen Verständnissen resultierten auch verschiedene, oft verwirrende Empfehlungen. Grunert kommt zu dem Schluss, dass Nahrungsergänzungsmittel oft selten halten, was die Werbung verspricht. Sie hätten heute durchaus ihre Daseinsberechtigung und würden in Zukunft für unseren allgemeinen Gesundheitszustand wichtiger, da unsere von der Industrie hergestellten Lebensmittel immer »unnatürlicher« würden. Hinzu kämen steigender →*Stress*, steigende Umweltverschmutzung, Feinstaubbelastung, Verseuchung von Tieren und Pflanzen, von denen wir uns ernähren. Praktische Gesundheitsfürsorge werde daher immer wichtiger.

WIRKUNG: Eine individuell dosierte Vitalstoffgabe kann vor allem Leistungssportlern, Schwangeren, beruflich stark gestressten Menschen bzw. bei einseitiger Ernährung (Fast Food) und Rauchern helfen, mit ihrer besonderen Situation besser fertig zu werden. Die richtige Dosierung sollten Sie mit einem Arzt oder Experten besprechen. Ein laut eigenen Angaben besonders für Spitzen- und Breitensportler geeignetes Nahrungsergänzungsmittel hat das Berliner Privatinstitut Galenus GmbH entwickelt und im September 2005 zum Patent angemeldet: ARONIA energy. Es gilt nach Aussagen des Instituts als »hochwirksamer, natürlicher ›Radikalfänger‹ mit einem →*RPF-Wert* von 3600. Hauptbestandteile sind die Apfelbeere (→*Aronia*), Topinamburextrakt (enthält keine Stärke, aber viel Mehrfachzucker Inulin – nicht mit dem Hormon Insulin zu verwechseln –, eine prebiotische Substanz, die das Wachstum der zur gesunden Darmflora gehörenden Bakterien fördert und damit das Immunsystem [→*Alterungsprozesse/Alternstheorien*] stärkt), Vitamin C und Traubenzucker. Eine Tagesdosis von zwei Teelöffeln könne rund drei Trilliarden →*freie Radikale* neutralisieren, was ca. der 60-fachen Wirkung der gleichen Menge reinen Zitronensafts entspricht, so der Geschäftsführer. Seit 2006 ist eine zuckerfreie Variante für Diabetiker erhältlich sowie eine Produktgruppe auf Sanddornbasis. Diese soll wegen ihres hohen Gehalts an →*Fetten*, Ölen, Vitamin C, Beta-Carotin und Gerbstoffen eine stabilisierende Wirkung auf die Zellstrukturen haben und somit Schutz gegen das Altern bieten.

INFOS

Biesalski, Hans Konrad/Köhrle, Josef/Schümann, Klaus (Hrsg.): Vitamine, Spurenelemente und Mineralstoffe, 2002, S. 728ff.
Grunert, Peter: Nahrungsergänzungsmittel, 2005, S. 11ff.
Hahn, Andreas/Wolters, Maike: Nahrungsergänzungsmittel – Eine Bestandsaufnahme. In: Übersichtsbeiträge Nahrungsergänzungsmittel. Institut für Lebensmittelwissenschaft am Zentrum für Angewandte Chemie, Universität Hannover 2000, S. 2ff.
Reimann, Jürgen: Nahrungsergänzungsmittel und diätetische Lebensmittel. In: Jacobi, Günther H./Biesalski, Hans Konrad/Gola, Ute/Huber, Johannes/Sommer, Frank (Hrsg.): Kursbuch Anti-Aging, 2005, S. 297ff.

www.bfr.bund.de
www.bll.de/publikationen/pb_leitfaden_nemv.html
www.dge.de
www.galenus.com
www.mdr.de/hier-ab-vier/natuerlich-gesund/1322123.html
www.orthomol.de
http://bundesrecht.juris.de/nemv/index.html
http://217.160.60.235/BGBL/bgbl1f/bgbl104s1011.pdf (NemV)

NEUROGENESE

Das ist der Sammelbegriff für die Entstehung von Nervenzellen. Früher galt, dass das Gehirn keine Fähigkeit zur Neubildung von Nervenzellen besitzt. 1983 konnten Forscher erstmals bei Singvögeln und später bei Mäusen die Neubildung von funktionsfähigen Nervenzellen nachweisen. 1998 konnte erstmals bei Menschen die Bildung von neuen Nervenzellen belegt werden.

WIRKUNG: Marburger Forscher fanden erstmals Hinweise, dass durch Botenstoffe im Gehirn die Neurogenese stimuliert wird. Sie sehen auch einen Zusammenhang zwischen einer der häufigsten Alterserkrankungen des Nervensystems, Parkinson, und einem Mangel an Neurogenese. Die Neurogenese scheint bis ins hohe Alter anzuhalten. Erst wenn sie nicht mehr richtig funktioniert, treten Alterserkrankungen wie Gedächtnisverlust, →*Demenz*, Alzheimer und Depression auf.
Die Neurogenese kann durch geistige Aktivität, soziale Kontakte, Bewegung und durch Medikamente wie Antidepressiva gefördert

werden, wie in vielen Studien gezeigt werden konnte. Auch im täglichen Leben kann man beobachten, dass geistig und körperlich aktive Menschen im Alter gesünder sind.

INFOS

📖 Blech, J.: Hirn kuriere dich selbst! Der Spiegel 20, 164–178 (15. Mai 2006).
Elder, G. A. et al.: Research update: neurogenesis in adult brain and neuropsychiatric disorders. The Mount Sinai Journal of Medicine 73, 931–940 (Nov 2006).
Goldman, S. A., Nottebohm F.: Neuronal production, migration, and differentiation in a vocal control nucleus of the adult female canary brain. Proceedings of the National Academy of Science 80, 2390–2394 (Apr 1983).
Kempermann, Gerd: Adult Neurogenesis, 2006.
Spiegel-Gespräch: Altern beginnt in der Wiege. Der Hirnforscher Gerd Kempermann und der Entwicklungspsychologe Ulman Lindenberger über nachwachsende Nervenzellen, schrumpfende Gehirne und die Weisheit des Alters. Der Spiegel 12, 152–156 (19. März 2007).

💻 www.aerztlichepraxis.de/artikel_neurologie_depressionen_neuroplastizitaet_1144402581.htm
http://edoc.hu-berlin.de/habilitationen/kempermann-gerd-2002-01-29/HTML/chapter3.html
http://web.uni-marburg.de/zv/news/archiv/muj20/Neurogenese.pdf

NORADRENALIN
→*Stresshormone*

NÜSSE
→*Ernährung* (*Tabelle Vitamine/Mineralstoffe*)

NUTRIGENOMIK

Nutrigenomiker (lat. nutritio: Ernährung, griech. genos: Geschlecht, Gattung) untersuchen, wie →*Ernährung*, →*Lebensstil* und Gene gemeinsam die Gesundheit beeinflussen. Sie fanden heraus, dass eine bestimmte Diät nicht für alle Menschen gleich gut ist, und forschen daher an der Entwicklung von personalisierten Nahrungsmitteln, die die Gesundheit fördern. Zudem wollen sie passend zum Genprofil gezielte Ernährungs- und Verhaltensempfehlungen erarbeiten. Die Nutrigenomik stellt einen der jüngsten Bereiche der modernen biotechnologischen Forschung dar. Internationale und nationale Forschungsprojekte aus diesem Bereich, wie etwa das Netzwerk Nutrigenomforschung Berlin-Brandenburg, befinden sich noch im Aufbau.

WIRKUNG: »Das Menü« (meist Nahrungsmittel mit pharmazeutischer Wirkung und Nahrungszusatzstoffe oder speziell gezüchteten Pflanzen) soll helfen, die Risiken bestimmter Erkrankungen zu kontrollieren, basierend auf einer DNA-Analyse der jeweiligen Person. Die US-Firma Sciona, Boulder, CO, bietet hierzu spezielle Tests an. Für jeden Menschen kann die eigene Ernährungspyramide zusammengestellt werden.

INFOS

📖 Ferguson, L. R.: Nutrigenomics: integrating genomic approaches into nutrition research. Molecular Diagnosis and Therapy 10, 101–108 (2006).
Afman, L., Muller, M.: Nutrigenomics: from molecular nutrition to prevention of disease. Journal of the American Dietetic Association 106, 569–576 (Apr 2006).

💻 www.nugo.org (The European Nutrigenomics Organisation)
www.nutrigenomik.de (Verein zur Förderung der Nutrigenomforschung e.V. und Netzwerk Nutrigenomik Berlin-Brandenburg)
www.sciona.com (US Unternehmen mit Testangebot)

NUTRIKOSMETIK →*Skinfood*

OBST →*Ernährung*

OBSTSAFT →*Funktionelle Obst-/Gemüsesäfte*

OLIVENÖL →*Mittelmeerdiät*

ÖSTROGENE →*Anti-Aging-Hormone*

OMEGA-3-FETTSÄUREN →*Fett/Fettsäuren*

OPTIMISTEN →*Lifestyle*

ORAC-WERT →*Skinfood*

ORTHOMOLEKULARE MEDIZIN

Diesen Begriff (griech. ortho: gut, richtig; lat. molekular: kleinster Baustein) hat Dr. Linus Pauling (1901–1995), Chemie- und Friedensnobelpreisträger, geprägt.

Definition von Linus Pauling (1968): »Orthomolekulare Medizin (Therapie) ist die Erhaltung guter Gesundheit und die Behandlung von Krankheiten durch Veränderung der Konzentration von Substanzen im menschlichen Körper, die normalerweise im Körper vorhanden und für die Gesundheit erforderlich sind. Das Konzept beruht auf der Erkenntnis, dass kein Lebewesen in einer perfekten, für es optimalen Umwelt lebt. Der Mensch braucht etwa 45 verschiedene Nährstoffe. Diese Ortho-Moleküle müssen dann im Organismus in der richtigen Konzentration vorhanden sein, um die beste Gesundheit und weitgehenden Schutz vor Krankheiten zu erreichen.«

Die Orthomolekulare Medizin dient der Beeinflussung von Körperfunktionen und Erkrankungen durch Änderung der Konzentrationen körpereigener Substanzen.

Der menschliche Körper benötigt bestimmte Mengen verschiedener Substanzen wie Vitamine, Mineralstoffe, Spurenelemente, Aminosäuren (→*Ernährung*), →*Antioxidanzien*, Enzyme, →*sekundäre Pflanzenstoffe* und →*Fettsäuren* zur Erhaltung der Gesundheit.

Hierzu zählen nur Stoffe, die bereits im Körper vorhanden sind und benötigt werden, gleichgültig, ob sie vom Körper selbst gebildet oder durch die Nahrung aufgenommen werden. Die orthomolekulare Medizin sieht sich als Ergänzung zur Schulmedizin.

Nach Erkenntnissen von Dr. Pauling können diese Substanzen vor chronischen Erkrankungen schützen und sogar lebensverlängernd wirken.

Das Linus Pauling Institute of Science and Medicine (1973–1996) wurde 1996 an der Oregon State University als das Linus Pauling Institute weitergeführt mit dem Grundsatz: »An optimum diet is the key to optimal health.« (Die optimale Ernährung ist der Schlüssel zur optimalen Gesundheit.)

INFOS

Bässler, Karl-Heinz/Golly, Ines/Loew, Dieter/Pietrzik, Klaus: Vitamin-Lexikon, 2002, S. 8ff.
Burgerstein, Uli P./Schurgast, Hugo/Zimmermann, Michael: Burgersteins Handbuch Nährstoffe, [11]2007, S. 16ff.
Dietl, Hans/Ohlenschläger, Gerhard: Handbuch der orthomolekularen Medizin, 1999, S. 19ff.
Gröber, Uwe: Orthomolekulare Medizin, S. 5ff.
Schroth, R.: Die Chancen der orthomolekularen Medizin. anti-aging for professionals, 76–81 (Juni 2005).

www.f-o-m.de (Forum orthomolekulare Medizin)
www.oegom.at
www.orthomol.de
www.preventnetwork.com
http://lpi.oregonstate.edu (The Linus Pauling Institute)

OSTEOPOROSE

Osteoporose (= Knochenschwund – griech. osteon: Knochen, lat. porus: Öffnung) ist eine chronische Erkrankung des älter werdenden Menschen, die durch Verlust an Knochenmasse und Zerstörung der Mikroarchitektur der Knochen mit den Folgen zunehmender Knochenbrüche charakterisiert ist, sich meist unbemerkt entwickelt, kontinuierlich fortschreitet, bis es zu einem Knochenbruch kommt.
Durch die steigende Lebenserwartung gewinnt sie zunehmend an Bedeutung. Die WHO (Weltgesundheitsorganisation) hat die Erkrankung in die Liste der zehn bedeutsamsten weltweiten Erkrankungen aufgenommen.

WIRKUNG: Die häufigsten Knochenbrüche betreffen die Hüfte, die Wirbelsäule und das Handgelenk. Das Risiko steigt mit zunehmendem Alter bei beiden Geschlechtern, wobei Frauen häufiger (80 Prozent) als Männer betroffen sind. Mehr als 6 Mio. Frauen und Männer sind in Deutschland von der Osteoporose betroffen. Der Wirbelkörperbruch kann zu Verminderung der Körpergröße, zu Rückenschmerzen oder bis zu Wirbelsäulenverkrümmungen führen (»Witwenbuckel«). Der Oberschenkelhalsbruch muss operiert werden und führt häufig zur Pflegebedürftigkeit. Ca. 130 000 Menschen erleiden jährlich in Deutschland einen Oberschenkelhalsbruch. Durch Verän-

derung des →*Lifestyle* und Einnahme von Medikamenten wie Bisphosphanate und SERMs (Selective Estrogen Rezeptor Modulator) kann die Osteoporose und das Risiko von Knochenbrüchen verringert werden.
Der Knochen ist lebendes Gewebe, bestehend aus Proteinen (Eiweiße), Mineralstoffen und Vitaminen (→*Ernährung*). Bei Neugeborenen findet man statt knöcherner überwiegend knorpelige Strukturen im Skelett. Mit zunehmendem Alter wird der Knorpel durch Knochen ersetzt. Während des gesamten Lebens findet durch Ab- und Aufbau ein ständiger Austausch zur Verbesserung der Stabilität und Qualität von Knochengewebe statt. Zwischen dem 20. und 30. Lebensjahr wird die Spitzenknochenmasse (peak bone mass) erreicht, die von Kalzium, Vitamin D und ab der Pubertät auch von den Geschlechtshormonen beeinflusst wird. Im Alter, im Rahmen absinkender →*Hormone* wie Östrogene bei der Frau und Testosteron beim Mann, nimmt die Knochenmasse ab.
Da die Osteoporose sich schmerzlos entwickelt und meist erst ein Knochenbruch das erste Symptom ist, sind einige Risikofaktoren zur Risikoeinschätzung wertvoll. Die genetischen Faktoren wie weibliches Geschlecht, hohes Alter, familiäre Belastung sind im Gegensatz zu →*Lifestyle*-Faktoren wie mangelnde Kalziumaufnahme, Vitamin-D-Mangel, →*Rauchen*, starker Alkoholkonsum (→*Alkohol*), mangelnde →*Bewegung* nicht beeinflussbar. Auf der Website der Internationalen Osteoporose Foundation www.iofbonehealth.org/patients-public/risk-test.html kann man sein Risiko für die Osteoporose abschätzen. Mit einer Knochendichtemessung nach dem sogenannten DXA- bzw. QUS-Verfahren kann die Osteoporose durch einen Facharzt festgestellt werden.
Obwohl die genetische Ausstattung die Knochendichte bestimmt, spielen eine vollwertige, überwiegend basische Ernährung (→*Basen*), regelmäßige Bewegung im Freien, Verzicht auf Rauchen sowie Verzicht auf übermäßigen Alkoholkonsum eine Schlüsselrolle. Diese Maßnahmen sind während des gesamten Lebens sinnvoll, auch schon in der Kindheit, um das Risiko fürs spätere Leben zu senken.
Die Einnahme von Medikamenten wie Hormone oder Bisphosphonaten etc. muss mit dem Arzt individuell abgeklärt werden.

	Kalzium	Vitamin D
Vor den Wechseljahren	800–1200 mg/Tag	600–800 IU/Tag
Nach den Wechseljahren	1500 mg/Tag	1000 IU/Tag

Tab. 10: Empfohlene Mindestmenge zur Osteoporosevorbeugung bei der Frau. (Quelle: Hadji 2005)

INFOS

📖 Blech, Jörg: Heillose Medizin, 2005, S. 100ff.
Hadji, P.: Endogene und exogene Oestrogene. Einfluss auf die Veränderungen des Knochenstoffwechsels in der Postmenopause. Der Gynäkologe 38, 1065–1073 (2005).
Keim, Ulrike/Engelbert, Christian W.: Start in die besten Jahre, 2005, S. 134ff.
Minne, H. W. et. al.: Osteoporose. Der Internist 43, 1430–1452 (2002).

💻 www.ernaehrung.de/tipps/osteoporose/osteo10.htm
www.forum-schmerz.de/web/schmerzcontent/de/osteoporoseschmerzen.htm
www.iofbonehealth.org
www.netdoktor.de/krankheiten/fakta/knochenschwund.htm
www.netzwerk-osteoporose.de
www.osteoporose.de
www.osteoporose-deutschland.de

OXIDATIVER STRESS

Übersteigt die Konzentration →*freier Radikale* die antioxidative Kapazität (→*Antioxidanzien*) des Organismus, kommt es zu einer negativen Bilanz. Es entsteht »oxidativer Stress«, der den Körper schädigt. Beispielsweise durch die Oxidation von LDL-Cholesterin (→*Cholesterin*), das die Entstehung von →*Arteriosklerose* fördert.

Die Grafik zeigt, wie im Körper durch hohe Konzentrationen von freien Radikalen, ausgelöst durch Umweltbelastungen, Ernährungsmangel, →*Stress*, Medikamente oder Verletzungen, oxidativer Stress entsteht, was wiederum zu Krankheiten (unter anderem Tumoren, Arteriosklerose, →*Demenz,* →*Diabetes mellitus*), aber auch zu vorzeitigem Altern und Störungen des Immunsystems (→*Alterungsprozesse/Alternstheorien*) führen kann. Die Aufnahme von Antioxidanzien unterstützt das körpereigene antioxidative Schutzsystem.

O

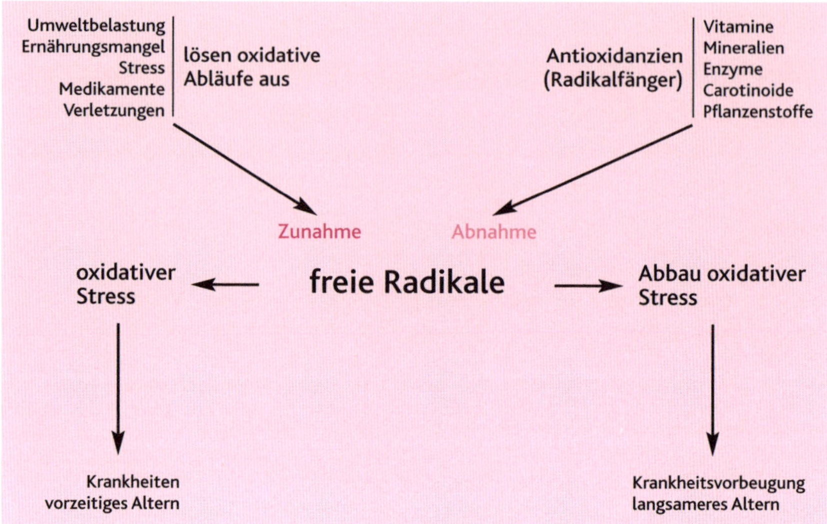

Abb. 5: Oxidativer Stress und freie Radikale. (Abb. W. Kallabis)

Eine spezielle Anti-Aging-Diagnostik hat nach eigenen Angaben die ANT-OX GmbH & Co. KG, München entwickelt, um die Belastung des Körpers durch oxidativen Stress zu bestimmen. Nach konkreten Ratschlägen und Leitlinien können anhand des Ergebnisses gezielte Maßnahmen ergriffen werden, um die individuellen Risikofaktoren für Krankheiten abzubauen und die körpereigenen funktionsfördernden Prozesse zu stimulieren.

Wenn freie Radikale körpereigene Schutzmechanismen überwinden und mit ungesättigten Fettsäuren der Zellmembranen reagieren, entstehen Lipidperoxidationsprodukte. Ein reaktives Hauptprodukt hiervon ist das Malondialdehyd (MDA), das als diagnostischer Marker der Lipidoxidation gilt und im Urin gemessen werden kann. Einen solchen Test bietet u. a. die Orthomol GmbH, Langenfeld, an. Mit Orthomol Redox kann die oxidative Belastung des Körpers durch freie Radikale über die Ausscheidung des MDA im Morgenurin abgeschätzt werden. Der Test wird laut Angaben des Unternehmens überarbeitet und weiter vereinfacht.

Viele Methoden, mit denen man den oxidativen Stress im Körper messen kann, betrachten Experten kritisch. Eine klinische Aussage über den Gesundheitszustand würden sie meist nicht liefern, so Privatdozent Dr. med. Wilfried Bieger, ANT-OX GmbH & Co. KG, München.

INFOS

Bieger, Wilfried P.: Diagnostik des oxidativen Stress. In: Jacobi, Günther H./Biesalski, Hans Konrad/Gola, Ute/Huber, Johannes/Sommer, Frank (Hrsg.): Kursbuch Anti-Aging, 2005, S. 366–374.
Döll, Michaela: Antiaging mit Antioxidantien, 2006, S. 43ff.
Müller-Wohlfahrt, Hans-Wilhelm: Mein Programm für neue Vitalität, 2005, S. 121ff.
Müller-Wohlfahrt, Hans-Wilhelm: So schützen Sie Ihre Gesundheit, 2005, S. 25ff.

www.antox.de
www.gentaur.com/nieuwe_pagina_8.htm
www.orthomed-gmbh.de
www.orthomol.de
http://de.wikipedia.org/wiki/Oxidativer_Stress

PH-WERT →*Säure-Basen-Gleichgewicht*

PHYTOÖSTROGENE

Phytoöstrogene (griech. Phyto: Pflanze – hier mit östrogenartiger Wirkung) haben eine strukturelle Ähnlichkeit mit den Östrogenen und gehören zu den →*sekundären Pflanzenstoffen*. Sie sind im Wesentlichen drei Strukturklassen zuzuordnen: den Isoflavonen, den →*Lignanen* und den →*Coumestanen*. Die meisten Studien liegen für die Isoflavone mit dem Hauptvertreter Soja vor.

Strukturklasse	Nahrungsmittel
Isoflavone	Soja, Getreide, Hülsenfrüchte, Nüsse, Obst und Gemüse
Lignane	Leinsamen, Getreide, frisches Obst und Gemüse
Coumestane	Alfalfasprossen, Rotklee, Gemüse

Tab. 11: Strukturklassen der Phytoöstrogene.

Isoflavone haben sowohl eine schwache östrogene als auch eine antiöstrogene Wirkung. Über die beiden Östrogen-Rezeptoren Alpha und Beta (den Andockstellen der Zellen im Körper) entfalten sie wie die Östrogene ihre Wirkung. Im Gegensatz zu den

Östrogenen binden die Isoflavone hauptsächlich an den Beta-Rezeptor.

Der Gynäkologe Dr. med. Bernd Kleine-Gunk bemerkt, dass Phytoöstrogene keinen Hormonersatz, sondern eine Hormonmodulation bewirken. Das heißt, dass sie bei Östrogenmangel ähnlich wie schwache Hormonersatzpräparate wirken, die an den Rezeptoren ihre östrogenartige Wirkung entfalten. Ist der Östrogenspiegel allerdings übermäßig hoch, wirken sie dagegen wie Hormonblocker und halten die Östrogenrezeptoren besetzt, sodass die wesentlich stärkeren körpereigenen Östrogene nicht wirken können, so der Mediziner. Man nennt diese Wirkstoffe deshalb auch »selektive Östrogen-Rezeptor-Modulatoren« oder kurz Phyto-SERM.

Die Isoflavone lindern klimakterische Beschwerden, haben positive Wirkung auf die Knochendichte, Gedächtnisleistung und den Fettstoffwechsel. In Studien konnte der schützende Effekt durch Isoflavone beim Brust- und Prostatakarzinom nachgewiesen werden.

Ferner hemmen laut Dr. Kleine-Gunk, Fürth, Isoflavone Gefäßneubildungen im Rahmen der Tumorentstehung an der Brust. Der unter Isoflavonen ansteigende Vitamin-D-Blutspiegel scheint die knochenschützende und krebsvorbeugende Wirkung zu erklären.

Phytoöstrogene sollten langfristig und in ausreichender Menge in die Ernährung integriert werden. Beginnen sollte man bereits in jungen Jahren. Prof. Dr. med. Wolfgang Wuttke, Direktor der Abteilung Klinische und Experimentelle Endokrinologie der Universität Göttingen, weist darauf hin, dass laut einer Studie bei Japanerinnen nur die sich entwickelnde Brust durch Soja vor Krebs geschützt sei. Es bringe also nichts, erst mit 50 Jahren Soja zu essen. Das sei wahrscheinlich das Geheimnis, das dahinterstecke. Dies gilt allerdings nur für die Brustkrebsprophylaxe.

Da Japaner und Chinesen täglich ca. 15 bis 70 mg Phytoöstrogene mit der sojareichen Nahrung aufnehmen und in den asiatischen Ländern Wechseljahrsbeschwerden und Brustkrebs deutlich niedriger sind als in den westlichen Industrieländern, geht man heute davon aus, dass die optimale durchschnittliche »Tagesration« an Phytoöstrogenen bei 15 bis 70 mg pro Tag liegt:

Sie können täglich

P

- eine große Tasse Sojamilch trinken,
- einen Sojajoghurt (250–300 ml) verzehren,
- eine Portion Tofu (etwa 150 g) essen oder
- fünf bis sechs Esslöffel (10 g) geschroteten Leinsamen oder die gleiche Menge Kürbiskerne.

Ob gerade die mit der Ernährung mit Soja aufgenommenen Phytoöstrogene die oben beschriebene gesundheitsfördernde Wirkung haben, sei laut Prof. Dr. Manfred Metzler, Leiter des Instituts für Lebensmittelchemie und Toxikologie der Universität Karlsruhe (TH), noch offen: »Auch ein ganz anderer Inhaltsstoff kann diese positiven Wirkungen verursachen.« Sein Team erforscht, was genau geschieht, wenn Phytoöstrogene mit der Nahrung aufgenommen werden. »Wir möchten zum einen herausfinden, welche Zwischen- und Endprodukte beim Abbau der Phytoöstrogene entstehen, zum anderen versuchen wir zu entschlüsseln, welche Wirkung diese Produkte dann haben«, erklärt Prof. Metzler. In einer Studie 2004 konnte seine Arbeitsgruppe an Zellkulturen nachweisen, dass Abbauprodukte der Phytoöstrogene teilweise eine stimulierende Wirkung auf Krebszellen haben, indem sie die Zellteilung stören. Ob sich die Ergebnisse allerdings auf einen gesamten Organismus übertragen lassen, müsse noch untersucht werden, so Prof. Metzler.
Phytoöstrogene in hohen Konzentrationen in Kapselform aufzunehmen, davor warnen Wissenschaftler der Bundesforschungsanstalt für Ernährung und Lebensmittel, BfEL, Karlsruhe. Empfohlen wird meist eine Dosis von 70 bis 100 mg Isoflavon-Kapseln.
Die gesundheitliche Unbedenklichkeit von Isoflavonpräparaten als →*Nahrungsergänzungsmittel* auf der Basis von Soja- und Rotklee-Extrakten als Alternative zur klassischen Hormonersatztherapie für Frauen ab 50, hoch dosiert eingenommen, sei keinesfalls bewiesen, berichten Prof. Dr. Sabine E. Kulling, Leiterin des Instituts für Lebensmittelchemie der Universität Potsdam, und Dr. Corinna E. Rüfer in ihrem Artikel über Phytoöstrogene. Bislang gäbe es keine wissenschaftliche Grundlage, die die Einnahme von Isoflavonen über Nahrungsergänzungsmittel rechtfertigen würde, so die Meinung der Wissenschaftlerinnen. Mögliche Nebenwirkungen (zum Beispiel Brustkrebsrisiko) könnten noch nicht abgeschätzt werden.

INFOS

Döll, Michaela: Antiaging mit Antioxidantien, 2006, S. 163f.
File, S. E., Jarrett N., Fluck, E. et al.: Eating soya improves human memory. Psychopharmacology 157, 430–436 (2001).
Kleine-Gunk, Bernd/Höfer, Rebekka: Phyto-Östrogene, 2000, S. 27f., 59f. (Modulation) 30f. (Studien) 62 ff. (Radikalfänger).
Kleine-Gunk, Bernd/Imgrund, Barbara: Ihr Einkaufsführer Phytoöstrogene, 2003, S. 22ff.
Kleine-Gunk, B.: Phytoöstrogene und Brustkrebs: Sind Isoflavone Promotoren oder Protektoren? gyne Zeitschrift für den Frauenarzt – den Arzt der Frauen (2006), Sonderdruck.
Kulling, Sabine E./Rüfer, Corinna E.: Phytoöstrogene. In: Dunkelberg, Hartmut/Gebel, Thomas/Hartwig, Andrea (Hrsg.): Handbuch der Lebensmitteltoxikologie, 2006, S. 2623 bis 2680.
Reinhard-Hennsch, B., Strowitzki, T., von Hagens, C.: Alternative Therapiemöglichkeiten im Klimakterium. Gynäkologisch-geburtshilfliche Rundschau 46, 197–213 (2006).

www.bfel.de
www.dfg.de/aktuelles_presse/reden_stellungnahmen/2006/download/sklm_stellungnahme_nem_26092006.pdf
www.presse.uni-karlsruhe.de/pm_1700.html
www.taz.de/pt/2005/04/01/a0254.1/text.ges,1

PHYTO-SERM →*Phytoöstrogene*

PHYTOSTERINE →*Tabelle sekundäre Pflanzenstoffe*

PHYTOSTEROLE

P

Sie sind natürliche Bestandteile von Fetten und Ölen verschiedener Pflanzen (Phyto: griech. Pflanze) und kommen in Pflanzenölen (→*Arganöl*), Samen, Nüssen, Obst und Gemüse vor. In ihrem chemischen Aufbau ähneln sie dem →*Cholesterin* und bilden die Vorstufe von Vitaminen (→*Ernährung*) und Steroiden (Stoffklasse der Lipide; Fette). Phytosterole wurden bislang hauptsächlich in der Medizin eingesetzt zur Senkung des Cholesterinspiegels und zur Therapie von Prostataerkrankungen. Als »entscheidende Neuentwicklung sind sie in der Anti-Age-Pflege anzusehen«, so Apothekerin Dr. Heidi Overhamm aus Osnabrück. In der Kosmetik werden diese rein pflanzlichen Wirkstoffe gegen trockene Haut eingesetzt.

WIRKUNG: Phytosterole gleichen den Feuchtigkeitshaushalt der Haut aus, wirken entzündungshemmend, geben der Haut ihre Spannkraft zurück (Straffung des Bindegewebes), verbessern die Schutz- und Barrierefunktion der Haut, weil sie das hauteigene Hornschichtfett ergänzen, und beugen Faltenbildung (→*Hautalterung*) vor. Sie können bei Neurodermitis und sehr trockener Haut angewendet werden. Der sebamed-Hautforschung ist es nach eigenen Angaben gelungen, Phytosterole aus Rapssamen so zu konzentrieren, dass der Gehalt in den Produkten zehn- bis sechzigfach über dem der bislang auf dem Markt existierenden Produkte liegt.
Eine von der Sebapharma GmbH & Co. KG, Boppard, an der Hautklinik des Klinikums Karlsruhe unter der Leitung von Prof. Dr. Wolfgang Gehring durchgeführte Studie belegt die positive Wirkung der Phytosterole. Die Studie zeigte, dass sebamed-Präparate mit hoch konzentrierten Phytosterolen antientzündlich wirken, die empfindliche Haut sehr gut mit Feuchtigkeit versorgen und sich stabilisierend auf die Barrierefunktion der Haut (pH-Wert 5,5) auswirken.

INFOS

📖 Meyer, T.: Phytowirkstoffe in der dermatologischen Kosmetik. SÖFW-Journal 5, 52–55 (2004).

💻 www.gesundheit.com/gc_detail_20_gc16120407.html
www.sebamed.de

POLYPHENOLE →*Tabelle sekundäre Pflanzenstoffe*

POLYMORPHISMEN

Der menschliche Bauplan wird von ca. 25 000 Genen (Erbanlage) gesteuert. Kleine Genbausteine können sich von Mensch zu Mensch unterscheiden und somit sind viele Gene bei verschiedenen Personen unterschiedlich ausgeprägt, das heißt, dass ein und dasselbe Gen bei

verschiedenen Personen in unterschiedlicher Form vorkommen kann, sogenannte Polymorphismen.
Um diesen Zusammenhang besser zu verstehen, kann man ein Gen mit einem Organ vergleichen wie Nase, Ohr etc. Jedes Organ hat eine gewisse Grundform, ist aber von Mensch zu Mensch sehr unterschiedlich, das heißt, trotz der Formenvielfalt (Polymorphismus; von griech.: Vielgestaltigkeit) ist das Organ immer wieder erkennbar, ebenso verhält es sich auch bei den Genen.
So wie wir uns in unserem Aussehen unterscheiden, so haben wir auch unterschiedliche Ausprägungen, was den Stoffwechsel, die Hormone und die Enzymausstattung angeht. Es gibt zum Beispiel schnell bzw. langsam arbeitende Enzyme. Der Grund dafür liegt in erster Linie bei den Genen.
Diese Polymorphismen haben eine besondere Bedeutung, weil sie auf bestimmte spätere Krankheiten hinweisen können, wie Medikamentenunverträglichkeiten, Allergien, Immunerkrankungen, Herzinfarkte, Schlaganfälle, Krebs und hohen Blutdruck.
Die Gendiagnostik versucht Polymorphismen zu finden, um frühzeitig zum Beispiel eine Medikamentenunverträglichkeit bzw. ein erhöhtes Risiko für eine Stoffwechselerkrankung zu finden. Hierzu reicht ein einfacher Wangenabstrich aus, um Zellen aus der Mundschleimhaut zu gewinnen. Jede dieser Zellen enthält die gesamte Erbinformation des menschlichen Körpers.
Altersbedingte Enzymschwächen führen schließlich irgendwann im Leben dazu, dass die Polymorphismen aktiviert werden. Plötzlich hat man zum Beispiel einen erhöhten Blutdruck, den man vorher nie festgestellt hatte, dessen Gene aber seit der Geburt »vorprogrammiert« waren. Schwermetallvergiftungen, Vitaminmangel und zu hoher Zuckerkonsum können ein weiterer Grund für Enzymblockaden oder Enzymüberaktivitäten sein, sodass die vorprogrammierte Krankheit ausbrechen kann.
Die Gene zu untersuchen verbessert die Möglichkeit, Krankheiten vorzubeugen oder zu verhindern.
Heute sind wir in der Lage, folgende Risiken frühzeitig individuell zu erkennen und präventiv zu beeinflussen:

1. kardiovaskuläres Risiko (Herz-Kreislauf-Erkrankungen),
2. Krebsrisiko (speziell Brust- und Prostatakrebs),
3. Entzündungsrisiko (Altern ist ein entzündlicher Prozess),
4. Entgiftungssituation,
5. Medikamentenabbau,
6. Osteoporose,
7. Ernährungseinstellung,
8. oxidativer Stress,
9. metabolisches Syndrom (auch tödliches Quartett genannt: bauchbetontes Übergewicht, erhöhter Blutzucker, erhöhte Blutfettwerte und Bluthochdruck) und Gewichtszunahme,
10. Blutdruckrisiko,
11. Herzinsuffizienz.

Text von **Dr. med. Michael Klentze**, Klentze-Institut, München

INFOS

www.anti-aging-med.de

POSITIVES DENKEN →*Lifestyle*

POWER-NAPPING →*Schlaf*

PRÄVENTIVMEDIZIN

Präventivmedizin (lat. praevenire: zuvorkommen, verhüten) steht für vorbeugende Medizin zur Krankheitsverhütung und Krankheitsfrüherkennung und somit für den Erhalt körperlicher, seelischer und geistiger Frische bis ins hohe Alter, was durch Stressvermeidung, Verzicht auf →*Rauchen*, auf Alkoholkonsum, ausgewogene →*Ernährung* sowie körperliche und soziale Aktivität erreicht werden kann (s. a. →*Anti-Aging*).

INFOS

www.internationale-gesellschaft-fuer-praeventivmedizin.de
www.worldhealth.net

PROGRESSIVE MUSKELRELAXATION →*Entspannungstechniken*

PRO- UND PREBIOTIKA

PROBIOTIKA (pro bios: für das Leben) sind lebende Mikroorganismen. Dabei handelt es sich meistens um Milchsäurebakterien, die aus der menschlichen Darmflora isoliert wurden, wie zum Beispiel bestimmte Lactobacillen und Bifidobakterien. Diese sind im Gegensatz zu den üblicherweise verwendeten Milchsäurebakterien widerstandsfähiger gegen Verdauungssäfte. Sie erreichen deshalb in größerer Zahl den Darm und können dort die Gesundheit und das Wohlbefinden ihres Wirts positiv beeinflussen, und zwar indem sie eine optimal funktionierende Darmflora schaffen. Sie drängen die krank machenden Keime zurück und beeinflussen bzw. trainieren das Immunsystem (→*Alterungsprozesse/Alternstheorien*) im Darm.
PREBIOTIKA, Lieblingsnahrung der probiotischen Bakterien, sind Ballaststoffe (→*Ernährung*) wie Inulin (Gemisch von Polysacchariden [Vielfachzuckern] u. a. aus der Chicorée-Wurzel, Zwiebeln, Artischocken oder Topinambur, Ausgangsstoff zur Herstellung von Oligofruktose) oder Oligofruktose, die das Wachstum und die Vermehrung der physiologischen Darmflora fördern sollen.

WIRKUNG: Probiotika werden unter anderem Joghurt, Müsli, Milchshakes, Wurst und Käse zugesetzt. Nur wer täglich reichlich und immer den gleichen Keim zu sich nimmt, kann einen positiven Effekt erzielen. Viele Wirkungen der Probiotika werden zurzeit noch in wissenschaftlichen Studien untersucht. Vieles ist noch nicht nachgewiesen, vor allem die Steigerung der allgemeinen Gesundheit, die Abwehrkräfte und das Wohlbefinden betreffend. Als gesichert gelten eine verbesserte Laktoseverdauung bei Laktoseintoleranz, eine Verkürzung von Durchfallerkrankungen sowie eine positive Auswirkung auf die Darmflora. Auch bei entzündlichen Erkrankungen im Darm wie Colitis ulcerosa und Morbus Crohn scheint ein Nutzen zu bestehen. Bei chronischer Verstopfung wird über Erfolge berichtet. Bei Kindern mit Durchfall bei Darmvireninfektion konnten Beschwerden verringert werden. Menschen, die Probiotika zu sich nehmen,

sollen weniger genverändernde Stoffe im Stuhl haben. Eine Darmkrebsvorbeugung wurde noch nicht bewiesen.
Die Prebiotika sind für den Menschen unverdaulich und fördern das Wachstum und die Vermehrung der Milchsäure bildenden Bakterien. Das Stuhlvolumen nimmt zu, die Darmpassagezeit verkürzt sich und einer Verstopfung wird vorgebeugt.
Bei allem sollten Sie die notwendige ausgewogene → *Ernährung* nicht vergessen.

INFOS

📖 Hoffmann, E. M./Kruis, W.: Probiotika und Präbiotika – eine Renaissance? Der Internist 43, 1400–1406 (2002).
Isolauri, E.: Probiotics in human disease. American Journal of Clinical Nutrition 73, 1142–1146 (2001).
Krammer, H. J. et al.: Probiotika in der Therapie des Reizdarmsyndroms. Zeitschrift für Gastroenterologie 43, 467–471 (2005).
Lugger B.: Immun mit System? Probiotika und Prebiotika sollen die Abwehrkräfte stärken. Strittig ist, ob Joghurts und Milchshakes Infekte verhindern können. Focus 43, 90–94 (23. Okt 2006).

💻 www.apo-baer.de/pro-_und_prebiotika.htm
www.aerztezeitung.de/docs/2003/12/19/232a0901.asp?nproductid=3177&narticleid=291136
www.bfel.de
www.daserste.de/wwiewissen/thema_dyn~id,e3fnzvqzfi5yzl0g~cm.asp
www.quarks.de/milch/07.htm
www.vis-ernaehrung.bayern.de

PROTEASE-INHIBITOREN → *Tabelle sekundäre Pflanzenstoffe*

PROTEOMIK

Die Proteomik (engl. proteomics) beschäftigt sich mit den Proteinen, die sich im gesamten Organismus finden lassen. Im Gegensatz zur Erbsubstanz sind die Proteine von verschiedenen Bedingungen, wie Umwelt, Medikamenteneinnahme etc. abhängig. Als Beispiel dienen die Raupe und der Schmetterling, beide haben das gleiche Erbmaterial, aber eine verschiedene Proteinentwicklung zu verschiedenen Zeitpunkten.

Wenn man das Proteinmuster eines gesunden Organs kennt, kann man anhand von Abweichungen dieses Musters feststellen, ob das Organ krank ist und ob ein Medikament wirkt, indem es das ursprüngliche Proteinmuster wiederherstellt. Die Demenzerkrankung Morbus Alzheimer zum Beispiel beruht auf fehlerhaft geformten Proteinen. Um sein persönliches Risiko für Erkrankungen einzuschätzen, werden immer neue Proteomik-Tests, wie zum Beispiel beim Prostatakarzinom, entwickelt.

💻 Bislang gibt es 20 Studien, die in The Lancet online (www.thelancet.com) und Nature Medicine (www.nature.com/nm/index.html) veröffentlicht sind.

Text von **Dr. med. Michael Klentze**, Klentze-Institut, München

RADICAL PROTECTION FACTOR (RPF) →*Schokolade* (*Anti-Aging-Praline*)

RADIKALFÄNGER →*Antioxidanzien*

RAUCHEN

Rauchen lässt Haut und Körper schneller altern. Als Faustregel wird genannt: von dem Zeitpunkt an, ab dem Sie zu rauchen beginnen, etwa mit der doppelten Geschwindigkeit. →*Freie Radikale* strömen durch das Inhalieren einer Zigarette in großen Mengen in die Lunge ein und schädigen dort das Gewebe. Dr. Michaela Döll macht darauf aufmerksam, dass beim Verbrennen einer Zigarette neben Nikotin, Teerstoffen und Kohlenmonoxiden etwa 4000 verschiedene Stoffe freigesetzt werden, die die Lunge des Rauchers, aber auch den Raum verpesten. Laut der Weltgesundheitsorganisation WHO ist Tabakkonsum die weltweit am meisten verbreitete Sucht und kann schwerwiegende Gesundheitsprobleme zur Folge haben. Das Rauchen ist ein wichtiger Risikofaktor für Herz-, Kreislauf-, Tumor- und Atemwegserkrankungen, aber auch für das Gehirn. Das konnte PD Dr. med. Jürgen Gallinat, Psychiatrische Klinik der Charité, Berlin, in einer Studie nachweisen.

WIRKUNG: Das Gehirn schrumpft bei starken Rauchern. Je mehr Zigaretten der Mensch in seinem Leben konsumiert, umso kleiner ist die graue Substanz des Gehirns. Diese Gehirnregion ist laut Aussagen der Forscher für die Aufmerksamkeit und das Erinnerungsvermögen zuständig.
In Deutschland sterben jährlich ca. 120 000 Menschen an durch Rauchen bedingten Krankheiten. Auch das Passivrauchen birgt Gefahren. Passivraucher sind sogar höheren Konzentrationen von zahlreichen reizenden und krebsauslösenden Stoffen ausgesetzt als die eigentlichen Raucher. Bereits durch zwei Zigaretten wird das in Räumen normalerweise vorhandene Formaldehyd verdoppelt bis vervierfacht, gibt Dr. Michaela Döll zu bedenken. Nach einer Veröffentlichung des Deutschen Krebsforschungszentrums (DKFZ) Heidelberg sterben in Deutschland circa 3300 Nichtraucher an den Folgen des Passivrauchens. (S. a. →*Hautalterung*)

INFOS

📖 Bernhard, D. et al.: Cigarette smoke – an aging accelerator? Experimental Gerontology 42, 160–165 (Mar 2007).
Despeghel-Schöne, Michael/Alamouti, Darius/Pütz, Jean: Anti-Aging, 2001, S. 50, 150.
Döll, Michaela: Antiaging mit Antioxidantien, 2006, S. 202f.
Heudorf, U.: Gesundheitsrisiko Passivrauchen. Hessisches Ärzteblatt, 809–811 (Nov 2006).
Gallinat, J. et al.: Smoking and structural brain deficits: a volumetric MR investigation. The european Journal of Neuroscience 24, 1744–1750 (Sep 2006).
Völzke, H.: Rauchen: Regionale Unterschiede in Deutschland. Deutsches Ärzteblatt 42, 2419–2425 (Okt 2006).

💻 www.dkfz.de
www.netdoktor.de/ratschlaege/fakten/raucherlunge1.htm
www.praxisbenner.de/1/altern.html
www.tabakkontrolle.de

RESVERATROL

Resveratrol ist laut Dr. Bernd Kleine-Gunk eine Anti-Aging-Substanz, die →*Alterungsprozesse* verlangsamen kann. Sie wurde 1963 in Knöterich-Pflanzen (Polygonum cuspidatum) isoliert, wo sie die eigene Abwehrkraft der Pflanze stärkt.

In Asien wird die Pflanze gegen Entzündungen und Herz-Kreislauf-Erkrankungen eingesetzt. Resveratrol konnte in zahlreichen Früchten wie roten Weintrauben, Himbeeren, Erdnüssen gefunden werden. Die höchste Konzentration findet sich in den Schalen von Weintrauben und in Rotwein, da an dessen Fermentierungsprozess die Schalen länger beteiligt sind. Gebildet wird es in der Pflanze bei Belastung durch Schädlinge, UV-Bestrahlung.

WIRKUNG: Resveratrol wirkt im Körper →*antioxidativ* als »Radikalfänger« (→*Antioxidanzien*), schützt vor Herz-Kreislauf-Erkrankungen, beugt der →*Arteriosklerose* vor, senkt den Cholesterinspiegel, wirkt gegen Entzündungen, stärkt das Immunsystem (→*Alterungsprozesse/Alternstheorien*) und soll das Risiko von Krebserkrankungen senken. Speziell wurde die schützende Wirkung von Resveratrol bei Brustkrebs experimentell nachgewiesen. Sie ist möglicherweise darauf zurückzuführen, dass Resveratrol, das zu den →*Phytoöstrogenen* zählt, ähnlich wie diese wirkt und Krebszellen an ihrer Entwicklung hindert. Prof. Dr. Ulrich Förstermann, Leiter des Instituts für Pharmakologie der Universität Mainz, teilte auf der deutschen Kardiologietagung im Oktober 2006 in Nürnberg mit, dass Resveratrol gesundheitsförderlich für Herz und Gefäße sei. Doch nicht alle Weinsorten seien in gleichem Maß »herzfreundlich«.
Das Vorhandensein in Wein sei eine Erklärung für das sogenannte »französische Paradox«. Franzosen haben weniger Herzprobleme als beispielsweise Amerikaner, obwohl ihre Ernährungseinheiten in Bezug auf →*Fett* und →*Cholesterin* viele Gemeinsamkeiten aufweisen. So hätten französische Weine einen deutlich höheren Anteil an herzschützenden Pflanzeninhaltsstoffen wie →*Flavonoiden*, →*Polyphenolen* oder Resveratrol als deutsche Rebsorten und damit ein ausgeprägtes Potenzial, die Gefäße vor Arteriosklerose zu schützen, erklärte der Wissenschaftler, der den herzschützenden Mechanismus von Rotwein in verschiedenen Studien untersucht hat.
Schon länger ist bekannt, dass eine Niedrig-Kalorien-Diät in vielen Organismen Alterungsprozesse verlangsamt und somit die Lebensspanne verlängern kann. Werden in Versuchen Zellen weniger Nahrung gegeben und bestimmte Gene aktiviert, führt dies im Endeffekt

zu längerem Leben der Zellen. Resveratrol soll die gleiche Wirkung wie die Niedrig-Kalorien-Diät haben, was man bei Fruchtfliegen und Hefen nachweisen konnte.
Resveratrol gehört laut Dr. Bernd Kleine-Gunk zu den Caloric Restriction Mimetika. Dabei handelt es sich um Substanzen, die dem Organismus bei normaler Nahrungsaufnahme eine Kalorienrestriktion lediglich vortäuschen.
Die Anti-Aging-Wirkung des Resveratrol ist zuletzt 2006 im Tierversuch an der Universität Pisa bewiesen worden. Aktuelle Studien zeigen, dass Resveratrol die Resistenz von Tumorzellen gegenüber Krebstherapien (Chemotherapien) überwinden kann.

INFOS

📖 Anderson, R. M., Bitterman, K. J., Wood, J. G. et al.: Nicotinamide and PNC1 govern lifespan extension by caloric restriction in Saccharomyces cerevisiae. Nature 423, 181–185 (May 2003).
Fulda, S.: Rotwein zur Wirkungssteigerung in der Krebstherapie. Onkologie heute 5, 8–10 (Sep 2006).
Kleine-Gunk, B.: CR (caloric restriction) Mimetika – eine neue Perspektive in der Anti-Aging Medizin. Gynäkologie + Geburtshilfe 3, 40–43 (2005).
Kleine-Gunk, Bernd: Resveratrol – Länger jung mit der Rotwein-Medizin, 2006, S. 33ff, 86ff.
Kleine-Gunk, B.: Resveratrol – ein Polyphenol mit vielfältigen Wirkungen. Frauenarzt 47, 2–6 (2006).
Metka, M.: Resveratrol – ein faszinierendes Phytoöstrogen. anti aging for professionals, 64–65 (Juni 2005).
Valenzano, D. R.: Resveratrol Prolongs Lifespan and Retards the Onset of Age-Related Markers in a Short-Lived Vertebrate. Current Biology 16, 296–300 (Feb 2006).
Wade, N.: Study Spurs Hope of Finding Way to Increase Human Life. The New York Times (Aug 25, 2003).

💻 www.current-biology.com
www.novamex.de/nnb/phytamine/resverat.html
http://idw-online.de/pages/de/news178303

ROOIBOS

Rooibos, auch Rotbusch, ist eine Pflanzenart aus dem Südwesten Südafrikas, die nur dort in den Zederbergen 200 km nördlich von Kapstadt wächst. In Südafrika wird der Rooibos-Tee nicht nur als Alltagsgetränk getrunken, sondern auch zum Kochen und Backen verwendet, zur Herstellung von Kosmetik und zur Heilung zahlreicher Krankheiten eingesetzt wie Allergien, Magen-Darm-Probleme sowie Entzündungen im Mund- und Rachenraum.

WIRKUNG: Vor allem die →*antioxidativen* Eigenschaften des Rooibos-Tees sind in vielen Studien erforscht. Seine optimale Kombination →*sekundärer Pflanzenstoffe* wie Carotinoide und →*Flavonoide* sowie die Inhaltsstoffe Vitamin C und diverse Gerbstoffe bietet einen natürlichen Schutz vor →*freien Radikalen* im Körper, die für den Alterungsprozess der Haut (→*Hautalterung*) verantwortlich sind. Daher hat auch die Kosmetikindustrie das Teekraut entdeckt.
Die Canea Pharma GmbH, Hamburg, hat nach eigenen Angaben als erste in Deutschland eine Körperlotion auf Rooibos-Basis entwickelt, die »Rooibos-Lotion«, die nach Angaben der Firma unter anderem folgende Eigenschaften aufweist:

- Anti-Aging-Effekt durch optimale Kombination sekundärer Pflanzenstoffe, die Schutz vor freien Radikalen bieten,
- lindert Hautallergien durch antiallergene Wirkstoffe (Gerbstoffe),
- führt der Haut Feuchtigkeit zu und reduziert damit ihre Austrocknung,
- hilft bei Hautreizungen und allgemeiner Wundheit,
- hält die Haut geschmeidig, gesund und widerstandsfähig.

INFOS

Standley, L., Winterton, P., Marnewick, J. L. et al.: Influence of processing stages on antimutagenic and antioxidant potentials of rooibos tea. Journal of Agricultural and Food Chemistry 49, 114–117 (Jan 2001).

www.canea.de
www.gesundheit.com/gc_detail_5_gc15120314.html
www.nurnatur.de/rooibush.php
www.nutriinfo.de/artikeldetails.php?aid=1189 (Studien)

R

S

SAPONINE →*Sekundäre Pflanzenstoffe* (*Tabelle*)

SÄUREN

Säuren sind nach Definition des dänischen Chemikers Johannes Nicolaus Brønsted (1879–1947) chemische Verbindungen, die Protonen abgeben. Man nennt eine solche Reaktion Säure-Base-Reaktion. Eine Säure ist das Gegenstück zu einer →*Base*. Säuren nehmen wir entweder mit der Nahrung auf, sie können bei der Verdauung als sogenannte Gärungssäuren entstehen (durch unverdaute Kohlenhydrate und Eiweiße im Dickdarm, die dort durch Keime zu schädlichen Säuren und Fuselalkoholen vergären) oder bei vielen Stoffwechselvorgängen in den Körperzellen, wenn zum Beispiel Kohlenhydrate (Zucker) abgebaut werden, sowie durch →*Stress*. Der pH-Wert des Bluts muss im Körper konstant sein (zwischen 7,35 und 7,45). Eine Verschiebung des pH-Werts Richtung sauer tritt erst ganz spät infolge schwerer Disregulation und fehlender Kompensation auf. Kann der Körper überschüssige Säuren durch die Ausscheidungsorgane Haut, Lunge und Nieren nicht ausscheiden, lagert er diese im Bindegewebe als »Müllhalde« ab. Schädliche Stoffwechselprodukte (Ablagerungen) werden – besonders im sauren Milieu – nicht mehr aus dem Gewebe abtransportiert.

WIRKUNG: Wird der Säureüberschuss im Bindegewebe nicht mithilfe von Lebensmitteln abgebaut und reguliert, die basisch verstoffwechselt werden, können mit der Zeit viele Krankheiten entstehen, Zellen degenerieren, da der Körper die Depots der körpereigenen basischen Reserven anzapft (Mineralien wie Kalzium und Magnesium, Spurenelemente wie Zink, Mangan und Kupfer aus dem Knochengerüst und den Zähnen). Bleibt der basisch verstoffwechselte Nachschub durch die Nahrung aus, können laut Marie-Elisabeth Lange-Ernst folgende Krankheiten bzw. Gesundheitsstörungen entstehen:

- Kreislaufprobleme,
- nervöse Reizzustände,
- innere Unruhe,

- Wadenkrämpfe,
- Schlafstörungen,
- →*Osteoporose*,
- Arthrose,
- Gicht,
- Rheuma,
- Wirbel- und Bandscheibenbeschwerden,
- Entzündungen,
- Karies,
- die Abfallprodukte können Gewebe zerstören,
- Bindegewebsazidose (→*Übersäuerung*),
- Stoffwechselstörungen (der Haut),
- frühere →*Hautalterung* (die ersten Falten erscheinen früher),
- Haarausfall und Glatzenbildung bei Männern,
- Allergien,
- →*Diabetes mellitus*.

Auch körperliche Müdigkeit und psychische Erschöpfung können durch ständige Übersäuerung im Körper entstehen, so Dr. med. Robert M. Bachmann. Die Zellregeneration wird gestört. Um diesen Symptomen und möglichen Krankheiten und Gesundheitsstörungen vorzubeugen, wodurch die →*Alterungsprozesse* im Körper beschleunigt werden, ist es wichtig, dass das →*Säure-Basen-Gleichgewicht* ausgeglichen ist. Meist gelingt dies nur durch eine Umstellung der →*Ernährung* und mit viel →*Bewegung* an frischer Luft. Durch die gute Sauerstoffversorgung wird der Stoffwechsel angeregt und den Säureansammlungen im Körper entgegengewirkt. (S. a. →*Säure-Basen-Gleichgewicht; Studien;* →*Basen: Tab. 2: Säure-Basen-Nahrungsmitteltabelle*)

INFOS

📖 Bachmann, Robert M/Kofler-Bettschart, Birgit: Säure-Basen-Therapie, 2005, S. 25, 29, 34ff.
Ehret, Arnold: Die schleimfreie Heilkost, [12]2002, S. 126ff.
Lange-Ernst, Maria-Elisabeth: Aktiv gegen Übersäuerung, 2003, S. 19ff.

S

SÄURE-BASEN-GLEICHGEWICHT

Es ist normalerweise im menschlichen Körper ausgeglichen und kann durch falsche Ernährung oder Lebensweise aus dem Gleichgewicht geraten. Die Folge können körperliche Erkrankungen, Depression, Unwohlsein und beschleunigte →*Alterungsprozesse* und →*Osteoporose* sein, was aus verschiedenen Studien hervorgeht. Der Säure- bzw. Basengehalt des Bluts wird mit dem pH-Wert (lat. potentia Hydrogenii: Stärke des Wasserstoff) auf einer Skala von 0 bis 14 angegeben. Dabei wird die Konzentration der Wasserstoffionen gemessen, die in wässriger Lösung freigesetzt werden.

pH 0 bis 7: saurer Bereich (gibt H-Ionen ab)
pH 0 und 7: neutraler Bereich (positiv und negativ geladene Teilchen sind im Gleichgewicht)
pH 7 bis 14: basischer Bereich (kann H-Ionen binden)

Der pH-Wert des Bluts liegt konstant bei 7,4. Bereits geringe Abweichungen können zu schweren Organschäden führen.

WIRKUNG: Immer wenn Eiweiß verdaut wird, entstehen im Körper →*Säuren*. Kohlensäure wird bei jedem Energievorgang im Körper freigesetzt. Bewegen Sie sich zu wenig, so können die gebildeten Säuren nicht ausgeleitet werden (zum Beispiel über vermehrtes Atmen oder über die Haut). Überschüssige Säuren lagern sich u. a. im Bindegewebe ab, in einer weiteren Phase dann in den Gelenken: Symptome können Muskelverspannungen, Rücken- und Nackenschmerzen sein. Ziel sollte eine Balance zwischen Lebensmitteln sein, die sauer bzw. basisch verstoffwechselt werden. Wollen Sie länger jung bleiben, empfehlen Anti-Aging-Mediziner eine →*Ernährung*, die auf einen ausgeglichenen Säure-Basen-Haushalt im Körper achtet (mineralstoffreiches Obst, Gemüse), Mineralien aus der Apotheke, viel →*Bewegung*, um den Abtransport von Giftstoffen aus dem Körper zu unterstützen, sowie →*Dinner-Cancelling* (Verzicht auf ein spätes Abendessen).

INFOS

📖 Frassetto, L. et al.: Diet, evolution and aging – the pathophysiologic effects of the post-agricultural inversion of the potassium-to-sodium and base-to-chloride ratios in the human diet. European Journal of Nutrition 40, 200–213 (Oct 2001).

S

Macdonald, H. M. et al.: Low dietary potassium intakes and high dietary estimates of net endogenous acid production are associated with low bone mineral density in premenopausal women and increased markers of bone resorption in postmenopausal women. Americal Journal of Clinical Nutrition 81, 923–933 (Apr 2005).
Manz, F.: History of nutrition and acid-base physiology. European Journal of Nutrition 40, 189–199 (Oct 2001).
Wacker, Sabine und Andreas: Gesundheitserlebnis Basenfasten, 2002.

www.fke-do.de (Fördergesellschaft Kinderernährung e. V., Dortmund)
www.ipev.de (Institut für Prävention und Ernährung, Ismaning/München; Literatur und Studien)
www.saeure-basen-forum.de (Nahrungsmitteltabelle; Studien)

SAFT →*Funktionelle Obst-/Gemüsesäfte*

SAPONINE →*Tabelle sekundäre Pflanzenstoffe*

SCHLAF

Er ist ein wahres Anti-Aging- und Schönheitsmittel und dient der Verjüngung. Körper und Seele regenerieren sich. Umgekehrt verstärkt Schlafmangel den →*Stress* und beschleunigt die Alterung (→*Altern*). Sie sind am Tag unkonzentriert und können sich nur schlecht neue Informationen merken. Die Neurowissenschaftlerin Dr. Ilana Hairston und ihr Team von der kalifornischen Stanford University und der University of California in Berkeley haben herausgefunden, dass die Ursache eine gestörte »Selbstverjüngung« des Gehirns sein kann. Versuche mit Ratten zeigten, dass bei einem Training des räumlichen Erinnerungsvermögens Schlafmangel die Bildung neuer Nervenzellen verhinderte. Dies verringerte den Lernerfolg. Ein permanenter Schlafmangel lässt uns nicht nur müde und alt aussehen, sondern kann auch ernsthafte Krankheiten (Übergewicht [→*Fettsucht*], →*Diabetes mellitus*, hohen Blutdruck, Gedächtnisstörungen) verursachen, wie Studien belegen. Ihr Körper kann sich nicht mehr mit ganzer Kraft gegen →*freie Radikale* wehren. Es leidet nicht nur Ihre Haut; der gesamte Stoffwechsel des Körpers wird beeinträchtigt. Umgekehrt kann auch zu viel Schlaf die Sterblichkeitsrate erhöhen, was bereits eine Langzeitstudie in den 50er-Jahren bewies. Danach war die Sterblichkeitsrate bei jenen Personen aller Altersstufen am höchsten, die weniger als vier oder mehr als neun Stunden schliefen.

S

Wie erholen wir uns im Schlaf?

Schlaf verläuft zyklisch in Tiefschlafphasen und sogenannten REM-Phasen (REM: Rapid Eye Movement), in denen wir träumen. Im Tiefschlaf nutzt der Körper die Ruhephase, um den gesamten Organismus zu regenerieren: Herzschlag, Puls, Kreislauf verlangsamen sich, Blutdruck und Hirnwellentätigkeit sinken. Gewebeschäden werden repariert, Heilungsprozesse schreiten voran, Organe und Zellen werden mit neuen Brennstoffen versorgt und alte Zellen werden durch neue ersetzt. Das zeigt sich vor allem an der Haut: Nach einem erholsamen Schlaf fühlt sich Ihre Haut rosig und glatt an und strahlt jugendliche Frische aus. Ursache: Während des Schlafs werden die Feuchtigkeitsdepots unter der Haut wieder aufgefüllt.

Bereits vor der Tiefschlafphase, wenn es dunkel wird, schüttet die Zirbeldrüse das Hormon Melatonin (→*Anti-Aging-Hormone*) aus, auch »Schlafhormon« genannt, das als starkes →*Antioxidans* die freien Radikale neutralisiert. Ferner fördert es die Gedächtnisleistung, soll lebensverlängernd wirken und das Immunsystem (→*Alterungsprozesse/Alternstheorien*) verbessern, weshalb es auch als Verjüngungshormon betrachtet wird. Während des Schlafs produziert der Körper ebenso verstärkt Wachstumshormone, die den Aufbau von Muskeln, Knorpeln und Knochen fördern und gleichzeitig Fett abbauen. Diese werden in der Tiefschlafphase ausgeschüttet – also vermehrt zwischen 23 und 3 Uhr nachts (s. a. →*Anti-Aging-Hormone*).

Schlafen Sie nachts zwischen sechs und acht Stunden und halten Sie, wenn möglich, einen kurzen Mittagsschlaf, jedoch nicht länger als eine halbe Stunde. Zehn Minuten sind optimal (Nickerchen = Power Napping). Der Schlaf vor Mitternacht soll erholsamer sein.

INFOS

📖 Brooks, A. et al.: A brief afternoon nap following nocturnal sleep restriction: Which nap is most recuperative. Sleep 29, 831–840 (2006).

Naska, A. et al.: Siesta in healthy adults and coronary mortality in the general population. Archives of Internal Medicine 167, 296–301 (2007).

Patel, S. R. et al.: A prospective study of sleep duration and mortality risk in women. Sleep 27, 440–444 (2004).

Spork, Peter: Das Schlafbuch, 2007, S. 132ff. (Schlafmangel).

Yaggi, H. K./Araujo, A. B./McKinlay, J. B.: Sleep duration as a risk factor for the development of type 2 diabetes. Diabetes Care 29, 657–661 (Mar 2006).

www.journalsleep.org
www.schlaf.de (auch Schlafstörung)

SCHLAFMANGEL →*Schlaf*

SCHOKOLADE

Gerade die dunkle Bitterschokolade mit über 70 Prozent Kakaoanteil lässt nach deren Genuss den Gehalt von →*Antioxidanzien* im Blutplasma steigen, haben britische und italienische Forscher in neuesten Studien beobachtet. Dr. Michaela Döll weist darauf hin, dass dunkle Schokolade etwa vier- bis fünfmal so viele →*Polyphenole* (Gerbstoffe), diese speziellen, antioxidativ wirkenden Radikalfänger, enthält wie ungeschälte Äpfel. Vier Schokoladestückchen sind allerdings aus gesundheitlichen Aspekten genug.

WIRKUNG: Polyphenole sollen aggressive Stoffwechselprodukte in Schach halten und Herzinfarkten und vorzeitigem Altern vorbeugen, fanden Forscher der Universität Kalifornien heraus. Eine weitere US-Studie zeigt, dass die im Kakao enthaltenen →*Flavonoide* die Elastizität der Blutgefäße verbessern. Nach Aussagen der Wissenschaftler lasse sich diese positive Wirkung bei Milchschokolade nicht feststellen. Milch hebe den herzschützenden Effekt dunkler Schokolade wieder auf. Diese nachteiligen Effekte der Milch erklären die Forscher damit, dass sich die Milchproteine möglicherweise mit den antioxidativ wirkenden Flavonoiden der Schokolade verbinden. Diese seien dann für den Körper nicht mehr zugänglich.
Weitere gesundheitsfördernde Substanzen führen John und Suzy Ashton auf:

- Phenylethylamin, ein endorphinähnlicher Stoff, der sich auch in Haschisch und Morphium befindet, erzeugt im Gehirn Glücks- und Lustgefühle.
- Theobromin wirkt sanft anregend, gefäßerweiternd und blutdrucksenkend.

- Pentansäure (auch Valeriansäure) wird aus der Wurzel des europäischen Baldrians gewonnen und hilft gegen →*Stress.*
- Magnesium lindert die Beschwerden des prämenstruellen Syndroms.

Schokolade versorgt den Körper mit Mineralstoffen und Spurenelementen (→*Ernährung*). Viele der ca. hundert Stoffe, die in kleinsten Mengen in der Schokolade enthalten sind, wurden allerdings noch nicht erforscht.

Die erste **Anti-Aging-Praline** der Welt entwickelten 2003 laut eigenen Angaben der Hamburger Konditor Adolf Andersen und der Arzt Dr. Michael Klentze vom Münchner Klentze-Institut für Alterspräventionsmedizin. Die leckere braune Kugel, »Felice« genannt, besteht aus feinster Kuvertüre mit 92,5 Prozent Kakaoanteil (Vollmilchschokolade hat oft nur etwa 30 Prozent) des französischen Herstellers Valrhona, fruchtigem Mango-, Kiwi- oder Aroniapüree sowie Sojamilch. Auf die Zugabe von tierischen Fetten, →*Zucker* und Konservierungsstoffen wurde bewusst verzichtet. »Felice« ist also nicht nur für Genießer, sondern soll Sie auch langsamer altern lassen. Für diesen Anti-Aging-Effekt sorgen »die hohe Konzentration an den Kakao-Bestandteilen wie Phenylethylamin und Polyphenole«, so Adolf Andersen. Und Dr. Michael Klentze ergänzt: »Während Phenylethylamin, das den körpereigenen Muntermachern Dopamin und Adrenalin ähnelt, eine aufmunternde Wirkung hat und Wohlbefinden auslöst, stoppen Polyphenole vorzeitiges Altern.« Die **Aronia melanocarpa** (Apfelbeere) stammt ursprünglich aus dem östlichen Nordamerika und wird heute in Europa angebaut. Die süß-säuerlich-herb schmeckenden violettschwarzen Beeren sind reich an →*Flavonoiden* sowie an Vitamin K, Vitamin B_2, Vitamin C und Folsäure (→*Ernährung/Vitamine*)

Dass die Substanzen der Anti-Aging-Praline, vor allem mit der Aroniafüllung, eine hohe antioxidative Wirkung haben, konnte das Privatinstitut Galenus GmbH, Berlin, nachweisen. Es hat Ende der 90er-Jahre den Radical Protection Factor (RPF) entwickelt, »ein Standard, um die →*freie Radikale* fangende Wirkung von Antioxidanzien zu bestimmen«, erklärt Geschäftsführer Norbert Groth. Die RPF-

S

Maßeinheit beträgt 10^{14} Radikale/mg. Beispielsweise bedeutet ein RPF-Wert von 65 (frisch gepresste Zitrone), dass 1 mg Zitronensaft 65 x 10^{14} freie Radikale neutralisieren kann. (Orangen frisch gepresst: RPF: 60; Kiwi: 70–90, je nach Frische; Dornfelder Rotwein, halb trocken: 270). Ermittelt wird der Radical Protection Factor mit der Elektronenspinresonanzspektroskopie, kurz ESR genannt, die bislang einzige Analysemethode, um freie Radikale direkt zu messen. Ein starkes magnetisches Feld, tausendmal stärker als das der Erde, richtet die Elektronen der freien Radikale aus, sodass sie mit einer Hochfrequenzstrahlung gemessen werden können. Die Messkurve, das Spektrum, gibt Auskunft, welche und wie viele freie Radikale in der untersuchten Probe enthalten sind. Genauso lässt sich mit der ESR das Auslöschen freier Radikale durch Antioxidanzien messen. Die Maßeinheit hierfür ist der »RPF«. Je höher die Menge an Antioxidanzien in einem bestimmten Stoff ist, desto höher der RPF-Wert. In der Kosmetik- und Nahrungsmittelindustrie gibt er an, wie und in welchem Umfang ein Produkt vor freien Radikalen schützt. Die in der Anti-Aging-Praline enthaltenen Mango-, Kiwi- und Aronia-Fruchtfüllungen (Püree) haben laut Galenus GmbH RPF-Werte von 3600, 2250 und 2600 und bieten somit einen hohen Schutz vor freien Radikalen. (S. a. →*ORAC-Wert*)

INFOS

📖 Ashton, John und Suzy: Schokolade ist gesund!, 2003.
Döll, Michaela: Antiaging mit Antioxidantien, 2006, S. 98.
Vinson, J. A./Proch, J./Bose, P. et al.: Chocolate is a powerful ex vivo and in vivo antioxidant, an antiatherosclerotic agent in an animal model, and a significant contributor to antioxidants in the European and American Diets. Journal of agricultural and food Chemistry 54, 8071–8076 (Oct 2006).

💻 www.anti-aging-med.de/DE/Lifestyle/Praline/frame_Praline.htm
www.cafe-andersen.de
www.felices.de
www.galenus.com
www.theobroma-cacao.de

SEKUNDÄRE PFLANZENSTOFFE (SPS)

S

Sie dienen eigentlich der Pflanze, die diese nicht wie die Nährstoffe (Kohlenhydrate, Proteine, Fette, Ballaststoffe) in ihrem primären Stoffwechsel produziert, sondern im sekundären, der nicht direkt dem Wachstum der Pflanze dient. Von den über 30 000 verschiedenen Stoffen sind derzeit weniger als 100 Einzelsubstanzen genauer erforscht. In der Pflanze haben sie beispielsweise die Aufgabe, diese vor Fraß oder vor den schädlichen Auswirkungen der UV-Strahlung zu schützen. Oder sie verleihen der Pflanze unter anderem Aroma, Duft und Farbe. Anfang der 90er-Jahre stellten amerikanische Wissenschaftler durch verschiedene Experimente fest, dass sie die Gesundheit fördern und vor Krebs schützen können. Aber sie können auch schädliche Wirkungen hervorrufen. Enthalten sind sie in Gemüse, Obst, Salat, Getreide, Hülsenfrüchten, Nüssen, Samen und Kräutern.

WIRKUNG: Inzwischen hat man verschiedene gesundheitsfördernde Eigenschaften festgestellt und in verschiedenen Studien nachgewiesen, was SPS bewirken könnten:

- Krebsrisiko senken,
- vor Pilz-, Bakterien- und Virenbefall des Körpers schützen,
- den Körper vor →*freien Radikalen* schützen,
- Thrombosegefahr vorbeugen,
- das Immunsystem (→*Alterungsprozesse/Alternstheorien*) stärken.

Wenn Sie sich ausgewogen ernähren, dann nehmen Sie pro Tag ca. 1,5 g der sekundären Pflanzenstoffe auf. Vegetarier noch wesentlich mehr. Die verschiedenen sekundären Pflanzenstoffe lassen sich unter anderem in neun verschiedene Gruppen einteilen:

- Carotinoide
- Glukosinolate
- →*Phytoöstrogene*
- Phytosterine
- Protease-Inhibitoren
- Polyphenole (mit Untergruppen →*Flavonoide* und →*Lignane*)
- Saponine

S

- Sulfide
- Terpene

Sekundäre Pflanzenstoffe haben einen nachgewiesenermaßen positiven Effekt auf die Gesundheit. Viele Wirkungen sind allerdings noch unbekannt und wenig erforscht. Ebenso der exakte Bedarf der einzelnen Stoffe. Integrieren Sie möglichst viele verschiedene Gemüse- und Obstsorten der Saison in die tägliche Ernährung. Das Nationale

Sekundäre Pflanzenstoffe (SPS)	Beschreibung	Lebensmittel
Carotinoide	Rote, gelbe und orangefarbene Pflanzenfarbstoffe, die die Pflanze herstellt, um sich vor ultravioletter Strahlung zu schützen. Sind auch in grünblättrigem Gemüse enthalten. Bekannt sind über 500 verschiedene Carotinoide, am bekanntesten ist die Vitamin-A-Vorstufe Beta-Carotin, auch Provitamin A genannt. Im menschlichen Körper wird es zu Vitamin A umgewandelt. Lycopin, das hauptsächlich in Tomaten vorkommt und diese rot färbt, gehört ebenfalls zu den Carotinoiden und wirkt als →*Antioxidans*.	Beta-Carotin ■ Aprikosen ■ Karotten ■ Paprika ■ Kürbis ■ Brokkoli ■ Spinat ■ Salat ■ Erbsen
Glukosinolate	Kommen hauptsächlich in Pflanzen der Kreuzblütler-Familie vor (Kruziferen), wo sie für den scharfen Geschmack in Senf, Kohl und Meerrettich verantwortlich sind. Bekannt sind etwa 80 verschiedene Glukosinolate (Senföle).	■ Kohlrabi ■ Weißkohl ■ Rotkohl ■ Rosenkohl ■ Blumenkohl ■ Wirsing ■ Chinakohl ■ Brokkoli ■ Grünkohl ■ Rettich ■ Radieschen ■ Senf

Krebsinstitut der USA empfiehlt, an jedem Tag fünf bis neun Portionen Obst und Gemüse zu essen. Als Portion gilt dabei ein Apfel oder der Salat zum Essen oder die Tomatensoße zu den Spaghetti. Die Deutsche Gesellschaft für Ernährung e. V., Bonn, motiviert seit 1998 mit der Kampagne »5-a-day: 5-mal täglich Obst und Gemüse« zu essen. Das heißt, drei Portionen oder 375 g Gemüse – davon etwa die Hälfte roh – und zwei Portionen oder 250 bis 300 g Obst – am besten frisch, also ca. 600 g Obst und Gemüse.

S

	Wirkung	**Besonderheiten**
copin Tomaten Guave Wasser- melone rote Grapefruit	Laut epidemiologischen Studien besitzt Beta-Carotin selbst eine gesundheitliche Wirkung – auch ohne dass es im menschlichen Körper zu Vitamin A umgewandelt wird. ■ antioxidativ (Schutz vor →*freien Radikalen*) ■ antikanzerogen (senkt Krebsrisiko) ■ stärkt Immunsystem ■ Schutz vor Herzinfarkt ■ senkt Cholesterin ■ weniger Zellkernschädigungen	Das bunte Gemüse ist empfindlich gegenüber Licht und Sauerstoff! Daher dunkel lagern und gut einpacken. Beta-Carotin ist relativ hitzestabil und fettlöslich. Die Aufnahme wird durch Kochen, Zerkleinern und Zugabe von Öl verbessert.
Meerrettich Knoblauch Kresse	■ antikanzerogen ■ antimikrobiell ■ antioxidativ	■ nicht sehr hitzestabil (zwischen 30 und 60 Prozent werden beim Kochen zerstört) ■ am besten Gemüse mit viel Glukosinolaten roh verzehren. ■ Kohl sollte nicht zusammen mit Fisch gegessen werden, da die Abbauprodukte der Glukosinolate Jod binden und verhindern, dass das Spurenelement zur Schilddrüse gelangt, wo es gebraucht wird.

S

Sekundäre Pflanzenstoffe (SPS)	Beschreibung	Lebensmittel
→*Phytoöstrogene*	Ähneln der Struktur der vom Körper gebildeten Östrogene (weibliche Sexualhormone). Werden in Isoflavonoide (*Isoflavone*), →*Lignane* und →*Coumestane* eingeteilt.	Isoflavonoide ■ Sojabohnen ■ Tofu ■ Miso ■ weiße Bohnen, getrocknet ■ Kichererbsen ■ Linsen, gekocht Lignane ■ Leinsamen ■ Weizen- und Roggen-Vollkornprodukte
Phytosterine	Die in der Nahrung vorkommenden pflanzlichen Sterine (Beta-Sitosterin, Stigmasterin) ähneln in ihrer chemischen Struktur den tierischen Sterinen, beispielsweise dem Cholesterin, und kommen hauptsächlich in fettreichen Pflanzen vor (z. B. Sonnenblumenkerne). Bekannt sind rund 44 Phytosterine.	■ Sonnenblumenkerne ■ Sesamöl ■ natives Sonnenblumenöl ■ Brokkoli ■ Sojaöl, Sojabohnen
Protease-Inhibitoren	Enzyme, die mit der Nahrung aufgenommen werden und die Nahrungsproteine in einzelne →*Aminosäuren (Ernährung)* aufspalten. Sie können die an der Verdauung von Proteinen beteiligten Enzyme hemmen und wurden deshalb lange als gesundheitsschädigend angesehen. Neueste wissenschaftliche Erkenntnisse zeigen gesundheitliche Vorteile, beispielsweise ihre krebshemmende Wirkung. Der Körper kann sie auch selbst bilden, um entstandene Entzündungen zu kontrollieren.	■ Sojabohnen ■ Erbsen ■ Kartoffeln ■ Reis

	Wirkung	Besonderheiten
■ Hopfen (Bier) ■ Linsen ■ Kidneybohnen Coumestane ■ Soja-, Klee- und Alfalfasprossen ■ Erbsen ■ Gartenbohnen	schwächer als die körpereigenen Östrogene Isoflavonoide: ■ antikanzerogen ■ antioxidativ Lignane: ■ antikanzerogen ■ antioxidativ	Können laut verschiedenen Studien Wechseljahrsbeschwerden lindern.
■ Oliven ■ Nüsse ■ Weizen ■ Gerste	■ antikanzerogen ■ senken Cholesterinspiegel im Blut	Phytosterine werden bei der Raffination der Speiseöle weitgehend abgetötet. Bevorzugen Sie kaltgepresste Öle zu Salaten.
■ Mais ■ Hafer ■ Weizen	■ antikanzerogen ■ antioxidativ ■ können Entzündungen hemmen	Ihr Anteil in der Nahrung kann durch Hitze verringert werden.

S

Sekundäre Pflanzenstoffe (SPS)	Beschreibung	Lebensmittel
Polyphenole mit Untergruppen ■ Phenolsäuren ■ →*Flavonoide* ■ Isoflavonoide ■ →*Lignane*	Sie sind keine einheitliche Stoffgruppe. Unter diesem Begriff fasst man Substanzen zusammen, die auf der Struktur des Phenols basieren. Sie kommen vor allem im Schalen- und Randbereich der Pflanzen vor, da diese als →*Antioxidans* das darunter liegende Gewebe schützen sollen. Bekannt sind bislang rund 5000 verschiedene Polyphenole, Hauptvertreter ist unter anderem die Kaffeesäure, von der eine Tasse Kaffee 7 mg enthält. Polyphenole verleihen als Gerbsäuren zum Beispiel schwarzem Tee, Trauben und Wein den herben Geschmack. Sie kommen als gelbe, rote, blaue und violette Farbstoffe in Beerenfrüchten, Kirschen, Aprikosen und Mispeln vor. Untergruppen sind u. a.: ■ Phenolsäuren (Aroma der Pflanze) ■ →*Flavonoide* (in fast allen Pflanzen enthalten) ■ →*Lignane* ■ Isoflavonoide Die beiden zuletzt Genannten gehören zwar chemisch zur Gruppe der Polyphenole, werden jedoch wegen ihrer Eigenschaften zu den →*Phytoöstrogenen* gezählt.	■ In der Schale von Obst und Gemüs (daher Obst und auch Gemüse nu gut waschen und möglichst nicht schälen!) ■ Randschicht von Getreide Phenolsäuren: ■ Weizenvollkorn ■ Weißkohl ■ Grünkohl ■ Radieschen ■ grüne Bohnen ■ Paprika ■ Walnüsse ■ Kartoffeln ■ Äpfel ■ Erdbeeren ■ Rotbuschtee ■ Schwarztee ■ Brombeeren
Saponine	Bitterstoffe, die vor allem in Hülsenfrüchten vorkommen, wo sie rund fünf Prozent der Inhaltsstoffe ausmachen. Beim Kochen führen sie zur typischen Schaumbildung (franz. sapon = Seife). Sie wurden früher oft als Waschmittel benutzt, da sie die Oberflächenspannung von Wasser herabsetzen.	Saponingehalt ■ Sojabohnen ■ Erbsen ■ Bohnen ■ Linsen ■ Kichererbsen ■ Erdnüsse ■ Hafer ■ Weizen ■ Gerste

	Wirkung	Besonderheiten
■ Knoblauch ■ Rotwein ■ Traubensaft ■ Schokolade Flavonoide: ■ Äpfel ■ Kirschen ■ Holunderbeeren ■ Erdbeeren ■ Himbeeren ■ blaue Trauben ■ Rotwein ■ Kohlrabi ■ Rotkohl ■ Kartoffeln ■ Auberginen ■ Radieschen	Phenolsäuren: ■ antikanzerogen ■ antioxidativ ■ antimikrobiell ■ entzündungshemmend Flavonoide: ■ schützen die Zellmembranen und Blutgefäße vor Schädigung durch aggressive *→freie Radikale* Holunderbeersaft: ■ Blutdruck- und Blutzuckerspiegel regulierend ■ stärkt Immunsystem	Phenolsäuren werden im Körper schnell abgebaut. Daher empfiehlt sich der tägliche Verzehr phenolsäurehaltiger Nahrung. Vorzugsweise Freilandpflanzen. Rotwein in Maßen genossen (vor allem Chianti und Bordeaux) wird gefäßschützende Wirkungen zugesprochen. Studien hierzu sind allerdings widersprüchlich. Flavonoide sind hitzestabil, gehen beim Kochen nur geringfügig verloren, vor allem bei der Erhitzung in Öl.
■ Spinat ■ Spargel ■ Knoblauch ■ Zwiebeln ■ Rosmarin ■ Salbei ■ Holunderblüten ■ grüner Tee	■ stärken Immunabwehr ■ senken Cholesterinspiegel ■ entzündungshemmend ■ reduzieren Risiko, an Darmkrebs zu erkranken	Sind zwar relativ stabil gegen Hitzeeinwirkungen, gehen aber ins Kochwasser über. Daher dieses möglichst für Soßen oder Suppen benutzen. Produkte erst kurz vor dem Essen zerkleinern und waschen: So bleibt die Wirkungskraft am besten erhalten.

S

Sekundäre Pflanzenstoffe (SPS)	Beschreibung	Lebensmittel
Sulfide	Sind schwefelhaltige Verbindungen und treten vor allem in Liliengewächsen (Liliaceae) auf. Sie sind für den typischen Geruch und die Schärfe in Zwiebeln und Knoblauch verantwortlich und treiben uns die Tränen in die Augen. Hauptwirkstoff ist das Allicin (schwefelhaltiger Inhaltsstoff), das in Knoblauch enthalten ist (Konzentration bis zu 4 g/kg Frischgewicht).	■ Knoblauch ■ Zwiebeln ■ Lauch (Porree)
Terpene	Sind organische Verbindungen, die in der Natur weit verbreitet in Blüten, Blättern, Früchten, Rinden und Wurzeln und in den daraus gewinnbaren →*ätherischen Ölen* vorkommen. In der menschlichen Nahrung haben sie die Funktion von Aromastoffen: als Menthol in der Pfefferminze, als Carvon in Kümmel oder als Zitrusöl in Limonen. Beim Erhitzen verflüchtigen sie sich leicht.	■ Pfefferminze ■ Kümmel ■ Limonen ■ Aprikosen

INFOS:

📖 Beulens, J. W. et al.: Alcohol consumption and risk for coronary heart disease among men with hypertension. Annals of Internal Medicine 146, 10–19 (Jan 2007).
Döll, Michaela: Antiaging mit Antioxidantien, 2006, S. 82ff.
Exler, A.: Vom Wein beseelt. Die Zeit 11, 29 (8. März 2007). (Kritische Betrachtung der Studien)
Gröber, Uwe: Mikronährstoffe für die Kitteltasche. In der Orthomolekularen Medizin, 2002, S. 58ff. (Angaben Dosierung)
Hamm, Michael/Berg, Aloys: Fit-Faktor Enzym-Hefezellen, S. 64ff.
Kornhuber, H.: Präventive Maßnahmen bei demenziellen Erkrankungen: Alkoholkonsum schadet. Deutsches Ärzteblatt 102, A-3522 (Dez 2005).
Tügel, H.: Sekundäre Pflanzenstoffe – neue Ess-Klasse. Geo Wissen 9, 31–40 (Sept 2001).
Watzl, Bernhard/Leitzmann, Claus: Bioaktive Substanzen in Lebensmitteln, 2005, S. 26ff.

	Wirkung	Besonderheiten
■ Schnittlauch ■ Brokkoli ■ Schalotten	■ antikanzerogen ■ antimikrobiell ■ antioxidativ ■ entzündungshemmend ■ stärken das Immunsystem Allicin in Knoblauch: ■ stark antimikrobielle Wirkung, hemmt das Wachstum von Bakterien im Magen.	Knoblauch sollte roh gegessen werden, da Sulfide sehr schnell verfliegen.
■ Weintrauben ■ Zitronen ■ Orangen	■ antikanzerogen	Ihre Wirkung geht beim Erhitzen verloren. Werden häufig in der Industrie zur Aromatisierung von Lebensmitteln eingesetzt.

Tab. 12: Sekundäre Pflanzenstoffe.

www.bfel.de
www.bmelv.de
www.dge.de
www.ernaehrung.de/tipps/SPS/SPS10.htm (Angaben in Milligramm)
www.geo.de/GEO/mensch/medizin/783.html
www.natuerlich-gesund-online.info/artikel_2003/sekundaere_pflanzenstoffe.php
www.schuleplusessen.de
www.vitaminprofis.de/sekundaere_pflanzenstoffe.htm
www.vitanet.de/ernaehrung/vitalstoffe/vitalstoffe/sekundaere_pflanzenstoffe/polyphenole

S

SERM →*Phytoöstrogene*

SEXUALITÄT

Eine glückliche Beziehung und Liebe fördern die Gesundheit, halten jung und reduzieren →*Stress*. Sex ist laut der Münchner Sexualexpertin Dr. Kornelia Hackl »eine der angenehmsten Anti-Aging-Maßnahmen«. Eine amerikanische Studie (Caerphilly Cohort Study) zeige, dass Männer, die öfter im Monat den Höhepunkt erreichen, älter werden als jene, die weniger als einmal pro Monat Sex genießen. Für Frauen vermuten Wissenschaftler ein ähnliches Ergebnis. Gleichzeitig warnt die Urologin: »Man darf Sex jedoch auf keinen Fall leistungsorientiert sehen. Dann entsteht Druck und der kann die Potenz einschränken und Sex zum Problem machen.« Liebe stärkt außerdem das Immunsystem (→*Alterungsprozesse/Alternstheorien*), bringt das Hormonsystem in Schwung (unter anderem das Kuschelhormon Oxytocin, das Antistresshormon Prolaktin sowie das Glückshormon Serotonin), lindert Schmerzen, verbessert das seelische Wohlbefinden, macht schöner (Östrogen fördert die Kollagenbildung; die Haut wird straffer und besser durchblutet), verbrennt Kalorien und wirkt wie ein Jungbrunnen, erklärt die Sexualexpertin.

WIRKUNG: Die amerikanischen Wissenschaftler Dr. Janice K. Kiecolt-Glaser und Dr. Ronald Glaser konnten zeigen, dass die Qualität der Ehe die Gesundheit der Partner positiv beeinflusst. Streit schwächt das Immunsystem bei Männern und Frauen. Zudem konnten die Wissenschaftler bei geschiedenen Paaren eine höhere Konzentration an Stresshormonen und eine verlangsamte Wundheilung nachweisen.

Ein aktives Intimleben kann Erkältungskrankheiten vorbeugen. Die Psychologen Prof. Dr. Carl Charnetski, Institut für Psychologie, Wilkes University in Wilkes-Barre, Pennsylvania, und Dr. Francis Brennan konnten nachweisen, dass »ein- bis zweimaliger Intimverkehr pro Woche die Antikörper erhöht, die bei Erkältungskrankheiten eine Rolle spielen«.

Prof. Dr. Shah Ebrahim von der Universität Bristol, GB, vermutet

S

einen schützenden Effekt für Herzinfarkte. Ein erhöhtes Risiko für Schlaganfälle durch häufigen Intimverkehr liege nicht vor.
Der Wissenschaftler Prof. Dr. Stuart Brody von der Universität in Paisley, Schottland, hat herausgefunden, dass Prüflinge, die vor der Prüfung Sex hatten, weniger Stresssymptome zeigten als ohne Sex.
»Der Einfluss von Sex auf das individuelle Glück ist statistisch klar, eindeutig und ausreichend belegbar. Regelmäßiger Sex macht froh«, ermittelten die Wirtschaftswissenschaftler Prof. David Blanchflower vom Dartmouth College, USA, und Prof. Andrew Oswald von der englischen Universität Warwick in einer Studie mit 16 000 befragten Amerikanern. Dies gelte besonders dann, wenn der/die GeschlechtspartnerIn nicht gewechselt wird. Bei Seitensprüngen und bezahltem Sex stellt sich kein Glücksgefühl ein, so die Wissenschaftler.
Auch Küssen stärkt das Immunsystem: Durch den Austausch von Viren und Bakterien wirkt ein inniger Kuss wie eine kleine Schluckimpfung.
Das Immunsystem lernt die fremden Mikroben kennen und kann in Zukunft schlechter von ihnen überrannt werden. »Wichtiger ist allerdings der wohltuende Effekt für die Seele«, weiß Prof. Dr. med. Reinhold Ernst Schmidt, Klinische Immunologie, Medizinische Hochschule Hannover (MHH). Denn alles, was die Stimmung hebt, beflügelt auch die körpereigenen Abwehrkräfte. Häufiges Küssen verlängert die Lebenszeit um fünf Jahre, haben kalifornische Wissenschaftler herausgefunden.

INFOS

Blanchflower, D. G., Oswald, A. J.: Money, Sex, and Happiness: An Empirical Study. National Bureau of Economic Research, Inc., Working Paper W10499 (May 2004).

Charnetski, C. J., Brennan, F. X.: Sexual frequency and salivary immunoglobulin A (IgA). Psychological reports 94, 839–844 (Jun 2004).

Ebrahim, S. et al.: Sexual intercourse and risk of ischaemic stroke and coronary heart disease: the Caerphilly study. Journal of Epidemiology and Community Health 56, 99–102 (Feb 2002).

Kaye, M.: Warum Sex so gesund ist. Reader's Digest, 53–56 (Mai 2006).

Kiecolt-Glaser, J. K. et al.: Hostile marital interactions, proinflammatory cytokine production, and wound healing. Archives of General Psychiatry 62, 1377–1384 (Dec 2005).

S

Smith, G. D./Franke, S./Yarnell, J.: Sex and death: are they related? Findings from the Caerphilly cohort study. British Medical Journal 315, 1641–1644 (Dec 1997).

www.focus.de/gesundheit/potenz/therapie/dr.sex/mehr-jahre_aid_17604.html
www.focus.de/gesundheit/potenz/therapie/dr.sex
www.isg-info.de
www.pm-magazin.de/de/wissensnews/wn_id1484.htm
http://news.gay-web.de/njus/id66

SKIN FOOD

In ihrem gleichnamigen Buch »Skinfood« (»Hautnahrung«) erklären die Hautfachärztin und Medizinjournalistin Dr. Michaela Axt-Gadermann und der Professor für Gesundheitswissenschaften Dr. Peter Axt, dass fast alle Alterungsvorgänge sowohl in der Haut als auch im Körper Folgen von Entzündungen sind. Sie nennen den englischen Begriff »Inflamm-Aging« (Entzündungsaltern). Eine wichtige Rolle spielen der →*Lebensstil* und die richtigen Nahrungsmittel, die entzündungshemmend wirken. Sie können →*Ernährung* gezielt einsetzen, um Faltenbildung zu verzögern und die Widerstandskraft gegen UV-Strahlen zu erhöhen. Diese sollte auf den jeweiligen Hauttyp individuell abgestimmt sein.

WIRKUNG: Um Ihre Haut lange jung und faltenfrei zu halten, empfehlen die Autoren zum Beispiel die entzündungsfördernden Omega-6-Fettsäuren (Sonnenblumen- oder Distelöl sowie Arachidonsäure) gegen entzündungshemmende Omega-3-Fettsäuren (Leinsamen-, Walnuss- oder Rapsöl) auszutauschen. Ebenso lässt Eiweißmangel die Haut schneller altern. Tomatensoße und Möhrensaft schützen Ihre Haut vor Sonnenschäden. Verschiedene Obst- und Gemüsesorten haben eine →*anitoxidative* Schutzwirkung auf die durch →*freie Radikale* geschädigten Kollagene (→*Hautalterung*) und elastischen Fasern in der Haut. Wie hoch jeweils die Kapazität der →*Antioxidanzien* verschiedener Lebensmittel ist, mit denen diese freie Radikale neutralisieren (unschädlich machen) können, wird mit dem **ORAC-Wert** (Oxygen Radical Absorbtion Capacity) angegeben. Entwickelt hat die ORAC-Prüfung der Physiker Guohua (Howard) Cao an der Tufts University in Boston, der die Studie 1995 in »Clinical Chemistry«

zum ersten Mal veröffentlicht hat. Als Standard-Antioxidans wird Trolox verwendet, eine wasserlösliche Vitamin-E-Nachbildung, die als Maßeinheit für ORAC gilt, mit der die gemessenen Substanzen verglichen werden (mol Trolox/100 g). Den höchsten ORAC-Wert und damit den höchsten Schutz gegen freie Radikale ermittelten die Forscher bei Trockenpflaumen mit 5770, gefolgt von Rosinen und Heidelbeeren mit 2830 und 2400.

Weitere ORAC-Werte (Mittelwerte, die nach Anbau, Messmethode und Zubereitung schwanken können, bezogen auf 100 g Nahrungsmittel):

Obst	ORAC-Wert	Gemüse	ORAC-Wert
Brombeeren	2036	Grünkohl	1770
Erdbeeren	1540	Spinat	1260
Himbeeren	1220	Rosenkohl	980
Pflaumen (frisch)	949	Alfalfa-Sprossen	930
Orangen	750	Brokkoli	890
Weintrauben (rot)	739	Rote Beete	840
Kirschen	670	Zwiebeln	450
Kiwi	602	Mais	400
Rosa Grapefruit	439	Auberginen	390

Tab. 13: ORAC-Werte von Obst und Gemüse. (Quelle: Wienecke, Elmar: Fit für Freie Radikale, Walter Hädecke Verlag, Weil der Stadt 2005, S. 56.)

Unter dem Begriff Nutrikosmetik (Schönheit von innen) verstehen die Autoren die Nahrungsergänzung für schöne Haut in Form von Vitaminen, Mineralstoffen und Spurenelementen (→*Ernährung*). Sie sehen die optimale Versorgung der Haut mit allen notwendigen Mikronährstoffen als wesentliche Voraussetzung für Ausstrahlung, Attraktivität und frisches Aussehen. Die von ihnen empfohlene Tagesdosis soll Mangelzuständen vorbeugen. (S. a. →*Coenzym* Q_{10})

Mikronährstoff	Bedeutung für die Haut	Vorkommen	Mangelsymptome	Empfohlene Tagesdosis	Therapeutische Dosis
Vitamin A	Antioxidans, Hautglättung, hält die Haut jung, wirkt gegen Akne	Tierisch: Retinol: Leber, Eier, Käse; Pflanzlich: Vorstufe Carotinoide (Möhren)	Trockene, schuppige Haut, glanzloses Haar, brüchige Fingernägel	4000–5000 IE	Bis zu 10 000 IE (nicht in der Schwangerschaft!)
Vitamin B_1	Reguliert Blutzucker, schützt vor Glykierung (Verzuckerung) der Kollagenfasern	Haferflocken, Vollkornmehl, Vollkornreis, Mais, grüne Erbsen	An der Haut nicht bekannt, Störungen des Nervensystems, Muskelabbau, Herzmuskelschwäche	1,0–1,5 mg	3–5 mg
Vitamin B_2	Zellatmung, gesunde Haut	Käse, Rindfleisch, Grünkohl, Hering, Vollmilch, Hühnerfleisch, Hülsenfrüchte	Eingerissene Mundwinkel, Verhornung der Hautfalte zwischen Nase und Mund, Entzündungen der Mundschleimhaut	1,2–5 mg	10–15 mg
Vitamin B_3	Wehrt freie Radikale ab	Kalbsleber, Erdnüsse, Thunfisch, Hühnerfleisch	Haut- und Schleimhautveränderungen, aufgesprungene Lippen	15–20 mg	40–50 mg

Mikronährstoff	Bedeutung für die Haut	Vorkommen	Mangelsymptome	Empfohlene Tagesdosis	Therapeutische Dosis
Vitamin B_6	Eiweißstoffwechsel, Elastizität der Haut	Fisch, Hühnerfleisch, Hülsenfrüchte, Reis, Kartoffeln, Avocados, Erdnüsse, Getreide	Hautentzündungen, Nervosität, Schlaflosigkeit, Abwehrschwäche, Risiko für Herz-Kreislauf-Erkrankungen, eingerissene Mundwinkel	1,5–2 mg	4–6 mg
Vitamin B_{12}	Eiweiß- und Aminosäurenstoffwechsel, beeinflusst Wachstum und Teilung der Zellen	Fast nur in tierischen Produkten: Hering, Forelle, Schweine- und Rindfleisch, Eier, Käse, Milch	Blutarmut, Nervenstörungen, Pigmentflecken	2 µg Hinweis: Vitamine der B-Gruppe möglichst nicht bei Akne nehmen	4–6 µg
Vitamin C	Antioxidans, Proteinsynthese, Bildung von Kollagen im Bindegewebe	Kohlrabi, Rotkohl, Zwiebeln, Brokkoli, Grünkohl, Paprika, Kartoffeln, Beerenfrüchte, Orangen, Äpfel, Grapefruit, Hagebutten, Kiwis, Mangos, Melonen, Zitronen	Skorbut, Hautprobleme, Hautentzündungen, Muskelschwäche, Müdigkeit, Zahnfleischbluten	75 mg	250–1000 mg

Mikronährstoff	Bedeutung für die Haut	Vorkommen	Mangelsymptome	Empfohlene Tagesdosis	Therapeutische Dosis
Vitamin E	Antioxidans (fettlöslich), geringer Lichtschutzfaktor (LSF 3), verzögert Hautalterung	Gurken, Blumenkohl, Grünkohl, Spinat, Zucchini, Avocado, Datteln, Nüsse, Mango, Keime, Pflanzenöle	Netzhautschäden im Auge, Erkrankungen des Bindegewebes, Blutarmut, neurologische Störungen	8–12 IE	50–200 IE
Vitamin H (Biotin)	Hautgesundheit, Haare, Fingernägel, Eiweißstoffwechsel, Fettstoffwechsel	Hülsenfrüchte, Sojabohnen, Eigelb, Nüsse, Haferflocken, Vollkorn, Gemüse	Haarausfall, brüchige Fingernägel, Rötung, Schuppung und gestörte Talgproduktion der Haut; Haare und Haut werden schneller fettig (Seborrhoe)	0,03–0,1 mg	2,5–10 mg
Zink	Immunabwehr, Eiweißstoffwechsel, Zellteilung, wichtig für Haut und Haare und bei Hautkrankheiten (Neurodermitis)	Fisch, Meeresfrüchte, Kürbiskerne, Vollgetreide, Fleisch, Milchprodukte	Wundheilungsstörung, Schuppenbildung, Haarausfall, weiße Flecken auf Nägeln, erhöhte Infektanfälligkeit, Geruchs- und Geschmacksstörungen	12–15 mg	25–100 mg

Mikronährstoff	Bedeutung für die Haut	Vorkommen	Mangelsymptome	Empfohlene Tagesdosis	Therapeutische Dosis
Kupfer	Anregung der Kollagen- und Elastinbildung, hautschützende Wirkung von außen, glättet Fältchen	Austern, Haselnüsse, dunkle Schokolade, Kakao, Meeresfrüchte, Hülsenfrüchte	Pigmentstörungen an Haut und Haaren, Infektanfälligkeit, Blutarmut	1–1,5 mg	3 mg (möglichst zusammen mit Zink im Verhältnis 1:10)
Coenzym Q_{10}	Antioxidans, schützt Zellen vor vorzeitigem Altern	Hülsenfrüchte, Soja, Eier, fette Fische, Fleisch, Mais, Nüsse, Pflanzenöle, Weizenkeime	Wird normalerweise ausreichend im Körper gebildet. Ausnahme: im Alter oder bei Fehlernährung: Herz-Kreislauf-Erkrankungen, Bluthochdruck, Diabetes mellitus	Bei ausgewogener Ernährung nach derzeitigem Stand der Forschung nicht notwendig	Risikogruppen: 10–30 mg

Tab. 14: Mikronährstoffe für die Haut. (Quelle: Axt, Peter/Axt-Gadermann, Michaela: Skin Food, Herbig Verlag, München 2006, S. 165–183.)

INFOS

Axt, Peter/Axt-Gadermann, Michaela: Skin Food, 2006, S. 14ff.
Cao, G., Verdon, C. P., Wu, A. H. et al.: Automated assay of oxygen radical absorbance capacity with the COBAS FARA II. Clinical Chemistry 41, 1738–1744 (Dec 1995).
Pellegrini, N., Serafini, M., Colombi, B. et al.: Total antioxidant capacity of plant foods, beverages and oils consumed in Italy assessed by three different in vitro assays. The Journal of Nutrition 133, 2812–2819 (Sep 2003).
Proteggente, A. R., Pannala, A. S., Paganga, G. et al.: The antioxidant activity of regularly consumed fruit and vegetables reflects their phenolic and vitamin C composition. Free Radical Research 36, 217–233 (Feb 2002).
Wienecke, Elmar: Fit für Freie Radikale, 2005, S. 50ff.
Winter, Daniele de: Schön ohne Botox, 2006, S. 36ff.

www.bleibjung.de
www.gesundheitstrends.de/gesundheitstrends/aktuelletrends/trockenpflaumen.php
www.nemhaupt.de
www.praeventis-med.de

SNIPS-METHODE

Snips (SNPs: Single-nucleotide-polymorphisms) sind winzige Genmutationen, die jeder Mensch hat. Diese bestimmen die Veranlagung zu Krankheiten und Stoffwechselstörungen.
Die beste Medizin ist die präventive oder vorbeugende Medizin. Die Erkrankung zu verhindern, bevor sie entsteht, wäre ideal. Wie kann man aus einer Gruppe von Menschen Einzelne herausfinden, die ein gewisses Risiko für eine bestimmte Erkrankung tragen? Nach der Entschlüsselung der menschlichen Erbsubstanz (humanes Genom) entwickelte sich die Polymorphismusdiagnostik. →*Polymorphismen* sind individuelle Normvarianten der Gene, die das Risiko und die Neigung zu einer bestimmten Krankheit definieren. Jahrzehnte vor Entstehen dieser Krankheit können Risiken aufgespürt und bewertet, vor allem aber durch gezielte Maßnahmen positiv beeinflusst werden.
Welche genetischen Risiken und Voraussetzungen in der menschlichen Erbsubstanz (DNS) vorliegen, kann durch einen Zellabstrich (zum Beispiel aus dem Mund) nachgewiesen werden. Genetisch bedingte Gesundheitsrisiken können somit laut Dr. Michael Klentze und Prof. Dr. Johannes Huber aktiv beeinflusst, Krankheiten vermie-

den oder auf Jahre hinausgezögert werden. Die beiden Mediziner haben ein individuelles Snips-Programm entwickelt, das auf den drei Säulen der Gesundheit basiert: Bewegung, Ernährung und Entspannung.

INFOS

🕮 Huber, Johannes/Klentze, Michael: Die revolutionäre Snips-Methode, 2005, S. 13ff, 17ff.
Klentze, M.: Personalisierte Medizin. Von Stereotypien hin zu Individualität durch genetische Polymorphismusdiagnostik. anti aging for professionals, 16–23 (Juni 2005).

💻 www.anti-aging-med.de
www.anti-aging-professionals.com/pdf/artikel020101.pdf
www.ganz-muenchen.de/freizeitfitness/gesundheit/klentze_institut/anti_aging/praeventivmedizin.html
www.mycellf.com

SOMATOTROPIN; STH →*Anti-Aging-Hormone/Wachstumshormon*

SOJA →*Phytoöstrogene*

SPORT →*Bewegung*

SPURENELEMENTE →*Ernährung*

SQUALEN

Das ist eine in Deutschland noch weitgehend unbekannte Substanz, die unser Körper selbst produziert und ebenso in der Natur vorkommt, nämlich in Pflanzenölen, vor allem in Kürbiskernöl und Olivenöl, in Avocados, Auberginen und Thunfisch. Geringe Mengen findet man auch in Getreide.
Seinen Namen bekam die Substanz, nachdem im Jahr 1906 ein japanischer Ernährungswissenschaftler, Dr. Mitsumaru Tsujimoto, ein Pionier der japanischen Fett- und Ölindustrie, hohe Konzentrationen dieser Substanz im Leberöl des Tiefseehais der Gattung Squalus spp.

S

entdeckte und ihr danach den Namen »Squalen« gab, woraus 90 Prozent des Leberöls besteht.

WIRKUNG: In seiner chemischen Struktur ist Squalen dem Vitamin E ähnlich und schützt die Zellen unseres Körpers durch seine →*antioxidative* Wirkung vor Schädigungen durch →*freie Radikale.* Mit ausreichend Squalen im Körper lässt sich die →*Zellalterung* verlangsamen, vorzeitiges Altern verhindern und allen degenerativen altersbedingten Krankheiten vorbeugen, was inzwischen wissenschaftlich nachgewiesen und belegt wurde. Ebenso soll es die körpereigene DHEA-Produktion anregen. Eine in Griechenland durchgeführte Studie zeigte, dass eine squalenreiche Ernährung das Risiko, an Prostatakrebs zu erkranken, senkt. Als Nahrungsergänzungsmittel ist Squalen unter dem Namen »ISSHO GENKI Squalen iP6« beispielsweise bei der Beauwell GmbH, Kirchhain, erhältlich. Das darin enthaltene Sqalen wird aus dem Leberöl des Tiefseehais gewonnen. Eine Kapsel enthält 450 mg Squalen. Empfohlen werden ein bis drei Kapseln täglich, was etwa dem Squalengehalt von einem halben Liter Olivenöl entspricht.

INFOS

www.gesundheitswerkstatt.de/Der_Tiefseehai.1515.0.html
www.squalen.com

STAMMZELLEN

Sie zählen zu den Hoffnungsträgern in der medizinischen Forschung, denn sie besitzen die Fähigkeit, aus sich heraus alle möglichen anderen Zell- und Gewebetypen des menschlichen Körpers zu erzeugen. Krankheiten wie →*Diabetes mellitus*, Schlaganfall, Herzinfarkt sowie degenerative Erkrankungen (multiple Sklerose, Parkinson und →*Demenz*) können durch die regenerative Fähigkeit von Stammzellen bzw. durch ihr Reparaturvermögen, dort erfolgreich behandelt werden, wo andere medizinische Therapieformen versagen.
In dem ersten deutschen privaten Institut für regenerative Medizin, der XCell-Center GmbH in Köln, werden adulte Stammzellen, die bei jedem Menschen in verschiedenen Geweben vorhanden sind, ver-

wendet. Diese werden meist aus dem Knochenmark entnommen, durch ein Verfahren aufgearbeitet und dem Patienten wieder injiziert. Im erkrankten Zielgewebe beginnen diese Zellen schließlich mit den Reparaturmechanismen. Auf der Website www.xcell-center.de wird das Therapieangebot dargestellt. Dort finden Sie auch umfassende Literaturhinweise.

S

INFOS

Huber, Johannes: Geheimakte Leben, 2005, S. 34ff.

www.presseportal.de/story_rss.htx?nr=929593
www.xcell-center.de (Literatur und Studien)

STEVIA

Stevia rebaudiana Bertoni, auch Honigkraut genannt, ist ein kleiner, blattreicher Strauch aus Südamerika (ursprünglich aus dem Gebiet der Amambai-Bergkette zwischen Paraguay und Brasilien). Der Naturwissenschaftler Moisés Bertoni entdeckte die Pflanze 1887 und vermittelte das Wissen über diese der restlichen Welt. Stevia könnte eine natürliche Alternative für Zucker oder synthetische Süßstoffe sein, da sie in ihren Blättern den natürlichen Süßstoff Steviosid, der die 300-fache Süßkraft der Saccharose (Haushaltszucker) besitzt, speichert. Bei Untersuchungen der Pflanze in der ersten Hälfte des 20. Jahrhunderts stellte man in den Blättern der Stevia über 100 Phyto-Chemikalien fest, die vor allem zu den Gruppen der Terpene (s. a. →*Sekundäre Pflanzenstoffe*) und →*Flavonoide* gehören. Bei regelmäßiger Aufnahme senkt Steviosid den Blutdruck und Blutzucker, verhindert die Entstehung von Zahnbelag, macht aber nicht dick. Stevia wird in Südamerika gegen Hautkrankheiten und Bakterien eingesetzt. In Paraguay süßen die dort ansässigen Guarani-Indianer bereits seit Jahrhunderten ihren Mate-Tee mit hell- bis dunkelgrünen Steviablättern.

An der Universität Hohenheim wurde die Pflanze für den europäischen Markt zum Anbau weiterentwickelt. In der Schweiz, den USA und Japan ist Stevia als Lebensmittel zugelassen. Die Weltgesundheitsorganisation (WHO) legte einen ADI (= acceptable daily inta-

S

ke)-Wert fest, mit dem die Aufnahme einer gewissen Tagesdosis in Milligramm pro Kilogramm durch Lebensmittel befristet bis 2007 erlaubt ist. Falls die noch fehlenden Informationen und Forschungsergebnisse erbracht sind, könnten in Zukunft auch in Deutschland Stevia-Produkte auf dem Markt erhältlich sein.
In hohen Dosen, so eine Sudie, wurde bei Ratten eine Beeinträchtigung der Fruchtbarkeit festgestellt. Privatdozent Dr. Ralf Pude vom Institut für Gartenbauwissenschaften in Bonn hat ausgerechnet, dass ein Erwachsener mehr als die Hälfte seines Körpergewichts an Steviablättern zu sich nehmen muss, um auf vergleichbare Konzentrationen wie in der Studie zu kommen.

INFOS

📖 Geuns, J. M.: Stevioside. Phytochemistry 64, 913–921 (Nov 2003).
Fronek, Heidrun/Grosser, Peter: No Sugar? – Stevia!, 2000.
Marion N.: Fettsucht: »Angriff der Zuckerlobby«. Der Spiegel 53, 122ff (27. Dez 2004).
Pude, R., Schmitz-Eiberger, M., Noga, G.: Development, yield and selected contents of Stevia rebaudiana. Zeitschrift für Arznei- und Gewürzpflanzen 1, 37–43 (2005).

💻 www.gartenbauwissenschaft.uni-bonn.de
www.medizin.de/gesundheit/deutsch/1303.htm
www.uni-bonn.de/Aktuelles/Presseinformationen/2005/138.html
www.wdr.de/tv/service/essentrinken/inhalt/20060623/b_4.phtml

STRESS

Der Begriff stammt ursprünglich aus der Werkstoffkunde und bezeichnet den Zug oder Druck auf ein Material, der zu Materialermüdung führen kann. Nicht nur Gegenstände verformen sich unter Einwirkung von Spannung und Beanspruchung, auch der menschliche Organismus. Die Grundlagen für die Lehre vom Stress entwickelte der Mediziner und Wissenschaftler Dr. Hans Selye (1907–1982) in seiner ersten wissenschaftlichen Arbeit, in der er 1936 »Stress« aus der Physik entlehnte und ihn als »unspezifische Reaktion des Körpers auf jegliche Anforderung« definierte. Er wird als »Vater der Stressforschung« angesehen und konnte zeigen, dass die Stressreaktionen des Menschen auf Gefahren nicht nur schützen, sondern auch die Gesundheit schädigen können. Akuter oder chronischer Stress kann durch Beziehungsprobleme, Schicksalsschläge, Auseinandersetzungen zu Hause, am Arbeitsplatz oder mit dem Nachbarn entstehen. Wie der Stress auf den einzelnen Menschen und seine Gesundheit wirkt, ist abhängig von seiner Wahrnehmung und seinem Gesundheitszustand. Der Gesundheitszustand ist durch genetische Faktoren bestimmt, aber auch durch den Lebensstil (→*Lifestyle*) beeinflussbar. Herzklopfen, Blutdruckanstieg, Flucht- oder Kampfreaktion können Ausdruck von Stress sein.

WIRKUNG: Die Stressreaktionen werden über das Nervensystem und die →*Stresshormone* gesteuert. In bestimmten Situationen sind solche körperlichen Reaktionen wichtig fürs Überleben. Die Aufmerksamkeit wird immer auf ein Ziel gerichtet und macht uns bereit zum sofortigen Handeln. Ist dieser Stress aber ein Dauerstress, so entstehen im Körper eine Vielzahl von →*freien Radikalen*, die Schäden an den Zellen bzw. am Körper anrichten und dem Körper die Vitamine C, D, Folsäure (→*Ernährung*) entziehen können. Chronischer Stress birgt Risiken für viele Erkrankungen wie →*Diabetes mellitus*, hoher Blutdruck, geschwächtes Immunsystem (→*Alterungsprozesse/Alternstheorien*) und kann zu einer niedrigeren Lebenserwartung führen.
In einer Studie von Prof. Dr. Elissa Epel von der Universität in Kalifornien, San Francisco, konnte ein Zusammenhang zwischen psychologischem Stress und der Wirkung auf die Erbgutteile (Telomere), die eine Schlüsselrolle im →*Alterungsprozess* der Zellen und bei der Entstehung von Krankheiten spielen, festgestellt werden.
Prof. Dr. Anil Sood vom M. D. Anderson Cancer Center der Universität Texas, Houston, konnte 2006 zum ersten Mal einen Zusammenhang zwischen psychologischem Stress und einem biologischen Prozess, dem Wachstum von Eierstockskrebs bei Mäusen, nachweisen. Die Forscher konnten zeigen, dass Stresshormone sich direkt an den Rezeptor von Tumorzellen binden und das Wachstum der Zellen beschleunigen. Durch Beta-Blocker konnte der negative Effekt der Stresshormone auf das Tumorwachstum gebremst werden. Ob hier ein neuer Therapieansatz gefunden wurde, bleibt offen. In einer anderen amerikanischen Studie konnte durch Stressreduzierung bei Brustkrebspatienten das Immunsystem verbessert werden.

S

Um mit Stress umzugehen, sollten Sie für einen Wechsel zwischen Phasen der Anspannung und der →*Entspannung* sorgen. Stress wird dann zum Problem, wenn es nicht gelingt, wieder in die Erholungsphase zu kommen.
Zahlreiche Stressbewältigungstechniken stehen zur Auswahl, zum Beispiel autogenes Training, progressive Muskelentspannung, Atemtechniken, Meditation, Konzentrationsübungen oder →*Bewegung*. (S. a. →*Atmung*, →*Entspannungstechniken*)

INFOS

📖 Ah, D. V., Kang, D. H., Carpenter, J. S.: Stress, optimism, and social support: Impact on immune responses in breast cancer. Research in Nursing and Health 30, 72–83 (Feb 2007).
Epel, E. S., Blackburn, E. H., Lin, J. et al.: Accelerated telomere shortening in response to life stress. Proceedings of the National Academy of Sciences of the USA 101, 17312–17315 (Dec 2004).
McEwen, B. S.: Protective and damaging effects of stress mediators: central role of the brain. Dialogues in Clinical Neuroscience 8, 367–381 (2006).
Smeets, T., Jelicic, M., Merckelbach, H.: The effect of acute stress on memory depends on word valence. International Journal of Psychophysiology 62, 30–37 (Oct 2006).
Sood, A. K., Bhatty, R., Kamat, A. A. et al.: Stress hormone-mediated invasion of ovarian cancer cells. Clinical Cancer Research 12, 369–375 (Jan 2006).

💻 www.lebenswandel.com
http://de.wikipedia.org/wiki/Stress
http://de.wikipedia.org/wiki/Hans_Selye

STRESSHORMONE

Das sind Botenstoffe, die Anpassungsreaktionen des Körpers bei besonderen Belastungen regeln. Ursprünglich dienten die Stresshormone dazu, bei einer bevorstehenden Flucht oder einem Kampf Energiereserven des Körpers freizusetzen. Dieser Stressmechanismus hat bei unserem heutigen →*Lebensstil* seine existenzsichernde Wirkung verloren. Eine Schaltzentrale im Gehirn, der Hypothalamus, steuert zentral die Gefühle und Emotionen. In Stresssituationen schüttet dieses Kontroll- und Steuerungsorgan vermehrt das Hormon CRH (corticotropin releasing hormon) aus, das dafür sorgt, dass die Hirnanhangdrüse (Hypophyse) ein weiteres Hormon produziert und dadurch die Nebennierenrinde das Stresshormon Cortisol ausschüttet. Die gleichzeitige Erregung über den Sympathikus (Teil des vegetativen Nervensystems) führt zur Ausschüttung der Stresshormone Adrenalin und Noradrenalin aus dem Nebennierenmark. Dadurch wird der Körper in Alarmbereitschaft versetzt, die nach Gefahrenverzug wieder durch Absinken der Stresshormone aufgehoben wird. Wenn dieser Regelkreis nicht mehr richtig funktioniert, ist der Körper vermehrt den Stresshormonen ausgesetzt. Nach Monaten und Jahren führt dies zu gesundheitlichen Schäden.

Bei Depressionen, Infektionen und Dauerstress reagiert der Hypothalamus nicht mehr auf das Cortisol, sodass der Cortisolspiegel weiter ansteigt – dieser Mechanismus lässt sich auch bei Marathonläufern beobachten. Durch Dauerstress ist auch der Nervenstoffwechsel im Gehirn verändert. Die Botenstoffe (Neurotransmitter) Dopamin und Serotonin sind vermindert.

Der erhöhte Cortisolspiegel kann zu Schlafstörungen, Herz-Kreislauf-Erkrankungen, →*Diabetes mellitus* und zu Entzündungen führen sowie die Fruchtbarkeit beeinflussen.

INFOS

📖 McEwen, B. S.: Protective and Damaging Effects of Stress Mediators. The New England Journal of Medicine 338, 171–179 (Jan 1998).

💻 www.fairness-stiftung.de/_images/menschDiagramm.gif
www.focus.de/gesundheit/herz/risiko/stresstipps
www.lebenswandel.com

SULFIDE →*Tabelle sekundäre Pflanzenstoffe*

TEE →*Grüner Tee*

TERPENE →*Tabelle sekundäre Pflanzenstoffe*

TELOMERE →*Alternstheorien*

TESTOSTERON →*Anti-Aging-Hormone*

THERMAGE

T

Innovatives Verfahren zur Hautstraffung der 1995 gegründeten US-Firma Thermage Inc., Hayward, CA, das seit 2004 in Deutschland in einigen Fachkliniken angeboten wird. Das von Dr. Edward W. Knowlton entwickelte Thermalift-Verfahren wird mit dem ThermaCool-System durchgeführt, einer patentierten Radiofrequenz(RF)-Technologie. Mit dieser schonenden Methode lassen sich laut Auskunft des Vertreibers LaserPoint AG, Nordkirchen, Krähenfüße, müde Augenlider, erschlaffte Haut an Hals und Wangen, Bauch, Armen und Beinen sowie Aknenarben schonend ohne Skalpell straffen. Die Besonderheit liege in der Gleichzeitigkeit von tief gehender Erwärmung zur Straffung des Gewebes und einer gezielten Kühlung der Hautoberfläche.

WIRKUNG: Der Arzt leitet die Hochfrequenz-Energie bis zu 5 mm in die Hautschichten und das darunter liegende Gewebe, wobei eine gleichmäßige und exakt auf das Gewebevolumen abgestimmte Hitze (ca. 55 bis 65 °C) entsteht. Dadurch zieht sich das Kollagen, der Baustein Ihrer Hautstruktur, sofort zusammen und verdickt. Dieser Effekt konnte in klinischen Tests nachgewiesen werden:

- Eine rasche Straffung der Haut und Gesichtskonturen.
- Nach einiger Zeit bildet sich neues, gesünderes Kollagen.
- Weitere Straffung des Gewebes, sodass die Haut immer »jünger«, glatter und schöner wird.
- Ein Straffungseffekt in der Tiefe entsteht durch das Zusammenziehen der Kollagenfasern, die das Fettgewebe halten (dreidimensionale Straffung).

Während der Behandlung ohne Narkose gibt ein Kühlungsmodul ein exakt dosiertes Kühlspray auf die rückseitige Oberfläche der Elektrodenmembrane ab, sodass die Hitze nur in die Tiefe der Haut gelenkt wird. Die äußere Hautschicht bleibt geschützt. Laut Hersteller werde somit die Haut schonend geglättet. Man ist sofort nach der Behandlung gesellschaftsfähig. Dr. Dagmar Rohde von der Kosmed Klinik,

Hamburg, nennt Vorteile: Die Behandlungsdauer liege zwischen 20 und 90 Minuten, nach denen schon ein erster Straffungseffekt zu sehen sei, der sich in den folgenden zwei bis sechs Monaten verstärke. Der Verjüngungseffekt bleibe mehrere Jahre sichtbar, verspricht Dr. Rohde.

Ein neues Verfahren, auch zur Ergänzung der Thermage-Therapie, ist die aus den USA stammende, im Herbst 2006 in Deutschland eingeführte Fractional (Fraxel) Laser Technologie der Firma Palomar zur fraktionierten Hauterneuerung der Hautoberfläche. Fractional mildert Falten, Aknenarben, Melasmen, Alters- und Sonnenflecken. Dazu werden Hunderte mikroskopisch kleiner Löcher in die Hautoberfläche gelasert. Zwischen diesen feinen Erwärmungszonen befinden sich unbehandelte Hautareale, von denen aus eine rasche Heilung des Kollagens einsetzt. Dabei bildet sich laut Hersteller neues Kollagen. Die Haut wird feinporiger, Flecken verschwinden. Erfolge sind gleich nach den ersten Behandlungen sichtbar. Eine Betäubung ist nicht nötig, die Haut ist lediglich für einige Tage etwas gerötet, manchmal auch leicht geschwollen, erklärt Dr. Walter Trettel, Facharzt für Dermatologie an der Kosmed-Klinik. (S. a. →*Hautalterung*)

INFOS

www.fractional.de
www.kosmed-klinik.de
www.laserklinik.de
www.laserpoint.de
www.thermage.de
www.thermage-info.com

TOKOPHEROLE →*Arganöl*

TRAUBENSILBERKERZE

Die Traubensilberkerze (lat.: Cimicifuga racemosa) gehört zur Familie der Hahnenfußgewächse und wird auch Silberkerze, Wangenkraut sowie Wanzenkraut genannt und kann bis zu zwei Meter hoch wachsen. Ursprünglich stammt die nicht essbare Pflanze aus Kanada und den USA, wo sie Indianerinnen in Nordamerika unter anderem zur

Geburtshilfe und gegen Schlangenbisse verwendeten, weshalb man sie auch unter dem Namen »Schlangenwurzel« kennt. Mittlerweile wird sie auch in Europa kultiviert. Seit dem 17. Jahrhundert ist sie als Arznei bekannt und wurde außer gegen Rheuma unter anderem auch in der Frauenheilkunde eingesetzt.

WIRKUNG: Laut verschiedener Studien ist die Wirksamkeit der Traubensilberkerze für Zyklusunregelmäßigkeiten, schmerzhafte Regelblutungen, prämenstruelle Beschwerden und Wechseljahrsbeschwerden belegt.
Der genaue Wirkmechanismus der Traubensilberkerze ist bislang nicht eindeutig geklärt. In Studien konnte nachgewiesen werden, dass die Traubensilberkerze kein Wachstum von Brustkrebszellen verursacht.

U

INFOS

📖 Reinhard-Hennsch, B., Strowitzki, T., von Hagens, C.: Alternative Therapiemöglichkeiten im Klimakterium. Gynäkologisch-geburtshilfliche Rundschau 46, 197–213 (2006).
Wuttke, W., Gorkow, C., Seidlová-Wuttke, D.: Effects of Black cohosh (Cimicifuga racemosa) on bone turnover, vaginal mucosa and on various blood parameters in postmenopausal women: a double-blind, placebo- and conjugated estrogens-controlled study. Menopause 13, 185–196 (2006).

💻 www.medizinfo.de/annasusanna/wechseljahre/traubensilberkerze.shtml (Studien)

TROLOX →*Skinfood*

ÜBERGEWICHT →*Fettsucht*

ÜBERSÄUERUNG

Übersäuerung wird in der Fachsprache Azidose genannt und liegt vor, wenn der →*pH-Wert* des Bluts auf Werte unterhalb von 7,35 sinkt, die Pufferkapazität des Bluts erschöpft, das Blut übersäuert ist. Eine akute Azidose kann lebensbedrohlich sein und laut Heilpraktiker René Gräber zu Blutdruckabfall, Herzrhythmusstörungen bzw.

Herzstillstand, Senkung der Kontraktionskraft des Herzens, Dämpfung des Zentralnervensystems (dadurch Verwirrtheit, Muskelschwäche) bis hin zum Koma führen. Doch meist ist nicht diese akute Übersäuerung (Azidose) die Regel, sondern die des Bindegewebes (Gewebsazidose), zu der Bewegungsmangel, →*Stress* und falsche →*Ernährung* (basenarme Kost) beitragen. Wird diese im Laufe der Zeit chronisch, leidet der gesamte Organismus und altert schneller. Viele Krankheiten können die Folge sein. Auch die Einnahme von blutzuckersenkenden Medikamenten kann bei Diabetespatienten zu einer Laktatazidose führen. Laktat ist ein Salz der Milchsäure. (S. a. →*Säuren*, →*Säure-Basen-Gleichgewicht*)

U

WIRKUNG: Symptome einer Übersäuerung sind laut Marie-Elisabeth Lange-Ernst unter anderem:

- Antriebsschwäche,
- Erschöpfung,
- rasches Ermüden,
- körperliche und seelische Unausgeglichenheit,
- depressive Verstimmungen,
- Abnahme der Leistungsfähigkeit,
- Appetitlosigkeit,
- Übelkeit,
- Schlafstörungen,
- Immunschwäche,
- schnellere →*Hautalterung*,
- Entstehung von Cellulite,
- Arthrose.

Eine Übersäuerung vermeiden Sie, wenn Sie wenige Lebensmittel zu sich nehmen, die sauer verstoffwechselt werden, und mehr basisch verstoffwechselte zu sich nehmen. Heilpraktiker und Anti-Aging-Mediziner empfehlen:

- Reduzieren Sie Säurebildner: Zucker, Weißmehl, Kaffee, Alkohol, Cola und alle Limonaden, Schokolade, Süßigkeiten, Wurst und Fleischprodukte.

- Greifen Sie vermehrt zu basenbildenden Lebensmitteln: Kartoffeln, Kräuter, Pilze, Mandeln, Trockenfrüchte (außer geschwefelten Früchten), Obst, Gemüse, Kräutertees, basische Mineralwasser und Heilwassersorten (s. a. →*Basen*).
- Trinken Sie täglich 40 ml/kg bei normaler körperlicher Betätigung, damit Säuren ausgeschwemmt werden können.
- Lernen Sie geeignete →*Entspannungstechniken*, wenn Sie unter viel negativem →*Stress* leiden und diesem auch nicht aus dem Weg gehen können oder wollen. (S. a. →*Säure-Basen-Gleichgewicht; Studien*)

INFOS

📖 Goedecke, Thomas/Vormann, Jürgen: Chronisch übersäuert?, 2006.
Lange-Ernst, Maria-Elisabeth: Aktiv gegen Übersäuerung, 2003, S. 17ff., 20ff.
Worlitschek, Michael: Original Säure-Basen-Haushalt, [4]2004.
Zierden, Irmgard: Einfach schön mit F. X. Mayr, 2004, S. 24ff.

💻 www.medizin.de/gesundheit/deutsch/1893.htm
www.naturheilkunde-preetz.de/uebersaeuerung.html

UBICHINON →*Coenzym Q_{10}*

VERJÜNGUNGSHORMONE →*Anti-Aging-Hormone*

VITALSTOFFE →*Ernährung*

VITAMINE →*Ernährung*

WACHSTUMSHORMON →*Anti-Aging-Hormone*

WAIST TO HIP RATIO (WHR)

Das ist ein Maß für die Fettverteilung im Körper und dient meist nur der Einschätzung von Gesundheitsrisiken bei übergewichtigen Menschen (→*BMI* liegt zwischen 25 und 30). Die Formel lautet:

$$WHR = \frac{\text{Taillenumfang}}{\text{Hüftumfang}}$$

Ein höheres Herz-Kreislauf-Erkrankungsrisiko sowie ein höheres Risiko für Herzinfarkt, →*Diabetes mellitus* und Schlaganfall bringt die eher männliche Fettverteilung (= dicker Bauch) mit sich (Apfeltyp)! Weniger risikoreich für Herz und Kreislauf ist dagegen die Fettansammlung vom weiblichen Typ (dicke Oberschenkel und Po; Birnentyp). In wissenschaftlichen Studien verliert der BMI immer mehr an Bedeutung und wird durch den WHR ersetzt.
Ein erhöhtes Gesundheitsrisiko besteht für

- Frauen ab 0,85 WHR
- Männer ab 1,0 WHR.

Mehr über mögliche Risiken sagt meist der Bauchumfang (gemessen auf Taillenhöhe) aus als die Bestimmung des WHR. (S. a. →*Fettsucht*)

Bauchumfang	ungünstig	gefährlich
Frauen	ab 80 cm	über 85 cm
Männer	ab 94 cm	über 100 cm

Tab. 15: Bauchumfang bei Männern und Frauen. (Quelle: www.cardiologe.de; Yusuf, S. et al.)

W

INFOS

Yusuf, S. et al.: Obesity and the risk of myocardial infarction in 27 000 participants from 52 countries: a case-control study. The Lancet 366, 1640–1649 (Nov 2005).

www.cardiologe.de/index_extern.html?/patient/risiko/uebergewicht.html (WHR)
www.cardiologe.de/patient/kongresse/kongr_multim.htm (Veranstaltungen)
www.medizinauskunft.de/checkup/whr_rechner2.php (WHR-Rechner)

WALNÜSSE →*Ernährung (Tabelle Vitamine/Mineralstoffe)*

WASSER →*Ernährung*

WECHSELJAHRE

Wechseljahre oder Klimakterium (griech. klimaktér: Stufenleiter) bezeichnet bei der Frau eine Übergangsphase, die mit unregelmäßigen Zyklen beginnt und meist bis zu mehreren Jahren nach der letzten Blutung (Menopause) reicht. Durch den schleichenden Verlust der Eierstockfunktion geht die Frau von der fruchtbaren in die unfruchtbare Lebensphase über. Die Follikelreifung hört nach und nach auf. Geschlechtshormone mit weiblichem (Östrogene) und männlichem Wirkprofil (Androgene) sowie das Mutterschaftshormon Progesteron werden weniger gebildet. In den Wechseljahren fallen diese nicht alle gleichzeitig aus, außerdem bei jeder Frau unterschiedlich, was das Beschwerdebild der betroffenen Frau erheblich beeinflusst.

W

WIRKUNG: Zuerst kann sich ein Progesteronmangel mit Schmierblutungen, Wassereinlagerungen, Spannung in der Brust, Angst, Nervosität (prämenstruelles Syndrom; PMS) bemerkbar machen. Später können die akuten und chronischen Folgen des Östrogenmangels hinzukommen: klimakterische Beschwerden wie Hitzewallungen, Schweißausbrüche, Schlafstörungen, Stimmungsveränderungen; im Lauf der Jahre können chronisch-degenerative Veränderungen in den Vordergrund treten, wie geringeres Haarwachstum, Trockenheit der Schleimhäute, Ansteigen des Blutdrucks, Blasenschwäche, →*Arteriosklerose*, →*Osteoporose*, →*Fettsucht* etc. Das Ausmaß der Beschwerden ist sehr unterschiedlich, abhängig vom persönlichen körperlichen Zustand, der Lebensführung (→*Lifestyle*) und von der Beschaffenheit des Gewebes. Die →*Hautalterung* macht sich zum Beispiel zeitlich eher bemerkbar als eine mögliche Osteoporose. Wegen der reduzierten Geschlechtshormone im Blut steigen die in der Hirnanhangdrüse gebildeten Hormone (Gonadotropine LH – luteinisierendes Hormon – und FSH – follikelstimulierendes Hormon), die unter anderem die Funktion des Eierstocks regulieren, im Blut an.
Die meisten körperlichen und psychischen Störungen lassen sich auf den Mangel an Geschlechtshormonen zurückführen, gleichzeitig spielen aber familiäre und soziale Veränderungen im Leben der Frau eine bedeutende Rolle. Der Zeitpunkt der Menopause bzw. der kli-

makterischen Beschwerden ist von vielen noch ungeklärten Faktoren abhängig. Erbliche, psychische, sozioökonomische, ethnologische Faktoren, →*Ernährung* und →*Rauchen* sind nur einige Beispiele. Das Durchschnittsalter bei der Menopause in Mitteleuropa liegt bei 51 Jahren. Viele Frauen verbringen, bedingt durch die zunehmende Lebenserwartung, mehr als ein Drittel ihres Lebens nach den Wechseljahren, weshalb die degenerativen Folgen umso bedeutsamer für die Gesundheit der älteren Frau werden.

Erst die langfristigen Folgen des Hormonausfalls können zum Beispiel zu Osteoporose führen. Diese Zeit kann für vorbeugende Maßnahmen genutzt werden. Wer gesund lebt, sich bewegt, auf sein Gewicht achtet, sich vernünftig ernährt, hat schon viel getan. Das reiche aber nicht, so meint Privatdozent Dr. med. Alexander Römmler. Erst durch eine individuell abgestimmte Hormonbehandlung können seiner Meinung nach Beschwerden, wie sie durch Hormondefizite entstehen, gelindert oder gar vermieden werden (www.hormonselbsthilfe.de). Aber auch viele Formen der Behandlung im Bereich Phytotherapie, Homöopathie, Akupunktur, naturheilkundliche Verfahren, →*orthomolekulare* und psychosomatische Therapie, Neuraltherapie sowie →*Fasten*, →*Bewegung* an frischer Luft und eine vollwertige →*Ernährung* mit einem hohen Anteil an →*basen*bildenden Lebensmitteln können die Frauen in dieser Lebensphase unterstützen, erklärt die Heilpraktikerin Doris Hofheinz aus Stutensee-Blankenloch bei Karlsruhe. (S. a. →*Anti-Aging-Hormone* [*PANDAM*])

W

INFOS

📖 Buchner, Elisabeth: Wenn Körper und Gefühle Achterbahn spielen …, 2003.
Kleine-Gunk, Bernd: Attraktiv und fit durch die Wechseljahre, 2002, S. 14ff.
Korsten-Reck, U. et al.: Postmenopause und Sport. Deutsche Zeitschrift für Sportmedizin 57, 167–174 (2006).
Rabe, T. et al.: Hormonersatztherapie. Der Gynäkologe 38, 243–254 (2005).
Raine-Fenning, N. J. et al.: Skin aging and menopause: Implication for treatment. American journal of clinical dermatology 4, 371–378 (2003).
Reckelhoff J. F. et al.: Sex steroids, cardiovascular disease and hypertension. Hypertension 45, 170–174 (2005).
Römmler, Alexander: Die Wahrheit über Hormone, 2006, S. 17ff.
Römmler, A.: Endokrinologische Aspekte der Anti-Aging Medizin. Praktische Fortbildung Gynäkologie, Geburtsmedizin. Gynäkologische Endokrinologie 3, 18–34 (2006).

Rötzer, Josef: Natürliche Empfängnisregelung, 2006, S. 46ff., 51 (Progesteronphase), 65 (Brustsyndrom).
Rötzer, Josef: Der persönliche Zyklus der Frau, 1999, S. 51ff. (Zwischenblutungen).
Smith, A. J. et al.: Postmenopausal hormone therapy and quality of life. International journal of Gynaecology and Obstetrics 95, 267–271 (Dec 2006).

www.gut-durch-die-wechseljahre.de
www.hormonselbsthilfe.de
www.hormonzentrum.de
www.hormonzentrum.de/uploads/media/Endokrinologische_Aspekte_der_AAM_CME.pdf
www.iner.org
www.ihrefrauenaerztin.de/wechseljahre.php
www.praxis-widderich.de/AntiAgingMedizin/WechseljahreMann.htm
http://artemis.bzga.de/frauen
http://de.wikipedia.org/wiki/Klimakterium

WEIN →*Alkohol*

Y

YAMSWURZEL (YAM)

Yamswurzeln sind eine Gattung von Nutzpflanzen aus der Familie der Yamswurzelgewächse (Dioscoreaceae), wovon es über 600 Arten gibt. Der botanische Name der Pflanze, Dioscorea deltoides, sowie der Name des Hauptwirkstoffs Diosgenin (Substanz, die dem natürlichen, körpereigenen Progesteron der Frauen sehr ähnlich ist) sind abgeleitet von Dioskorides, einem berühmten griechischen Arzt im ersten Jahrhundert nach Christus.

In Asien, Afrika und Amerika werden die Wurzeln verschiedener Yamsarten als Gemüse gegessen. In Westafrika und in der Karibik sind Yamswurzeln Hauptnahrungsmittel. Zubereitet werden sie wie Kartoffeln und ähneln geschmacklich und optisch diesem Knollengewächs, sind aber nicht mit diesem verwandt. Insbesondere die mexikanische Yamswurzel mit einem hohen Diosgeninanteil scheint für eine verjüngende Wirkung von Bedeutung zu sein.

WIRKUNG: Die Yamswurzel ist reich an Provitamin A sowie Kalium (→*Ernährung/Vitamine/Mineralstoffe*) und unterstützt ohne Nebenwirkungen die Hormontätigkeit mit pflanzlichem Diosgenin, das wie

Progesteron wirkt und den periodischen Hormonwechsel im Körper der Frau harmonisiert. Diosgenin stimuliert auch die Produktion von DHEA in den Drüsen der Nebennieren. DHEA ist in der Forschung bekannt als »verjüngend«, das heißt, es verlangsamt den →*Alterungsprozess.* Natürliches Progesteron vermag die Fruchtbarkeit der Frau zu fördern. Yamswurzeln sind eine wertvolle Quelle für Steroid-Verbindungen, die zur Produktion des Anti-Aging-Hormons →*DHEA* benötigt werden. Sie sind in höherer Wirksamkeit als Kapseln erhältlich. (S. a. →*Anti-Aging-Hormone*)

INFOS

📖 Reinhard-Hennsch, B., Strowitzki, T., von Hagens, C.: Alternative Therapiemöglichkeiten im Klimakterium. Gynäkologisch-geburtshilfliche Rundschau 46, 197–213 (2006).

💻 http://de.wikipedia.org/wiki/Yams

ZELLALTERUNG/-ERNEUERUNG

In den 60er-Jahren konnte Prof. Dr. Leonard Hayflick (geb. 1928) nachweisen, dass nicht-entartete Zellen (keine Krebszellen) sich nur bis zu einer bestimmten Anzahl teilen können (Hayflick-Limit), bevor sie sterben. Bei jeder Zellteilung geht ein Stück Telomere (Endstück der Chromosomen; →*Alternstheorien*) verloren, womit ein bedeutendes Phänomen der Zellalterung erklärt wird.

Der Mensch verfügt über die Möglichkeit, abgestorbene Zellen zu erneuern. Sogenannte →*Stammzellen* liefern immer wieder neue Zellen nach. Sie befinden sich überall dort, wo Zellen absterben, im Knochenmark, der Haut etc. Forscher vom Karolinska Institut in Stockholm konnten erstmals durch die Radiokarbonmethode das Alter von verschiedenen menschlichen Zellen bis auf zwei Jahre genau bestimmen, mit einer Technik, die man bislang bei der Altersbestimmung von Fossilien benutzt hat. Zellen im Dünndarm waren bei 35 Jahre alten Personen ca. zehn Jahre alt. Skelettmuskelzellen von 37 Jahre alten Personen waren ca. 15 Jahre alt. Die Zellen der Sehrinde des Gehirns haben keine Regenerationsfähigkeit. Im menschlichen Körper laufen ständig Reparaturvorgänge durch die Erneuerung von

Körperzellen. Zellbiologisch ist somit der Mensch jünger als sein chronologisches Alter, abhängig von der Regenerationsfähigkeit der verschiedenen Zellverbände.

INFOS

📖 Grune, Tilmann: Mechanismen des zellulären Alterns. In: Jacobi, Günther H./Biesalski, Hans Konrad/Gola, Ute/Huber, Johannes/Sommer, Frank (Hrsg.): Kursbuch Anti-Aging, 2005, S. 21–26.
Hayflick L.: A brief history of the mortality and immortality of cultured cells. The Keio Journal of Medicine 47, 174–182 (Sep 1998).
Spalding, K. L./Bhardwaj, R. D./Buchholz, B. A. et al.: Retrospective birth dating of cells in humans. Cell 122, 133–143 (Jul 2005).

💻 www.bio-pro.de/de/region/freiburg/magazin/00551/index.html
http://science.orf.at/science/news/138069

ZUCKER

Zucker (aus dem Arabischen: sukkar) ist ein Kohlenhydrat (→*Ernährung*), das grüne Pflanzen mithilfe des Sonnenlichts und ihrer grünen, lichtabsorbierenden Blattfarbstoffe (der Chlorophylle) bilden. Bei diesem Vorgang, der Photosynthese, entsteht aus dem Kohlendioxid der Luft und Wasser als Syntheseprodukt Glukose (Traubenzucker, auch Dextrose genannt) und Sauerstoff. In der Glukose ist nun die Strahlungsenergie der Sonne chemisch gespeichert. Alle Kohlenhydrate bestehen somit aus diesen Grundstoffen: Kohlenstoff, Wasserstoff und Sauerstoff. Traubenzucker (Einfachzucker: Monosaccharid, ist Baustein anderer Zuckerarten wie Saccharose, Milchzucker, Malzzucker, Stärke) ist der wichtigste Energielieferant des Körpers und notwendig für dessen Energieversorgung. Sein Anteil im Blut beträgt etwa 0,1 Prozent (Blutzuckerspiegel zwischen 70 und 120 mg auf 100 ml) und wird durch die Hormone Insulin (baut Blutzucker ab) und Glucagon (erhöht Blutzucker) geregelt und in engen Grenzen beim gesunden Menschen konstant gehalten.
Hergestellt wird der industrielle Zucker aus Zuckerrohr (Anbau in den Tropen) und aus der Zuckerrübe (Anbau in Mitteleuropa seit dem 18. Jahrhundert). Beide Pflanzen speichern den Zucker direkt. Der Energiegehalt von Zucker (chemisch Saccharose, ist ein Zwei-

fachzucker: Disaccharid, bestehend aus einem Molekül Fruchtzucker und einem Molekül Traubenzucker; auch Haushaltszucker oder Rohrzucker genannt, egal, ob aus Zuckerrüben oder Zuckerrohr hergestellt) beträgt 16,8 kJ/g (zum Vergleich: Alkohol liefert 29,8 kJ/g).

WIRKUNG: Schädlich ist vor allem der industriell gefertigte Zucker aus Zuckerrohr oder Zuckerrübe. Dr. Michael Klentze, München, weist darauf hin, dass diese raffinierten Zucker und Kohlenhydrate sehr schnell im Körper aufgenommen werden, wo sie einen hohen und steilen Anstieg des Insulinspiegels (Insulin ist in diesen Mengen im Blut schädlich!) verursachen. Unmittelbar darauf entstehe ein Energiehoch, das nur kurz anhalte, das Energietief drücke sich dann in einem Zustand von Schläfrigkeit, Energielosigkeit, Lethargie und Stimmungsschwankungen bis hin zu depressiven Verstimmungen aus.

Im menschlichen Körper richtet ein ständig erhöhter Blutzuckerspiegel folgende Schäden an, wovor Anti-Aging-Mediziner warnen:

- fördert Karies,
- kann bei langfristig erhöhtem Blutzuckerspiegel durch oxidative Reaktionen zur Zerstörung der Zellen von Gefäßwänden führen, →*Glykolisation,*
- kann als jahrzehntelanger Dauerstress für die Bauchspeicheldrüse zur Insulinresistenz (Insulin kann auf die Körperzellen nicht mehr wirken; die Befehle zur Zuckeraufnahme werden ignoriert) und schließlich zur Zuckerkrankheit: →*Diabetes mellitus* führen. Die Bauchspeicheldrüse produziert nicht mehr genügend Insulin, das Hormon, das den Blutzuckerspiegel senkt,
- durch hohe Blutzuckerspiegel erhöht sich der Insulinspiegel. Folge: immer mehr Fettablagerungen im Bauchbereich, was Hormonstörungen nach sich ziehen kann,
- Schäden an Augen und Gelenken können entstehen,
- übersäuert Magen und Darm (→*Übersäuerung*),
- chronische Überreizung der Schleimhäute im Magen und Zwölffingerdarm,

- kann Magen- und Dickdarmentzündungen sowie -geschwüre begünstigen,
- fördert die Blutverfettung, die Vorstufe der →*Arteriosklerose,*
- kann Herzerkrankungen verursachen,
- schwächt das Immunsystem (→*Alterungsprozesse/Alternstheorien*),

so der Nobelpreisträger Dr. Linus Pauling.

INFOS

Axt, Peter/Axt-Gadermann, Michaela: Die Kunst, länger zu leben, München [2]2004, S. 91f.
Binder, Franz/Wahler, Josef: Zucker – der süße Verführer, 2004, S. 49ff.
Bruker, Max O./Gutjahr, Ilse: Zucker, Zucker …, [6]2004, S. 54 ff., 63ff.
Oberbeil, Klaus: Die Zuckerfalle, [1]2007.
Pollmer, Udo/Warmuth, Susanne: Lexikon der populären Ernährungsirrtümer, 2000, S. 339ff.

www.anti-aging-med.de/DE/frame_medizin02_Ern%C3%A4hrung.htm
www.diabetes-und-insulinresistenz.de
http://de.wikipedia.org/wiki/Zucker

DANKSAGUNG

Wir bedanken uns bei Dr. Matthias Kallabis, der uns den Anstoß gab, dieses Buchprojekt in Angriff zu nehmen. Gabriele Berding vom Herbig Verlag, München, danken wir für die kompetente Unterstützung beim Erstellen des Manuskripts, Privatdozent Dr. med. Alexander Römmler, München, für sein umfassendes Vorwort und seine kritischen Hinweise zu verschiedenen Fachthemen sowie allen Wissenschaftlern, Ärzten, Heilpraktikern, Journalisten, Unternehmen und Freunden, die uns wertvolle Tipps und Hinweise gegeben, Teile des Manuskripts Korrektur gelesen und zu einem regen Gedankenaustausch beigetragen haben.

ANHANG

ADRESSEN

Ärztegesellschaft für Präventionsmedizin und
klassische Naturheilverfahren,
Kneippärztebund e.V.
Geschäftsführerin: Ute Ammerpohl
D-86825 Bad Wörishofen
Tel.: +49 (0) 8247/901 10
E-Mail: info@kneippaerztebund.de
Internet: www.kneippaerztebund.de

Austrian Anti-Aging Society
Österreichische Anti-Aging-Gesellschaft
M. Metka, J. C. Huber, W. Clementi
A-1010 Wien
Internet: www.androx.com

Anti Aging Zentrum
Dr. med. Alexander A. Eijsten
CH-8707 Uetikon am See
Tel.: +41 (0) 43/843 30 10
E-Mail: info@eijsten.ch
Internet: www.antiagingzentrum.ch

Deutsche Gesellschaft für Prävention
und Anti-Aging Medizin e. V., GSAAM
Präsident: Privatdozent Dr. med. Alexander Römmler, München
D-80331 München
Tel.: +49 (0) 89/74 35 78 90/92
E-Mail: gst@gsaam.de

Internet: www.gsaam.de
Nach PLZ-Gebieten sind Anti-Aging-Ärzte aufgelistet

Deutsche Gesellschaft für präventive Medizin e.V.
Präsident: Prof. Dr. med. Armin Heufelder
D-80335 München
Tel.: +49 (0) 89/552 79 08 50
E-Mail: info@dgpm.eu
Internet: www.dgpm.eu

Dr. Michael Despeghel & Partner
Gesundheits-Consulting – Training – Coaching
D-78464 Konstanz
Tel.: + 49 (0) 7531/457 28 56
E-Mail: welcome@despeghel-partner.de
Internet: www.despeghel-partner.de

Frauenarztpraxis
Operative Praxisklinik
Rekonstruktive und plastisch-ästhetische Chirurgie
Prof. Dr. med. Ralf-Thomas Michel
D-64720 Michelstadt
Tel.: +49 (0) 6061/96 77 44
E-Mail: praxisklinik@b45.de
Internet: www.michel.michelstadt.com

Gemeinschaftspraxis Prof. Dr. med. Günther Jacobi & Dr. med. Eva Hellmis
Gesundheitszentrum im City-Center
D-47179 Duisburg
Tel.: +49 (0) 203/49 58 55 & +49 (0) 203/49 81 81
E-Mail: jacoHeli@aol.com & medmedia@t-online.de
Internet: www.urologen-duisburg.de & www.lebenswandel.com

HORMON ZENTRUM MÜNCHEN
Privatdozent Dr. med. Alexander Römmler
D-80686 München
Tel.: +49 (0) 89/54 70 41-0
E-Mail: info@hormonzentrum.de
Internet: www.hormonzentrum.de

Internationale Gesellschaft für Präventivmedizin e.V.
Geschäftsstelle: HELIOS Klinikum Berlin-Buch,
Geriatrische Klinik
Präsident: Prof. Dr. med. Jörg Schulz
D-81241 München (Sitz der Gesellschaft)
Tel.: +49 (0) 30/94 01-4685
E-Mail: jschulz@berlin.helios-kliniken.de
Internet: www.internationale-gesellschaft-fuer-praeventivmedizin.de

Klentze Institut
ANTI-AGING MEDIZIN
Dr. med. Michael Klentze
D-80331 München
Tel.: +49 (0) 89/96 18 99 18
E-Mail: klentze@anti-aging-med.de
Internet: www.anti-aging-med.de

Klinik Piano
Dr. med. Fiorenzo Angehrn
CH-2504 Biel-Bienne
Tel.: +41 (0) 32/344 40 40
E-Mail: info@klinikpiano.ch
Internet: www.klinikpiano.ch

Kosmed-Klinik
Dr. med. Walter Trettel
D-20354 Hamburg
Tel.: +49 (0) 40/35 71 11 22

E-Mail: info@kosmed-klinik.de
Internet: www.kosmed-klinik.de

MEDEX
Medical Exclusive – Privatinstitut
Dr. med. Oliver Gekeler
D-72764 Reutlingen
Tel.: +49 (0) 7121/27 49 01
E-Mail: institut@mymedex.de
Internet: www.mymedex.de

Medizinisches PräventionsCentrum Hamburg (MPCH) GmbH & Co. KG
am Universitätsklinikum Hamburg-Eppendorf
Prof. Dr. med. Christoph M. Bamberger
D-20251 Hamburg
Tel.: +49 (0) 40/46 86 36-111
E-Mail: info@mpch.de
Internet: www.mpch.de

Medizinisches Zentrum Ulm
Prof. Dr. med. Alfred Wolf
D-89073 Ulm
Tel.: +49 (0) 731/92 01 60
E-Mail: drfredwolf@t-online.de
Internet: www.praevention-ulm.de & www.praeventionslabor-ulm.de

MENFIT ®-
Institut für Präventionsmedizin
Dr. med. Horst Hohmuth
D-89073 Ulm
Tel.: +49 (0) 731/189 67-0
E-Mail: info@menfit.com
Internet: www.menfit.com

Praxis Dr. med. Claudia Hennig
Fachärztin für Allgemeinmedizin
Prävention und Anti-Aging
D-53111 Bonn
Tel: +49 (0) 228/948 04 00
E-Mail: drhennig@drhennig.de
Internet: www.drhennig.de

Praxis Dr. med. Bernd Kleine-Gunk
D-90763 Fürth
Tel.: +49 (0) 911/97 14-621
E-Mail: kleine-gunk@euromed.de
Internet: www.kleine-gunk.de & www.euromedclinic.de

Praxis für präventive Medizin
Prof. Dr. med. Lothar Moltz
D-10623 Berlin
Tel.: +49 (0) 30/88 67 52 34
E-Mail: info@praeventivmedizin-berlin.de
Internet: www.praeventivmedizin-berlin.de

Praxis Dr. med. Irmgard Zierden
D-50858 Köln
Tel.: +49 (0) 221/484 48 81
E-Mail: info@praxis-dr-zierden.de
Internet: www.praxis-dr-zierden.de

praeventis-med – Institut für Gesundheitsförderung
und Prävention
Dr. med. Michaela Axt-Gadermann, Prof. Dr. Peter Axt
D-36100 Petersberg
Tel.: +49 (0) 661/962 11 13
E-Mail: office@praeventis-med.de
Internet: www.praeventis-med.de & www.bleibjung.de

preventiva medical
Dr. med. Robert Stelzer
D-10707 Berlin
Tel.: +49 (0) 30/88 00 78 99
E-Mail: praxis@preventiva.de
Internet: www.preventiva.de

Privatärztliche Gesundheitspraxis
Dr. med. Petra Bracht
Ärztin für Allgemeinmedizin und Naturheilverfahren
D-61348 Bad Homburg
Tel.: +49 (0) 6172/13 95 90
E-Mail: dr.pb@web.de
Internet: www.drpetrabracht.de

Privatpraxis für Präventivmedizin
Dr. med. Johannes Wessolly
Schlosspark Klinik
Fachklinik für Ästhetisch-Plastische Chirurgie
D-71638 Ludwigsburg
Tel.: +49 (0) 7141/642 88-12
E-Mail: info@dr-wessolly.de
Internet: www.dr-wessolly.de & www.plastische-chirurgie-ludwigsburg.de

Swiss Society For Anti-Aging Medicine And Prevention,
SSAAMP
Präsident: Dr. med. Roland Ballier, Berlingen
CH-8267 Berlingen
Tel.: +41 (0) 71/666 86 03
E-Mail: info@ssaamp.ch
Internet: www.ssaamp.ch

Zentrum für Hormonkosmetik
Univ. Prof. DDr. Johannes Huber
A-1040 Wien
Tel.: +43 (0) 1/505 01 33
E-Mail: hormonkosmetik@mednanny.com
Internet: www.hormonkosmetik-profhuber.at & www.drhuber.at

INTERNETADRESSEN

www.aid.de
Infodienst Verbraucherschutz, Ernährung, Landwirtschaft e.V.
D-53177 Bonn

www.anti-aging-professionals.com
Das journal of preventive medicine legt als offizielles Organ der ESAAM (European Society of Anti-Aging Medicine; www.esaam.com) besonderen Wert auf die wissenschaftliche Basis der Informationen einerseits und auf deren praxisorientierte Umsetzung andererseits.
medox Verlagsgesellschaft mbH
D-53111 Bonn

www.dgpf.org
Deutsche Gesellschaft für Proteomforschung
D-82152 Martinsried

www.dimdi.de
Deutsches Institut für Medizinische Dokumentation und Information
D-50676 Köln

www.dach-liga-homocystein.org
DACH-LIGA Homocystein e.V.
A-5017 Salzburg

www.eufic.org
European Food Information Council (Europäisches Informationszentrum für Lebensmittel)
B-1049 Brüssel

www.ncbi.nlm.nih.gov
National Library of Medicine and the National Institute of Health (NCBI; www.pubmed.gov). Hier sind internationale wissenschaftliche Studien gelistet, die in Fachzeitschriften veröffentlicht wurden.

www.worldhealth.net
American Academy of Anti-Aging Medicine (Chicago Office), Chicago, IL 60614 USA. Anti-Aging-Medizin, internationale Kongresse, Studien, Tipps.

WEITERFÜHRENDE LITERATUR

Allgemeine Literatur

Bartens, Werner: Lexikon der Medizin-Irrtümer. Noch mehr Vorurteile, Halbwahrheiten, fragwürdige Behandlungen. Eichborn Verlag, Frankfurt am Main 2006.

Blech, Jörg: Die Krankheitserfinder. Wie wir zu Patienten gemacht werden. Erweiterte Ausgabe. Fischer-Taschenbuch Verlag, Frankfurt am Main 2005.

Blech, Jörg: Heillose Medizin. Fragwürdige Therapien und wie Sie sich davor schützen können. Fischer Verlag, Frankfurt am Main 2005.

Hopp, Vollrath: Grundlagen der Life Sciences. Chemie – Biologie – Energetik. Wiley-VCH Verlag, Weinheim 2000.

Huber, Johannes: Geheimakte Leben. Wie die Biomedizin unser Leben und unsere Weltsicht verändert. Verlag Josef Knecht in der Verlag Karl Alber GmbH, zweite, aktualisierte Auflage, Freiburg 2005.

Huber, Johannes/Klentze Michael: Die revolutionäre Snips-Methode. Genetisch bedingte Gesundheitsrisiken erkennen und aktiv gegensteuern. Mit großem Rezeptteil: Die richtige Ernährung für jeden Snips-Typ. Südwest Verlag, München 2005.

Kempermann, Gerd: Adult Neurogenesis. Stem Cells and Neuronal Development in the Adult Brain. Oxford University Press, New York 2006.

Rath-Israel, Birgit/Baggeler, Michael: Lexikon der Naturheilkunde von A bis Z. Neuer Honos Verlag, Köln 2000.

Schulte-Uebbing, Claus: Hildegard-Medizin für Frauen. Wie Sie altes Wissen für Krankheiten von heute anwenden. So behandeln Sie ganzheitlich Körper und Seele. Über 100 Rezepte und Tipps für alle Beschwerden von A–Z. Karl F. Haug Verlag in MVS Medizinverlage Stuttgart, Stuttgart 2002.

Tschebull, Erika/Maertens, Otto: Das große Kneipp-Gesundheitsbuch. Vorbeugen, lindern, heilen. Bäder, Güsse, Wickel. Heilpflanzen. Ernährung und Bewegung. Mosaik bei Goldmann, München 2006.

Uehleke, Bernhard/Hentschel, Hans-Dieter: Das große Kneipp-Gesundheitsbuch. Mehr als nur Wassertreten – die 5 Behandlungsprinzipien. Vitalität und Wohlbefinden aus der Natur. Ganz einfach gesund: heilen und vorbeugen für die ganze Familie. – Dritte, überarbeitete Auflage. Karl F. Haug Verlag in MVS Medizinverlage Stuttgart, Stuttgart 2006.

Willen, Günther: Lexikon des lebensverlängernden Wissens. Von Abnehmen bis Zähneknirschen. Fischer Taschenbuch Verlag, Frankfurt am Main 2006.

Altern

Améry, Jean: Über das Altern. Revolte und Resignation. Klett-Cotta Verlag, Stuttgart [8]2004.

Benecke, Mark: Der Traum vom ewigen Leben. Die Biomedizin entschlüsselt das Geheimnis des Alterns. Kindler Verlag, München 1998.

Buchacher, Robert/Huber, Johannes: Das Ende des Alterns. Bahnbrechende medizinische Möglichkeiten der Verjüngung – Stammzellentherapie, Organverjüngung. Econ Verlag, Berlin 2005.

Prinzinger, Roland: Das Geheimnis des Alterns. Die programmierte

Lebenszeit bei Mensch, Tier und Pflanze. Campus-Verlag, Frankfurt am Main/New York 1996.
Reitz, Manfred: Prinzip Uhr-Gen. Wie unser Altern programmiert ist. S. Hirzel Verlag, Stuttgart/Leipzig 2004.

Alterskrankheiten

Hoffbauer, Gabi: Das große Diabetes Lexikon. Alle Begriffe von A bis Z: Von Albuminurie bis Zuckerkoma. Extra: Nutzen und Risiken der Insuline und Medikamente. Südwest Verlag, München 2005.
Standl, Eberhard/Mehnert, Hellmut: Das große Trias-Handbuch für Diabetiker. Typ 1 und Typ 2: Alles, was Ihnen hilft – für ein aktives Leben ohne Einschränkungen. Trias-Verlag in MVS Medizinverlage Stuttgart, Stuttgart [8]2005.

Anti-Aging

Axt, Peter/Axt-Gadermann, Michaela: Die Kunst, länger zu leben. Jugend ist keine Frage des Alters. Neue Anti-Aging-Strategien. Goldmann Verlag, München [2]2004.
Bamberger, Christoph M.: Besser leben, länger leben. 10 gesunde Jahre mehr sind machbar – das individuelle Präventionsprogramm. Knaur Ratgeber, München 2006.
Bonder, Andrea: Anti-Aging. Jung, fit und schön bleiben. Compact Verlag, München 2005.
Chein, Edmund: Zurück in die Jugend. Mit Vollgas bis 100 oder Wie man immer jünger bleibt. Herbig Verlag, München [2]2001.
Despeghel-Schöne, Michael/Alamouti, Darius/Pütz, Jean: Anti-Aging. Ihr persönliches 5-Punkte-Sofortprogramm: Ausdauertraining, Ernährung, Entspannung, Hormone, ästhetische Chirurgie. Egmont vgs verlagsgesellschaft mbh, Köln 2001.
Forberger, Torsten/Sommer, Ulrich: Die Anti-Aging (R)Evolution. Das Handbuch zum Aufhalten und Umkehren des Alterungsprozesses. Caducee Edition im Verlag »Die Silberschnur«, Güllesheim 2006.
Grossarth-Maticek, Ronald: Systemische Epidemiologie und präventive Verhaltensmedizin chronischer Erkrankungen. Strategien zur Aufrechterhaltung der Gesundheit. Walter de Gruyter, Berlin 1999.

Grossarth-Maticek, Ronald: Autonomietraining. Gesundheit und Problemlösung durch Anregung der Selbstregulation. Walter de Gruyter, Berlin 2000.

Grossarth-Maticek, Ronald: Selbstregulation, Autonomie und Gesundheit. Krankheitsrisiken und soziale Gesundheitsressourcen im sozio-psycho-biologischen System. Walter de Gruyter, Berlin 2003.

Huber, Johannes: Grundlagen der Altersprävention. Verlag für medizinische Wissenschaften Wilhelm Maudrich Verlag, Wien/München/Bern 2004.

Jacobi, Günther H./Biesalski, Hans Konrad/Gola, Ute/Huber, Johannes/Sommer, Frank (Hrsg.): Anti-Aging für Männer. Strategien für den ganzen Mann. Mit einem Geleitwort von Frank Schirrmacher. Georg Thieme Verlag, Stuttgart 2004.

Jacobi, Günther H./Biesalski, Hans Konrad/Gola, Ute/Huber, Johannes/Sommer, Frank (Hrsg.): Kursbuch Anti-Aging. Mit einem Geleitwort von Frank Schirrmacher. Georg Thieme Verlag, Stuttgart 2005.

Jacobi, Günther H./Hellmis, Eva: Am liebsten immer 40 – mit Power in die 2. Lebenshälfte. Jetzt die Weichen richtig stellen: gesund, aktiv und lebensfroh älter werden. Was Glücksgefühle, Hormone und Vitalstoffe für Sie tun. Wie Sie das Beste der Anti-Aging-Medizin für sich nutzen. Trias-Verlag in MVS Medizinverlage Stuttgart, Stuttgart 2003.

Janda, Nina: Ewig jung! Wie Sie gesund, fit und attraktiv bleiben. Verlag Paul Neff im Pabel-Moewig Verlag, Rastatt 1996.

Jund, Rainer/Birk, Markus/Heufelder, Armin: Das 1 x 1 der Prävention. Lernen Sie Krankheiten und Risiken vermeiden. Riva Verlag, München 2007.

Keim, Ulrike/Engelbert, Christian W.: Start in die besten Jahre. Das biologische Anti-Aging-Programm. Aurelia-Verlag, Baden-Baden 2005.

Kleine-Gunk, Bernd: Anti-Aging – moderne medizinische Konzepte. Uni-med Verlag, Bremen 2003.

Klentze, Michael: Anti-Aging – Die Kraft der Sexualität. So bleiben Sie aktiv – Lust und Liebe für ein langes Leben. Südwest Verlag, München 2004.

Krag, Werner: PowerAging. Länger leben, später altern – jetzt handeln! mvg Verlag, Heidelberg 2005.

Krutmann, Jean/Diepgen, Thomas: Hautalterung. Grundlagen, Prävention. Springer Verlag, Berlin/Heidelberg 2003.

Metka, Markus/Haromy, Tuli P.: Der neue Mann. Das revolutionäre Anti-Aging-Programm. Piper Verlag, München 2003.

Miller, Philip Lee: Life Extension Revolution. The new Science of growing older without aging. Bantam Dell A Division of Random House, New York 2005.

Neumann, Bernd: Das Wichtigste über Anti-Aging. Wichtige Alterstheorien, Verzögerung des Alterungsprozesses, sinnvolle Anti-Aging-Maßnahmen. Knaur Verlag, München 2004.

Oberbeil, Klaus/Rahn-Huber, Ulla: Jung bleiben mit Anti-Aging. Einfach 10 Jahre jünger aussehen. Südwest Verlag, München 1999.

Oberbeil, Klaus: Bio-Kraft. Von Tieren und Pflanzen lernen. Herbig Verlag, München 2006.

Rabe, Thomas/Strowitzki, Thomas (Hrsg.): Lifestyle & Anti-Aging-Medizin. Rendezvous-Verlag, Baden-Baden 2001/2002.

Römmler, Alexander/Wolf, Alfred S.: Anti-Aging Sprechstunde 1. Leitfaden für Einsteiger. Congress Compact Verlag, Berlin 2002.

Simons, Anne: Die Kunst der Selbstverjüngung. Ganzheitliches Anti-Aging. Knaur Taschenbuch Verlag, München 2004.

Spandl, Oskar Peter: Anti-Aging ganz natürlich. Länger gesund, fit und jung bleiben. Herder Verlag, Freiburg im Breisgau 2003 (Herder-Spektrum, Bd. 5300).

Stöhr, Manfred: Die Wahrheit über Anti-Aging. Risiken erkennen – Chancen nutzen. Eichborn, Frankfurt am Main 2005.

Stoppard, Miriam: Anti Aging. So bleiben Sie jung, aktiv & gesund. Dorling Kindersley Verlag, Starnberg 2004.

Ulmer, Günter A.: Sich jung erhalten und gesund alt werden. Günter Albert Ulmer Verlag, Tuningen 2003.

Weil, Andrew: Gesund älter werden. Eine Anleitung für körperliches und geistiges Wohlbefinden ein Leben lang. Bloomsbury Publishing, London 2006.

Whang, Sang: Der Weg zurück in die Jugend. Kein Wunschtraum,

sondern wissenschaftliche Erkenntnis. Originaltitel: Reverse aging. Übersetzt von Dietmar Ferger. Books on Demand, Norderstedt ^{3}2006.
Winter, Daniele de: Schön ohne Botox. Das INSIDEOUT-BEAUTY-Konzept. Walter Hädecke Verlag, Weil der Stadt 2006.

Behandlung

Berchem, Frank: Gehirn-Jogging. So bringen Sie Ihr Gedächtnis in Schwung. Kopftraining nach der Fischer-Lehrl-Methode. Mosaik bei Goldmann, München 1995.
Gerhard, Ingrid/Kiechle, Marion: Gynäkologie integrativ. Konventionelle und komplementäre Therapie. Urban & Fischer Verlag, München 2006.
Kunhardt, Gert und Marlen von: Das Minutentraining. Fitness für den ganzen Menschen. R. Brockhaus Verlag, Wuppertal 1997. (Tempus-Edition)
Meng, Alexander/Exel, Wolfgang: Chinesisch Heilen. Akupressur, Schattenboxen, Atemtechnik, Tuina-Massage, Ginseng. Anleitung zur Selbsthilfe bei Schmerzen, Schlaflosigkeit, Verdauungsstörungen, Klimakterium, Rheuma, Erkältungen, Suchtproblemen u.v.m. Kneipp-Verlag, Leoben/Wien/Stuttgart 1995.

Bewegung

Braumann, Klaus-Michael: Die Heilkraft der Bewegung. Mit Bewegungstherapie Krankheiten erfolgreich behandeln. Heinrich Hugendubel Verlag, München 2006.
Leder, Lothar und Nicole: Triathlon. Einstieg – Training – Praxis. Delius Klasing Verlag, Bielefeld ^{2}2006.
Leder, Lothar und Nicole: Der Weg zum Ironman. Triathlon-Training für Fortgeschrittene. Delius Klasing Verlag, Bielefeld 2006.
Müller-Wohlfahrt, Hans-Wilhelm: Mensch, beweg Dich! So stärken Sie Ihr Bindegewebe. Verlag Zabert Sandmann, München ^{2}2001.
Pollmer, Udo/Frank, Gunter/Warmuth, Susanne: Lexikon der Fitness-Irrtümer: Missverständnisse, Fehlinterpretationen und Halbwahrheiten von Aerobic bis Zerrung. Eichborn Verlag, Frankfurt am Main 2003.

Entspannung

Dieterich, Michael: Wir brauchen Entspannung. Stress, Verspannungen, Schlafstörungen – und was man dagegen tun kann. Brunnen Verlag, Gießen 2001.

Dürr, Volker: Autogenes Training für Einsteiger. Das ganze Grundwissen in Theorie und Praxis. Mit CD. Kreuz Verlag, Stuttgart 1997.

Spork, Peter: Das Schlafbuch. Warum wir schlafen und wie es uns am besten gelingt. Rowohlt Verlag, Reinbek bei Hamburg 2007.

Ernährung/Trinken

Arens-Azevêdo, Ulrike: Ernährung im Alter. Vincentz Verlag, Hannover 2002. (Lehrbuch Altenpflege)

Ashton, John und Suzy: Schokolade ist gesund! Endlich: Schokolade essen ohne schlechtes Gewissen. Aus dem Englischen von Tatjana Kruse. Scherz Verlag, Bern 2003.

Axt, Peter/Axt-Gadermann, Michaela: Skin Food. Schlemm dich schön. Jugendliche, gesunde Haut durch typgerechte Ernährung. Herbig Verlag, München 2006.

Axt, Peter/Axt-Gadermann, Michaela/Schmidt, Sylvia: Einfach besser essen. Die Ernährungsformel für Gesundheit und Leistungsfähigkeit. Herbig Verlag, München 2007.

Bayer, Klaus Hans: Was essen Sie denn da? Ein unterhaltsamer Leitfaden für alle, die sich nicht falsch ernähren und dennoch gut essen und schlank sein möchten. Tomus-Verlag, München, Ultrus-Hankeln-Verlag, Merzhausen 1991.

Bayer, Klaus Hans: Gesund durch grünen Tee. Geschichte, Kultur und Wirkungsweise. Trescher Verlag, Berlin 1998.

Binder, Franz/Wahler, Josef: Das neue Handbuch der gesunden Ernährung. Deutscher Taschenbuch Verlag, München 2002.

Binder, Franz/Wahler, Josef: Zucker – der süße Verführer: Alles Wissenswerte und praktische Gesundheitstipps. VAK-Verlag, Kirchzarten bei Freiburg 2004.

Bruker, Max O./Gutjahr, Ilse: Cholesterin – der lebensnotwendige Stoff. emu-Verlag, Lahnstein ^{6}2002. (»Aus der Sprechstunde«, Band 15)

Bruker, Max O.: Gesund durch richtiges Essen. Goldmann Verlag, München 1992.

Bruker, Max O.: Idealgewicht ohne Hungerkur. emu-Verlag, Lahnstein ^{27}2003. (»Aus der Sprechstunde«, Band 3)

Bruker, Max O.: Unsere Nahrung – unser Schicksal. In diesem Buch erfahren Sie alles über Ursachen, Verhütung und Heilbarkeit ernährungsbedingter Zivilisationskrankheiten. emu-Verlag, Lahnstein ^{40}2005. (»Aus der Sprechstunde«, Band 1)

Bruker, Max O./Gutjahr, Ilse: Zucker, Zucker ... Krank durch Fabrikzucker. Von süßen Gewohnheiten, dunklen Machenschaften und bösen Folgen für die Gesundheit. emu-Verlag, Lahnstein ^{6}2004.

Dunkelberg, Hartmut/Gebel, Thomas/Hartwig, Andrea (Hrsg.): Handbuch der Lebensmitteltoxikologie. Belastungen, Wirkungen, Lebensmittelsicherheit, Hygiene. Wiley-VCH Verlag, Weinheim 2006.

Ehret, Arnold: Die schleimfreie Heilkost. Für alle, die gesund werden und gesund bleiben wollen. Eine Methode, sich »gesund zu essen«. Waldthausen Buchverlag, Weil der Stadt ^{11}2000.

Fronek, Heidrun/Grosser, Peter: No Sugar? – Stevia! Natürlich süßen mit der Wunderpflanze aus Amerika. Südwest-Verlag, München 2000.

Grimm, Hans-Ulrich: Die Ernährungslüge: Wie uns die Lebensmittelindustrie um den Verstand bringt. Droemer Verlag, München 2003.

Hamm, Michael: Powerfood für Spitzenleistung. Alle Nährstoffe und ihre Funktionen – damit Ihr Organismus garantiert auf Hochtouren kommt. Südwest Verlag, München/Fit for Fun Verlag, Hamburg 2001.

Hamm, Michael: Food Medizin. Wirksame Lebensmittel gegen die häufigsten Krankheiten und Beschwerden. So finden Sie heraus, was Ihnen fehlt. Knaur Ratgeber Verlage, München 2006.

Hamm, Michael/Berg, Aloys: Fit-Faktor Enzym-Hefezellen. Karl F. Haug Verlag in MVS Medizinverlage Stuttgart, Stuttgart 2006.

Hartenbach, Walter: Die Cholesterin-Lüge. Das Märchen vom bösen Cholesterin. 25. überarbeitete Auflage, Herbig Verlag, München 2007.

Hessmann-Kosaris, Anita: Wasser ist die beste Medizin. Sanfte Hilfe bei über 70 Beschwerden. Extra: Die kombinierte Heilkraft von Wasser und Salz. Knaur Ratgeber Verlage, München 2006.

Kleine-Gunk, Bernd: Brustkrebs vorbeugen: Das Aktiv-Programm für jede Frau. So schützen Sie sich mit dem großen NCP-Ernährungsprogramm. Phytoöstrogene und natürliche Antioxidanzien gezielt für sich nutzen. Aktuell: Hormonersatztherapie und die Alternativen. TRIAS Verlag in MVS Medizinverlage Stuttgart, Stuttgart 2004.

Kleine-Gunk, Bernd: Resveratrol – Länger jung mit der Rotwein-Medizin. Resveratrol verlängert die Lebenszeit und schützt nachweislich vor Krankheiten. TRIAS Verlag in MVS Medizinverlage Stuttgart, Stuttgart 2006.

Messing, Norbert: Lebensmittel als Arznei. Praktische Ernährungsmedizin bei Arteriosklerose, Diabetes und anderen Zivilisationskrankheiten. Mit einem aktuellen Lexikon der heilkräftigen Biokomplexe. Verlag Ganzheitliche Gesundheit, Bad Schönborn ^{10}2003.

Oberbeil, Klaus/Lentz, Christiane: Obst & Gemüse als Medizin. Krankheiten mit der richtigen Ernährung vorbeugen und ohne Nebenwirkungen behandeln. Schadstoffarmes Obst und Gemüse richtig auswählen, zubereiten und lagern. Südwest Verlag, München 2006.

Oberbeil, Klaus: Die Zuckerfalle. Wie uns das weiße Kristall dick und krank macht und was wir dagegen tun können. Goldmann Verlag, München 2007.

Pollmer, Udo/Fock, Andrea/Gonder, Ulrike/Haug, Karin: Prost Mahlzeit! Krank durch gesunde Ernährung. Verlag Kiepenheuer & Witsch, Köln 1996.

Pollmer, Udo/Knoll, Gerd/Friebe, Richard: Esst endlich normal! Wie die Schlankheitsdiktatur die Dünnen dick und die Dicken krank macht. Piper Verlag, München 2005.

Pollmer, Udo/Warmuth, Susanne: Lexikon der populären Ernährungsirrtümer. Missverständnisse, Fehlinterpretationen und Halbwahrheiten. Eichborn Verlag, Frankfurt am Main 2000.

Polunin, Miriam: Die 50 besten Lebensmittel für Ihre Gesundheit. Was sie bewirken, wofür sie gut sind. Mosaik Verlag, München 1998.

Schleicher, Peter: Arganöl – die heilende Wirkung des marokkanischen Goldes. Südwest Verlag, München 2004.

Schlett, Siegfried: Die 100 wichtigsten Lebensmittel. Mit der richtigen Ernährung vor Krankheiten schützen. Verlag Zabert Sandmann, München 2006.

Tönjes, Sibylle: Nahrung die schadet, Nahrung die heilt. Der unentbehrliche Ratgeber von A–Z. Deutsche Ausgabe: Übersetzung: Sibylle Tönjes, Andreas Held. Fachliche Beratung: Cornelia Klaeger, Claudia Lenz. Verlag Das Beste, überarbeitete Neuauflage, Stuttgart/Zürich/Wien 2005.

Vollborn, Marita/Georgescu, Vlad D.: Die Joghurtlüge. Die unappetitlichen Geschäfte der Lebensmittelindustrie. Campus Verlag, Frankfurt/New York 2006.

Vollmer, Helga: Gesund und fit durch Enzyme. Bei welchen Krankheiten sie optimal wirken. So stärken sie Ihr Immunsystem. Gut versorgt durch den Tag. Karl F. Haug Verlag in MVS Medizinverlage Stuttgart, Stuttgart 2004.

Watzl, Bernhard/Leitzmann, Claus: Bioaktive Substanzen in Lebensmitteln. Dritte, unveränderte Auflage, Hippokrates Verlag in MVS Medizinverlage Stuttgart, Stuttgart 2005.

Fasten

Bruker, Max O./Gutjahr, Ilse: Fasten – aber richtig. emu-Verlag, Lahnstein [3]2001. (»Aus der Sprechstunde«, Band 21)

Hellmiß, Margot: Wohlfühl-Fasten. Gesund und entspannt mit dem neuen Fastenprogramm. Urania Verlag in der Verlagsgruppe Dornier GmbH, Stuttgart 2006.

Kluge, Heidelore: Gesund mit Hildegard von Bingen. Ihre wichtigsten Lehren zu Gesundheit, Küche und Fasten. Pabel Moewig Verlag, Rastatt 2005.

Kuhn, Christian: Heilfasten. Heilsame Erfahrung für Körper und Seele. Fasten nach der Buchinger-Methode. Vorwort von Maria Buchinger. Erweiterte und überarbeitete Neuausgabe. Herder Verlag, Freiburg im Breisgau/Basel/Wien 2003.

Straßburg, Harald: Azidose-Fasten. Die natürliche Art, den Körper zu entschlacken. Gesunde und natürliche Ernährung, Entsäuerung, Wohlbefinden. Ein Ratgeber und Begleiter für diese besondere Zeit des Loslassens. Überarbeitete und erweiterte 3. Auflage, Verlag Genesis, Rheinhausen 2003.

F.-X.-Mayr-Kur

Bachmann, Robert M.: Die F.-X.-Mayr-Kur. So bleiben Sie gesund und schlank. Pabel Moewig Verlag, Rastatt 2004.

Zierden, Irmgard: Einfach schön mit F. X. Mayr. Das Beste aus der Mayr-Medizin: frischer Teint, perfekte Haltung, gute Ausstrahlung. Karl F. Haug Verlag in MVS Medizinverlage Stuttgart, Stuttgart 2004.

Zierden, Irmgard/Mayr, Peter: F. X. Mayr-Kur: Das Basisbuch. Der Begleiter für Ihre persönliche Entgiftungskur. Karl F. Haug Verlag in MVS Medizinverlage Stuttgart, Stuttgart 2005.

Zierden, Irmgard/Stossier, Harald: Ganz Frau und ganz gesund durch F. X. Mayr. PMS, ungewollte Kinderlosigkeit, Wechseljahresbeschwerden: Wie Ihnen die moderne Mayr Medizin bei Frauenbeschwerden hilft. Karl F. Haug Verlag in MVS Medizinverlage Stuttgart, Stuttgart 2004.

Hormone

Huber, Johannes: Individuelle Hormonersatztherapie. UNI-MED Verlag, Bremen 2002.

Huber, Johannes/Gregor, Elisa: Die Kraft der Hormone. Gesund, vital und attraktiv – ein Leben lang. Knaur Ratgeber Verlage, München 2005.

Klentze, Michael: Anti-Aging – Die Macht der eigenen Hormone. Südwest Verlag, München 2003.

Römmler, Alexander: Die Wahrheit über Hormone. Wie Hormone richtig eingesetzt werden und wann sie schaden. Die wichtigsten Therapien für die Wechseljahre. Südwest Verlag, München 2006.

Lebensstil

Bracht, Petra/Liebscher-Bracht, Roland/Roth, Brigitte: BioTUNING. Coaching für ein leichteres Leben. Endlich richtig bewegen, gesund essen – gut fühlen! Fischer Taschenbuch Verlag, Frankfurt am Main 2006.

Despeghel, Michael: Mühelos fit und gesund mit dem Life-Code. Campus Verlag, Frankfurt am Main 2007.

Grönemeyer, Dietrich H. W.: Lebe mit Herz und Seele. Sieben Haltungen zur Lebenskunst. Herder Verlag, Freiburg 2006.

Grönemeyer, Dietrich H. W.: Mensch bleiben. High-Tech und Herz – eine liebevolle Medizin ist keine Utopie. Mit persönlichem Ratgeberteil. Herder Verlag, Freiburg im Breisgau/Basel/Wien 2006.

Müller-Wohlfahrt, Hans-Wilhelm: Mein Programm für neue Vitalität. Wie Energie im Körper entsteht. Vital mit richtiger Ernährung. Gesund durch Bewegung. Die Kraft unserer Gefühle. Entspannung und Energie durch Yoga und T'ai Chi. Unter Mitarbeit von Petra Thorbrietz und wissenschaftlicher Beratung von Dr. Siegfried Schlett. Deutscher Taschenbuch Verlag, München 2005.

Oberbeil, Klaus: Das Geheimnis der erotischen Intelligenz. Wie Hormone und Biostoffe Gefühle wecken und Beziehungen festigen. Herbig Verlag, München 2007.

Rütting, Barbara: Lach dich gesund. Ratschläge, Tipps und Tricks. nymphenburger Verlag, München 2006.

Rütting, Barbara: Lachen wir uns gesund! Anleitungen zum Glücklichsein. Herbig Verlag, München [3]2002.

Strunz, Ulrich: Forever young. Das Erfolgsprogramm. Laufen Sie sich jung, essen Sie sich jung, denken Sie sich jung! Gräfe und Unzer Verlag, München [13]2000.

Phytotherapie

Auerbach, Leo/Metka, Markus: Die Phytohormon-Revolution. Wenn Pflanzen Wunder wirken. Verlag Carl Ueberreuter, Wien 2005.

Grünwald, Jörg/Jänicke Christof: Grüne Apotheke. Selbstbehandlung mit pflanzlichen Heilmitteln und -tees. Ausführliches Beschwerdenkapitel, über 100 Pflanzensteckbriefe. Mit wissenschaftlich abgesicherten Empfehlungen. Das Standardwerk zur Pflanzenheilkunde. Unter wissenschaftlicher Mitarbeit von Phytopharm Research Berlin, Birgit Wobst … Gräfe und Unzer Verlag, München 2004.

Schilcher, Heinz/Kammerer, Susanne: Leitfaden Phytotherapie. Urban & Fischer Verlag, München/Jena 2000.

Religion und Glaube

Amberger, Hermi: Wer glaubt, lebt länger. Glauben heilt, Beten hilft und Ärzte können es beweisen. Verlag Carl Ueberreuter, Wien 2000.

Auhagen, Ann Elisabeth (Hrsg.): Positive Psychologie. Anleitung zum »besseren« Leben. BeltzPVU, Weinheim 2004.

Benson, Herbert/Stark, Marg: Heilung durch Glauben. Die Beweise. Selbstheilung in der neuen Medizin. Heyne Verlag, München 2002.

Bösch, Jakob: Spirituelles Heilen und Schulmedizin. Eine Wissenschaft am Neuanfang. AT Verlag, Baden 2006.

Henning, Christian/Murken, Sebastian/Nestler, Erich (Hrsg.): Einführung in die Religionspsychologie. Schöningh, Paderborn 2003.

Koenig, Harold George: The Healing Power of Faith: How Belief and Prayer Can Help You Triumph Over Disease. Touchstone Press, Washington 2001.

Koenig, Harold George/McCullough, Michael E./Larson, David: Handbook of Religion and Health. Oxford University Press, Oxford 2001.

Murken, Sebastian: Gottesbeziehung und psychische Gesundheit. Die Entwicklung eines Modells und seine empirische Überprüfung. Waxmann Verlag, Münster 1998.

Poloma, Margaret M./Gallup, George H.: Varieties of Prayer: A Survey Report. Trinity Press International, Philadelphia1991.

Tolson, Chester/Koenig, Harold G.: The Healing Power of Prayer. The Surprising Connection Between Prayer and Your Health. Baker Books, Grand Rapids 2003.

Zwingmann, Christian/Moosbrugger, Helfried (Hrsg): Religiosität: Messverhalten und Studien zu Gesundheit und Lebensbewältigung. Waxmann Verlag, Münster 2004.

Säuren – Basen

Bachmann, Robert M.: Säure-Basen-Kursbuch. Wenn Übersäuerung krank macht. Sanfte Hilfe bei Beschwerden, Krankheiten und Gewichtsproblemen. Knaur Ratgeber Verlage, München 2006.

Bachmann, Robert M./Kofler-Bettschart, Birgit: Säure-Basen-Therapie: So hilft sie mir bei Erschöpfung. Die optimale Ernährung im Alltag – die besten Rezepte zum Ausprobieren. TRIAS Verlag in MVS Medizinverlage Stuttgart, Stuttgart 2005.

Goedecke, Thomas/Vormann, Jürgen: Chronisch übersäuert? Säure-Basen-Balance und Gesundheit. Fona Verlag, Lenzburg 2006.

Lange-Ernst, Maria-Elisabeth: Aktiv gegen Übersäuerung. Gesund durch Säure-Basen-Balance. Welche Faktoren begünstigen die Übersäuerung? Mit umfangreichem Rezeptteil für eine ausgewogene Ernährung. Zweite, vollständig aktualisierte und überarbeitete Auflage. Humboldt Verlag, Baden-Baden 2003 (Humboldt-Taschenbuch 1130: Gesundheit & Medizin).

May-Ropers, Christiane/Schweitzer, David: Nie wieder sauer. Leben im Gleichgewicht. Die Säure-Basen-Balance. Herbig Verlag, München [8]2005.

Schlett, Siegfried/Thust, Thomas M.: Entgiften & Entschlacken. Verlag Gräfe & Unzer, 3. Auflage, München 2006.

Wacker, Sabine und Andreas: Gesundheitserlebnis Basenfasten. Schlank und vital ohne Leistungsverlust. Karl F. Haug Verlag in MVS Medizinverlage Stuttgart, Stuttgart 2002.

Worlitschek, Michael: Original Säure-Basen-Haushalt. Wie Sie Ihren Körper wirkungsvoll entsäuern. Karl F. Haug Verlag in MVS Medizinverlage Stuttgart, Stuttgart [4]2004.

Vitalstoffe (Nahrungsergänzungsmittel)

Bässler, Karl-Heinz/Golly, Ines/Loew, Dieter/Pietrzik, Klaus: Vitamin-Lexikon. Für Ärzte, Apotheker und Ernährungswissenschaftler. Urban & Fischer, Jena/München [3]2002.

Biesalski, Hans Konrad/Köhrle, Josef/Schümann, Klaus (Hrsg.): Vitamine, Spurenelemente und Mineralstoffe. Prävention und Therapie von Mikronährstoffen. Georg Thieme Verlag, Stuttgart 2002.

Burgerstein, Uli P./Schurgast, Hugo/Zimmermann, Michael: Burgersteins Handbuch Nährstoffe. Vorbeugen und heilen durch ausgewogene Ernährung. Alles über Spurenelemente, Vitamine und Mineralstoffe. 11., vollständig neu bearbeitete Auflage, Karl F. Haug Verlag in MVS Medizinverlage Stuttgart, Stuttgart 2007.

Dietl, Hans/Ohlenschläger, Gerhard: Handbuch der orthomolekularen Medizin. Prävention und Therapie durch körpereigene Substanzen. 2., verbesserte Auflage. Karl F. Haug Verlag, Heidelberg 1999.

Döll, Michaela: Antiaging mit Antioxidantien. Die Powerstoffe für Fitness und Vitalität. Herbig Verlag, München 2006.

Gröber, Uwe: Mikronährstoffe für die Kitteltasche in der Orthomolekularen Medizin. Wissenschaftliche Verlagsgesellschaft, Stuttgart 2002.

Gröber, Uwe: Orthomolekulare Medizin. Ein Leitfaden für Apotheker und Ärzte. 2., völlig überarbeitete und erweiterte Auflage. Wissenschaftliche Verlagsgesellschaft, Stuttgart 2002.

Grunert, Peter: Nahrungsergänzungsmittel. Eine Orientierungshilfe. Vitamine, Proteine, Algen, Mineralstoffe u. v. m. Lüchow Verlag, Stuttgart 2005.

Grunert, Peter: Vitamine und Mineralstoffe. Mangelerscheinungen natürlich behandeln. Lüchow Verlag, Stuttgart 2005.

Jopp, Andreas: Risikofaktor Vitaminmangel. Was Ihnen jetzt hilft. Wie Sie mit Vitaminen, Mineralstoffen und Spurenelementen Ihr Immunsystem stärken und Ihre Leistungsfähigkeit verbessern. Karl F. Haug Verlag in MVS Medizinverlage Stuttgart, Stuttgart 2002.

Messing, Norbert: Zellenergie durch Coenzym Q_{10}. Alles Wissenswerte zum neu entdeckten Vitamin auf einen Blick. Stärkung des Herzmuskels. Schutz für Zellen und Organe. Stopp dem vorzeitigen Altern. Verlag Ganzheitliche Gesundheit, Bad Schönborn 2003.

Mindell, Earl: Die neue Vitaminbibel. Vitamine – Bausteine für ein gesundes, langes Leben. Aus dem Amerikanischen von Jutta Hein und Hanna R. Müller. Wilhelm Heyne Verlag, München 2007.

Müller-Wohlfahrt, Hans-Wilhelm: So schützen Sie Ihre Gesundheit. Mehr Lebensqualität mit meinem Sofortprogramm gegen freie Radikale. Unter Mitarbeit von Dr. Siegfried Schlett. Hrsg. von Dr. Michaela Scheele. Deutscher Taschenbuch Verlag, München 2005.

Pies, Josef: Alpha-Liponsäure – das Multitalent. Gegen freie Radikale, Umweltgifte, Zellalterung. VAK Verlag, Kirchzarten bei Freiburg [2]2003.

Strunz, Ulrich/Jopp, Andreas: Mineralien – das Erfolgsprogramm. Hochleistungsstoffe für Nerven und Gehirn. Mehr Energie für

Herz und Kreislauf. Wirksamer Zellschutz gegen Krebs. Heyne Verlag, München [2]2005.
Wienecke, Elmar: Fit für Freie Radikale. Einfach gesund. Walter Hädecke Verlag, Weil der Stadt 2005.

Wechseljahre

Kleine-Gunk, Bernd: Attraktiv und fit durch die Wechseljahre. Hormone als Chance für Ihre Gesundheit. Wie Sie trotzdem problemlos Ihr Gewicht halten. Mit großem Ernährungs-, Fitness- und Beauty-Programm. TRIAS Verlag in MVS Medizinverlage Stuttgart, Stuttgart 2002.
Kleine-Gunk, Bernd/Höfer, Rebekka: Phyto-Östrogene. Die sanfte Alternative während der Wechseljahre. Ohne Nebenwirkungen: So helfen Ihnen Pflanzen-Hormone. In welchen Lebensmitteln und Präparaten sie enthalten sind. Mit tollen Rezepten. TRIAS Verlag in MVS Medizinverlage Stuttgart, Stuttgart [2]2003.
Kleine-Gunk, Bernd/Imgrund, Barbara: Ihr Einkaufsführer Phytoöstrogene. Mit Pflanzenhormonen gesund und fit durch die Wechseljahre. Karl F. Haug Verlag in MVS Medizinverlage Stuttgart, Stuttgart 2003.
Lackinger Karger, Ingeborg: Wechseljahre. Wohlbefinden, Balance, Ausstrahlung. Gräfe und Unzer Verlag, München 2003.
Rötzer, Josef: Natürliche Empfängnisregelung. Der partnerschaftliche Weg – die sympto-thermale Methode. Unter Mitarbeit von Elisabeth Rötzer. 30., neu bearbeitete Auflage. Herder Verlag, Freiburg im Breisgau/Basel/Wien 2006.
Rötzer, Josef: Der persönliche Zyklus der Frau. Von der Vorpubertät bis in die Wechseljahre. Herder Verlag, Freiburg im Breisgau/Basel/Wien 1999.
Tagliaferri, Mary/Cohen, Isaac/Tripathy, Debu (Hrsg.): Wechseljahre. Wirkungsvolle und gesunde Alternativen zur Hormontherapie. Aufklärung und Rat von namhaften Experten. Aus dem Amerikanischen von Dr. Monika Niehaus-Osterloh, Beate Bettenhausen. Mosaik bei Goldmann, München 2006.

STICHWORTVERZEICHNIS